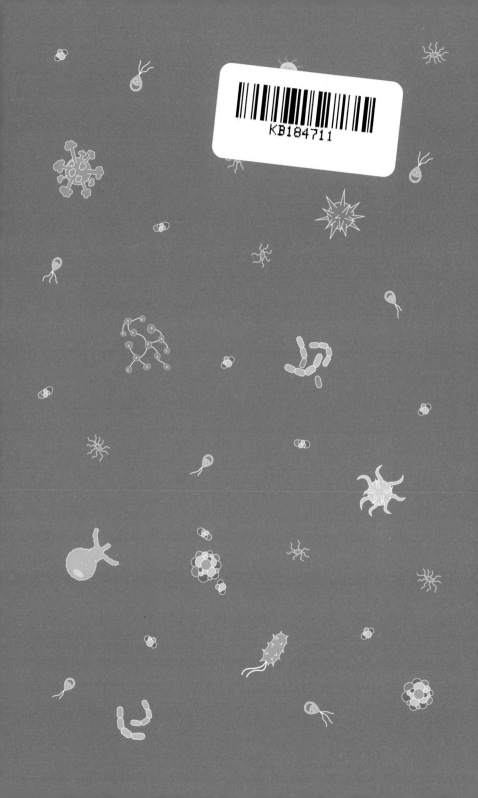

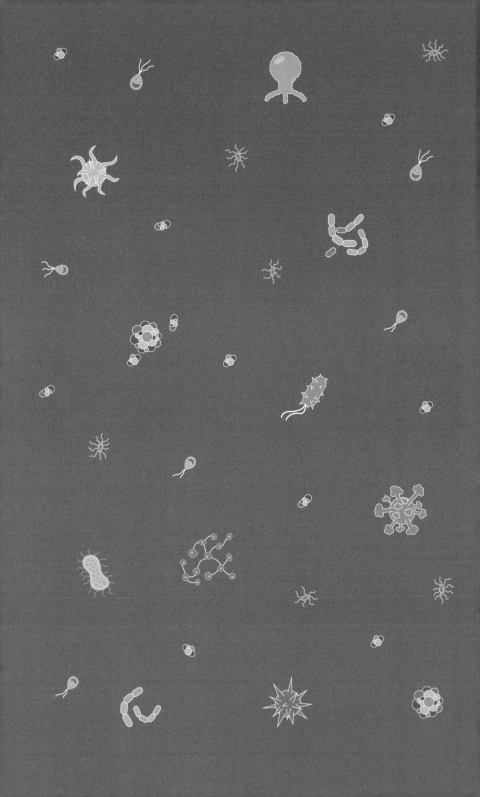

세컨드 브레인

우리 몸과 마음을 컨트롤하는 제2의 뇌, '장腸'

세컨드 브레인

에머런 마이어 지음 | 서영조, 김보은 옮김

레몬한스푼

옮긴이

서영조_ 한국외국어대학교 영어과와 동국대학교 대학원 연극영화과를 졸업했다. 영어권 도서
들과 부산국제영화제를 비롯한 여러 영화제의 출품작들을 번역해왔고, 영어 학습 콘텐츠를 개
발·집필해왔다. 옮긴 책으로『브레인 룰스』,『젊어지는 두뇌 습관』,『바잉 브레인』,『공간이 마
음을 살린다』,『사랑의 과학』,『세계에서 가장 아름다운 성당 100』,『일생에 한 번은 가고 싶은
여행지 500』,『인사이트 요가』 등이 있다.

김보은_ 이화여자대학교 화학과를 졸업하고 같은 학교 분자생명과학부 대학원을 졸업했다. 가
톨릭대학교 의과대학에서 의생물과학 박사과정을 마친 뒤 바이러스 연구실에서 근무했다. 현
재 바른번역 소속 전문 번역가로 활동 중이다. 옮긴 책으로『상어 SMART ABOUT SHARKS』,『우
주탐험대의 비밀도구들』,『상식의 빈틈을 채우는 지식백과』,『크리스퍼가 온다』,『GMO 사피엔
스의 시대』,『슈퍼 유전자』,『슈퍼 휴먼 SUPER HUMAN』 등이 있다.

세컨드 브레인

1판 1쇄 2025년 2월 28일

글쓴이 에머런 마이어
옮긴이 서영조, 김보은

편집 서스텔라   디자인 레이첼   마케팅 용상철
인쇄·제작 도담프린팅   종이 아이피피(IPP)

펴낸이 유경희   펴낸곳 레몬한스푼
출판등록 2021년 4월 23일 제2022-000004호
주소 35353 대전광역시 서구 도안동로 234, 316동 203호
전화 042-542-6567   팩스 042-718-7989   이메일 bababooks1@naver.com
인스타그램 bababooks2020.official
ISBN 979-11-989363-4-9 03510

* 잘못된 책은 구입하신 곳에서 바꾸어 드립니다.

레몬한스푼은 도서출판 바바의 출판 브랜드입니다.

내가 직감을 따르도록 변함없이 격려해주는
미누와 딜런에게

장과 뇌의 대화에 관심을 갖게 이끌어주신
나의 멘토 존 H. 월시께

Part
2
장과 감정, 그 불가분의 관계

Part
3

튼튼한 장과 함께 건강하고 행복하게 사는 법

Part 1

장과 뇌는 연결되어 있다

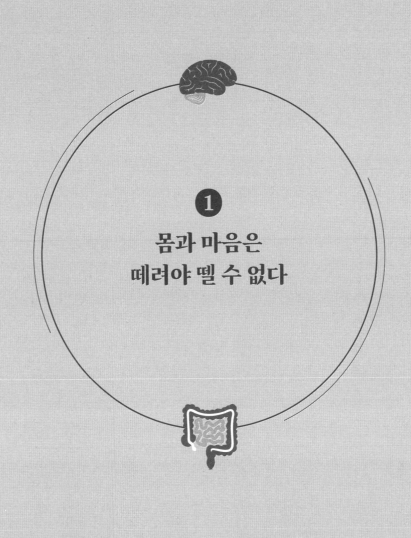

1

몸과 마음은
떼려야 뗄 수 없다

내가 의대생이 되었던 1970년 무렵, 의사들은 사람의 몸이 한정된 수의 부품으로 이루어진 복잡한 기계라고 생각했다. 이 기계는 좋은 연료를 넣어주고 꾸준히 손질해주면 평균 75년 정도 작동한다. 큰 사고만 나지 않고 부품이 완전히 망가지지만 않으면 고성능 자동차처럼 잘 움직인다. 몇 가지 검진만 정기적으로 하면 예기치 못한 재앙을 예방할 수 있다. 감염, 돌발적인 부상, 심장질환 등 심각한 문제는 약과 수술이라는 강력한 수단이 해결할 수 있다.

하지만 지난 40~50년간 인간의 건강에 근본적인 문제가 생겼다. 그리고 그간 사용해온 모델은 그 문제를 설명하거나 해결하지 못하는 것 같다. 몸속 기관 하나, 유전자 하나의 오작동만으로는 우리 몸에서 무슨 일이 일어나고 있는지 쉽게 설명할 수 없다.

그 대신, 우리 몸과 뇌가 빠르게 변하는 환경에 적응하는 걸 돕는 복잡한 조절 메커니즘이 거꾸로 우리 생활방식의 영향을 받는다는 게 밝혀지기 시작했다. 우리 몸의 조절 메커니즘은 독립적으로 작동하지 않고 전체를 이루는 부분으로 작동하며 음식 섭취, 신진대사, 몸무게, 면역체계, 뇌의 발달과 건강을 조절한다. 그리고 인간의 장, 장 속에 사는 장내 미생물군gut microbiota, 장 속에 사는 미생물 전체 군집 장내 미생물군이 유전자에서 만들어내는 신호전달분자가 이 조절 시스템의 주요 구성 요소라는 사실을 우리는 이제 깨닫기 시작했다.

이 책에서 나는 뇌와 장, 그리고 수십조 마리의 장내 미생물이 서로 소통하는 방법에 관한 혁명적이고 새로운 관점을 제시할 것이다. 특히 이들의 관련성이 인간의 뇌와 장의 건강을 유지하는 데 어떤 역할을 하는지에 집중할 것이다. 아울러 뇌와 장의 대화가 원활하지 않을 때 두 기관의 건강에 미치는 부정적 영향에 대해 논하고, 뇌와 장의 의사소통을 최적화해서 최고의 건강 상태에 이르는 방법도 설명할 것이다.

낡은 질병 모델과는 작별해야 할 때

나는 의과대학 시절부터 질병에 대한 전통적 접근법에 동의하기가 힘들었다. 인체의 기관과 질병 메커니즘에 대해 배울 때, 위궤양, 고혈압, 만성 통증 같은 흔한 질환과 뇌의 연관 가능성에 대한 언급이 전혀 없다는 점이 놀라웠다. 그리고 병원에서 수련의로 일할 때, 증상의 원인을 밝히려 아무리 애를 써도 진단에 실패하는 환자들을 많이 보았다. 그런 증상은 대개 복부, 골반, 가슴 등 여러 부위의 만성 통증과 관련이 있었다. 그래서 논문을 써야 할 때가 되었을 때, 나는 뇌가 몸과 상호작용하는 방식을 생물학적 측면에서 연구하려 했다. 흔한 질환들을 더 잘 이해하고 싶어서였다.

몇 달 동안 나는 여러 전공 분야의 교수님들을 만나 논문에 대해 상의했다. 그런 내게 우리 대학 내과의 칼 교수님은 "마이어 군, 만성 질환의 주요 원인 중 하나가 정신적 요소라는 점은 누구나 알고 있어요. 하지만 이 임상 현상을 연구할 과학적 방법이 지금으로서는 없으니, 이 주제로는 논문을 쓰기 어려울 겁니다."라고 말씀하셨다.

칼 교수님의 질병 모델과 의학계에서 통용되는 질병 모델은 특정 급성 질환들에는 잘 들어맞았다. 즉, 감염, 심장마비, 그리고 수술이 필요한 응급상황(충수염처럼)에서 갑자기 발병하거나 오래 지속되지 않는 질병에는 잘 맞았다.

이런 성공적인 경험을 통해 현대 의학은 자신감을 얻었다. 더욱 강력해진 항생제로 치료할 수 없는 전염병은 거의 없었고, 새로운 수술 기법으로 많은 질병을 치료할 수 있었다. 손상된 부분은 제거하거나 대체할 수 있었다. 인간의 몸을 구성하는 부품의 기능을 유지하는 공학 원리만 알아내면 되었다. 진화하는 기술에 힘입어 의료계는 암을 포함한 치명적인 만성 건강 문제도 해결할 수 있으리라는 낙관주의를 조장했다.

리처드 닉슨 대통령이 1971년 국가암관리법the National Cancer Act에 서명했을 때, 서양 의학은 군과 전투에 비유되기 시작했다. 암은 국가의 적이, 인간의 몸은 전쟁터가 되었다. 전쟁터 한가운

데서 의사는 질병을 초토화하는 전법을 썼다. 독한 화학물질, 치명적인 방사선, 외과 수술을 동원하여 암을 총공격했다. 당시에 의학은 이미 전염병을 상대로 비슷한 전법을 구사해서 성공하고 있었다. 질병을 일으키는 세균을 퇴치하기 위해서 그 외의 많은 세균까지 죽이거나 심각하게 손상할 수 있는 광범위 항생제를 쓰는 전법이었다. 전염병과의 전쟁에서나 암과의 전쟁에서나, 승리할 수만 있다면 부수적인 피해는 어쩔 수 없다고 생각했다.

질병을 기계와 전투로 접근하는 모델은 수십 년간 의학 연구의 행동 강령이나 마찬가지였다. 기계의 손상된 부분을 고칠 수 있으면 문제를 해결할 수 있다고 생각했다. 근본 원인을 이해할 필요는 없었다. 이런 철학은 고혈압을 치료하기 위해 베타차단제와 칼슘길항제를 투여해서 뇌에서 심장과 혈관으로 보내는 잘못된 신호를 막고, 위궤양과 속쓰림을 치료하기 위해 양성자펌프억제제를 사용해서 위의 과다한 위산 분비를 억누르는 방식으로 이어졌다.

의학과 과학은 이 모든 문제의 근원이 '뇌의 오작동'이라고는 절대로 생각하지 않았다. 간혹 첫 번째 방법이 실패하면 최후의 수단으로 더 강력한 방법을 썼다. 양성자펌프억제제로 위궤양이 낫지 않으면 뇌와 장을 연결하는 중요한 신경인 미주신경 전체를 언제든 절제했다.

이런 방식 중 일부가 매우 성공적이었던 것은 분명하다. 오랫동안 의료계와 제약업계가 이 방식을 수정할 필요는 없어 보였다. 건강에 문제가 생기는 상황을 환자가 사전에 예방해야 한다는 압력도 별로 없었다. 특히, 뇌의 중요한 역할이나, 스트레스를 받거나 부정적인 감정을 느낄 때 뇌가 몸에 보내는 신호를 고려할 필요도 없어 보였다. 고혈압, 심장병, 위궤양의 초기 치료법은 생명을 살리고 고통을 줄이며 제약업계를 배 불리는 훨씬 더 효과적인 치료법으로 점차 대체되었다.

하지만 이제 인간의 몸이 기계라는 낡은 비유는 사라지고 있다. 전통적 질병 모델의 근거였던 40년 전의 기계인 자동차, 배, 비행기에는 오늘날 같은 정교한 컴퓨터가 들어있지 않았다. 심지어 달에 착륙했던 우주선 아폴로의 컴퓨터 장치도 현재의 아이폰보다 수백만 배는 뒤떨어진 것이었고, 1980년대에 TITexas Instruments에서 만든 공학용 계산기 수준에 불과했다. 그러니 인간을 기계로 본 당시의 질병 모델에 컴퓨터 연산능력이나 지성이란 개념이 없었다는 사실은 놀랍지 않다. 다시 말해서, 당시에는 질병을 연구하고 치료할 때 뇌를 전혀 고려하지 않았다.

기술의 변화와 함께 인간의 몸을 개념화하는 모델도 바뀌었다. 컴퓨터 연산능력은 기하급수적으로 발전했다. 자동차는 적절한 기능을 수행하기 위해 각 부분의 상태를 스스로 감지하고 통제하는 컴퓨터가 되었고, 머지않아 인간의 조작 없이 스스로 달리게 될 것이다.

기계와 엔진이라는 낡은 개념은 정보의 취합과 가공이라는 새로운 개념에 자리를 내주었다. 기계 모델은 일부 질병을 치료하는 데는 유용했다. 하지만 뇌와 몸의 만성 질환을 이해하는 데는 더 이상 도움이 되지 않는다.

의료산업은 성장했지만, 국민 건강은?

'질병은 복잡한 기계의 일부분이 망가진 상태이며, 약이나 수술로 고칠 수 있다.'는 전통적 관점은 의료산업을 지속적으로 성장시켰다. 1970년 이후, 미국의 1인당 의료비 지출은 2,000% 이상 증가했다.

세계보건기구WHO가 2000년에 발표한 보고서에 따르면, 미국의 의료비 지출은 조사 대상인 191개국 중 1위를 차지한 반면 전반적인 의료 성과는 37위에 그쳤다. 그리고 전 국민의 건강 수준은 72위를 차지했다. 연방 재단이 최근에 발표한 보고서를 보아도 이런 상황은 나아지지 않았다. 서방 11개국 중 미국의 의료체계는 1인당 지출이 가장 커서 의료비는 다른 국가의 2배 정도에 달했지만, 종합 의료 평가는 최하위였다.

이 보고서는 미국 정부가 건강 문제에 더 많은 자원을 투입하면서도 만성 통증, 과민대장증후군 같은 뇌-장 연결질환, 만성 우울증, 불안, 신경퇴행성 질환 같은 정신질환을 치료하는 데 전혀 진전을 이루지 못했다는 엄정한 현실을 반영한다.

이런 실패의 원인은 뭘까? 인간의 몸을 이해하는 모델이 낡았기 때문은 아닐까? 통합건강 전문가, 기능의학 전문의, 심지어 전통적 과학자 중에도 이 가정에 동의하는 사람이 늘어나고 있다. 변화의 조짐이 보인다.

새로운 질병 모델 - 뇌와 장에 주목할 때

과민대장증후군, 만성 통증, 우울증 등 많은 만성 질환을 효과적으로 치료하지 못한 것이 전통적인 질병 기반 의학 모델의 유일한 결점은 아니다. 1970년대 이후로 인간의 건강을 위협하는 새로운 질병들이 등장했다. 비만과 이와 관련한 대사장애, 염증성 장질환, 천식, 알레르기 같은 '자가면역질환', 자폐증, 알츠하이머병, 파킨슨병처럼 '뇌의 발달 및 노화와 관련한 질병'이 급격하게 증가한 것이 그 일부다.

예를 들어 미국에서 전체 인구 중 비만 인구의 비율은 1972년 13%에서 2012년 35%로 증가했다(2023년 미국 질병통제예방센터(Centers for Disease Control and Prevention, CDC)의 통계에서도 비만 인구 비율은 35%로 조사되었고, 한국의 경우 질병관리청의 조사 결과 2023년 성인 인구의 37.2%가 비만으로 조사되었다. 단, 미국과 한국의 비만 기준에는 차이가 있다.─옮긴이 주). 현재 미국의 성인 중 1억 5,470만 명이 과체중이거나 비만이다. 2~19세의 미국 어린이와 청소년 중 17%도 과체중이거나 비만인데, 이는 어린이와 청소년 6명 중 1명꼴이다. 그리고 매년 최소 280만 명이 과체중이나 비만으로 목숨을 잃는다. 세계적으로는 당뇨병의 44%, 허혈성 심장질환의 23%, 특정 암의 7~41%가 과체중과 비만 때문에 발병한다.

만약 비만이 줄어들지 않고 이대로 퍼져나가면 비만과 관련한 질병으로 고통받는 환자들을 치료하는 비용은 매년 6,200억 달러라는 천문학적 액수로 늘어날 것이다.

우리는 이런 새로운 질병들이 갑작스럽게 증가한 현상을 설명하기 위해 고심하고 있지만, 대부분의 질병에 대해서는 아직 효과적인 해결책을 내놓지 못하고 있다. 미국 등 선진국에서 인간의 수명은 늘어났지만, 지난 몇 십 년을 돌아보면 신체적·정신적 행복은 여전히 멀게만 보인다. 수명을 늘리기 위해 우리가 치르는 대가는 늘어난 수명의 질적 저하다.

이런 현실은 인간의 몸을 설명하는 모델을 업데이트해야 할 때가 왔다는 신호다. 인간의 몸이 어떻게 작동하는지, 최적으로 작동하게 하려면 어떻게 해야 하는지, 잘못되었을 때는 어떻게 안전하고 효과적으로 고쳐야 하는지를 이해하기 위한 새로운 모델이 필요하다. 낡은 질병 모델에 들어가는 비용과 장기적이며 부수적인 손상을 더는 감내할 수 없다.

지금까지 우리는 건강을 유지함에 있어서 우리 몸에서 가장 복잡하고 중요한 두 기관의 중요한 역할을 무시해왔다. 바로 장(소화계)과 뇌(신경계)다. 몸과 마음이 연결되어 있다는 것은 신화 속 이야기가 아니라 생물학적 사실이며, 총체적 건강이라는 측면에서 반드시 이해해야 할 필수 연결고리다.

장은 단순한 소화기관이 아니다

지난 수십 년간 소화계에 대해 우리가 갖고 있던 지식은 몸을 기계로 보던 모델에 근거한 것이었다. 이 모델에서는 장을 19세기 증기기관의 원리에 따라 움직이는 구식 기계로 보았다. 우리가 음식을 씹어 삼키면 위에서 염산을 붓고 음식물을 갈아서 잘게 부순 다음 균질화된 음식 반죽을 소장으로 보낸다. 소장에서 열량과 영양분을 흡수하고, 소화하지 못한 음식은 대장으로 넘기고, 대장에서는 남은 음식물을 배설하여 처리한다.

이런 식의 산업 시대적 비유는 이해하기 쉬워서 현대의 소화기내과 전문의와 외과의 등 의사들에게 오랫동안 영향을 미쳤다. 이 관점에 따르면 소화관에서 제 기능을 하지 못하는 부분은 제거해도 되고, 체중 감량을 위해 소화관의 여러 부위를 재배치할 수도 있다. 그런 방법에 너무 능숙해진 나머지 수술 없이 내시경만으로도 해낼 수 있게 되었다.

이 모델은 소화계를 지나치게 단순하게 생각한 것이었다. 오랫동안 의학에서는 소화계가 뇌와 아무런 관계가 없다고 생각했다. 하지만 이제는 뇌와 소화기관이 복잡하게 연결되어 있다는 사실을 잘 안다. '장—뇌 축gut-brain axis' 혹은 '뇌—장 축brain-gut axis'이라는 개념에 이런 통찰이 반영되어 있다. 이 개념에 따르면 인간의 소화계는 우리 생각보다 훨씬 더 섬세하고 복잡하며 강력하다.

최근 연구 결과에 따르면 장과 장내 미생물군은 밀접한 상호작용을 통해 우리의 감정과 통증 민감도, 사람들과의 상호작용에 영향을 줄 수 있고, 의사결정을 좌우할 수도 있다. 어떤 음식을 좋아하는지, 식사를 얼마나 하는지만을 결정하는 게 아니다. '직감에 따라 결정한다'라는 표현에서 '직감에 따라'가 영어로

gut-based(장에 기초한)다. 이 표현을 신경생물학적으로 풀이하면, 우리가 중요한 결정을 내릴 때 장과 뇌 사이의 복잡한 의사소통이 일정한 역할을 한다는 뜻이다.

장과 마음의 연결성은 심리학자만이 관심을 가져야 하는 문제가 아니다. 인간의 머릿속에서만 일어나는 일도 아니다. 뇌와 장은 해부학적으로 단단히 연결되어 있는데, 그 연결은 혈류를 따라 운반되는 생물학적 의사소통 신호를 통해 가능해진다.

여기서 더 나아가기 전에 한발 물러서서 '장'에 대해 자세히 살펴보자. 소화계에 속하는 '장'은 단순한 음식물 처리 기계가 아니다. 훨씬 더 복잡한 기관이다.

장의 능력은 다른 모든 장기를 뛰어넘고 뇌에 필적할 정도다. 장은 고유의 신경계를 갖고 있다. 과학 용어로는 이를 장신경계 enteric nervous system, ENS라 하고, 언론에서는 흔히 '제2의 뇌'라고 부른다. 이 제2의 뇌는 5천만~1억 개의 신경세포로 이루어져 있는데, 이는 척수에 있는 신경세포의 수와 맞먹는 수치다.

장 속 면역세포는 몸 전체의 면역체계에서 가장 큰 부분을 차지한다. 즉, 장 내벽에 살고 있는 면역세포가 혈액을 타고 순환하는 면역세포나 골수에 있는 면역세포보다 많다. 음식에 포함되어 있는 (치명적일 수도 있는) 수많은 미생물에 노출된 장에 면역세포가 많이 모여있는 이유가 있다. 오염된 음식이나 물을 섭취했을 때 장에 있는 면역방어체계가 침입한 세균을 하나하나 식별해서 파괴할 수 있기 때문이다. 더 놀랍게는, 수십조 마리의 유익한 장내 미생물이 바다를 이루는 장내 미생물군 속에서 극소수의 치명적일 수 있는 세균을 식별해내어 파괴할 수 있다. 이런 어려운 일을 해낼 수 있기에 우리는 장내 미생물군과 완벽한 조화를 이루며 살 수 있다.

장 내벽을 따라 자리한 어마어마한 수의 내분비세포는 최대 20가지의 호르몬을 함유하고 있는데, 이 호르몬들은 신호를 받으면 혈액 속으로 방출된다. 장에 있는 모든 내분비세포를 한 덩어리로 뭉치면 생식샘, 갑상샘, 뇌하수체, 부신 등 몸속 다른 내분비기관을 모두 합친 것보다 그 크기가 클 것이다.

장은 세로토닌을 저장하는 가장 큰 저장고이기도 하다. 우리 몸속 세로토닌의 95%가 장에 저장된다. 세로토닌은 장-뇌 축에서 중요한 역할을 하는 신호전달물질이다. 음식물이 통과하도록 장을 수축하는 역할을 할 뿐 아니라 수면, 식욕, 통증 민감도, 기분, 총체적인 행복 같은 생체기능에서도 세로토닌은 중요한 역할을 한다. 세로토닌은 뇌 시스템의 조절에 다방면으로 개입하므로 항우울제 같은 세로토닌 재흡수 억제제의 주요 목표물이기도 하다.

장의 역할이 소화뿐이라면 이런 특화된 세포들과 신호전달체계를 이루고 있는 이유가 있을까? 이 질문에 대한 답 중 하나는 장이 우리 몸의 가장 넓은 표면을 덮고 있는 거대한 감각기관이라는 점이다. 이는 잘 알려지지 않은 사실이다. 장은 넓게 펼치면 표면적이 농구장만 하고, 음식에 단맛, 쓴맛, 뜨거움, 차가움, 자극적인 맛, 순한 맛 등 신호전달분자의 형태로 들어있는 많은 정보를 암호화하는 수천 개의 작은 감지기가 빽빽하게 들

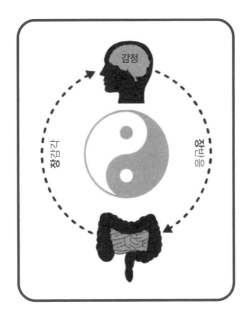

그림 1. 장과 뇌 사이에서 일어나는 양방향 의사소통

장과 뇌는 신경, 호르몬, 염증성 분자 등 양방향 신호전달경로를 통해 밀접하게 연결된다. 장에서 만들어지는 풍부한 감각정보가 뇌에 전달되고(장감각), 뇌는 장에 신호를 돌려보내 장의 기능을 조절한다(장반응). 이 경로에서 이루어지는 긴밀한 상호작용은 감정의 생성과 최적의 장기능 수행에서 중요한 역할을 한다. 장감각과 장반응은 복잡하게 연결되어 있다.

어차있다.

장은 정보를 양방향으로 전달할 수 있는 굵은 신경다발과 혈류를 사용하는 의사소통채널을 통해 뇌와 연결된다. 장에서 생성된 호르몬과 염증성 신호전달분자가 뇌로 신호를 보내고, 뇌에서 생성된 호르몬이 장 속의 다양한 세포로 신호를 보낸다. 그래서 민무늬근, 신경, 면역세포 등이 기능을 바꾼다. 뇌에 전달되는 장신호는 식사 후의 포만감, 구역질과 불편감, 행복감 같은 기분을 만들어내고, 뇌의 반응은 장으로 다시 전해져 장이 뚜렷하게 반응하게 한다. 그리고 뇌는 그 기분을 잊지 않는다. 그 기분을 뇌 속 광대한 데이터베이스에 저장했다가 훗날 뭔가 결정을 내릴 때 이용할 수 있다.

장에서 느끼는 감각은 우리가 먹고 마시는 것을 결정할 때만 영향을 미치는 게 아니다. 함께 시간을 보낼 사람을 선택하거나 일하면서, 배심원으로서, 리더로서 중요한 정보를 평가할 때도 영향을 미친다.

중국 철학에서 음양의 개념은 반대되거나 대조되는 힘이 어떻게 서로 보완하고 연결되는지, 어떻게 상호작용을 통해 통합된 전체를 만들어내는지 설명한다. 이를 뇌-장 축에 적용해보면, 장에서 느끼는 '감각'을 음으로, 장의 '반응'을 양으로 생각할 수 있다. 음과 양이 상호보완적 원리로서 하나의 독립체를 이루는 것처럼, 장에서 느끼는 감각과 장의 반응은 우리의 행복과 감정, 직관적인 결정능력에 중요한 역할을 하는 양방향 뇌-장 네트워크의 서로 다른 두 측면이다.

의학계의 화두로 떠오른 장내 미생물

지난 수십 년간, 뇌와 장의 상호작용에 관한 연구에 주목하는 사람은 거의 없었다. 하지만 최근 들어 장-뇌 축이 화두로 떠올랐다. 이런 변화는 인간의 장에 사는 세균과 고세균류, 균류, 바이러스에 관한 지식과 정보가 기하급수적으로 증가한 덕분이다. 이런 미생물들을 통틀어 장내 미생물군이라 부른다.

인간은 눈에 보이지 않는 미생물에 수적으로도 뒤지지만(한 사람의 장 속 미생물 수는 지구 전체 인구보다 10만 배는 더 많다), 이들의 존재를 눈치챈 것도 3백 년 남짓밖에 되지 않는다. 미생물을 발견한 것은 네덜란드 과학자 안톤 판 레이우엔훅 Antonie van Leeuwenhoek이 현미경을 크게 발전시킨 덕분이다. 레이우엔훅은 직접 만든 현미경으로 치아에서 긁어낸 시료에서 살아 있는 미생물을 관찰한 뒤 '극미동물極微動物, animalcules'이라고 이름 붙였다.

그 후로 미생물의 정체와 특성을 밝히는 기술이 상당히 발전했는데, 그 대부분이 지난 10년간 이루어졌다. 이 놀라운 진전에는 '인간 미생물 생태계 프로젝트The Human Microbiome Project, 2007~2016'가 큰 역할을 했다. 이 프로젝트는 미국국립보건원 National Institutes of Health, NIH이 2007년 10월에 시작한 것으로, 인간과 공존하는 미생물이 어떤 것들인지 밝히고 그 특성을 조사하는 것이 목표였다. 인간의 유전과 대사에 어떤 미생물이 관여하는지, 미생물이 인간의 정상적인 생리와 질병 성향에 어떻게 기여하는지 이해하기 위해 계획되었다.

지난 10년간 장내 미생물이라는 화두는 의학계 전반으로 퍼져나갔고, 전혀 다른 분야인 정신의학과 외과로도 침투했다. 우리 눈에 보이지 않는 미생물 공동체는 식물, 동물, 흙, 심해의 열수구熱水口 (심해의 바닥에 존재하는 간헐천—옮긴이 주), 대기권 상층 등이 세상 어디에나 존재한다. 바다, 땅, 숲에 서식하는 미생물을 연구하는 과학자들도 미생물의 세계에 매혹되기 시작했다.

백악관도 미생물이 지구의 기후와 식량 공급, 인간의 건강에 미치는 영향을 탐구하기 위해 2015년에 미국 전역의 과학자들을 소집했다. 2016년 5월 13일에 버락 오바마 미국 대통령은 '국가 미생물 생태계 종합계획the National Microbiome Initiative' 프로젝트를 발표했다. 이 프로젝트는 2014년에 발표되어 인간 뇌 연구에 수십억 달러를 투자하는 결과를 가져온 '두뇌 종합계획Brain Initiative' 프로젝트와 유사하다.

우리 인간은 미생물을 통해 많은 건강상 이익을 얻는다. 가장 잘 알려진 것은 장이 스스로 소화할 수 없는 식품성분의 소화를 돕고, 신진대사를 조절하며, 음식에 섞여 들어온 위험한 화학물질을 처리 및 해독하고, 면역체계를 단련하고 조절하며, 위험한 병원체의 침입과 성장을 예방하는 것 등이다.

한편, 장내 미생물 생태계gut microbiome(장내 미생물군과 그들의 총체적 유전자와 게놈)가 교란되거나 변화하는 현상은 염증성 장질환, 항생제가 유발하는 설사, 천식 등 다양한 질병과 관련이 있다. 심지어 자폐스펙트럼장애(자폐범주성장애)와 파킨슨병 같은 신경퇴행성 뇌질환에도 장내 미생물은 영향을 줄 수 있다.

신기술의 발달로 우리는 지금 피부, 얼굴, 콧구멍, 입, 입술, 눈꺼풀, 심지어 치아 사이에 있는 미생물을 찾아내고 그 특성을 조사하고 있다. 위장관, 특히 대장은 단연코 가장 많은 미생물이 서식하는 장소다. 100조 마리 이상의 미생물이 어둡고 산소가 거의 없는 인간의 장에서 살고 있다. 적혈구까지 포함할 때 인간 몸속 인간세포 전체의 수와 거의 같다.

우리 장 속 미생물 전체를 모아 하나의 기관으로 만들면 무게가 1~2.7kg 정도 될 것이다. 1.2~1.4kg 정도인 뇌의 무게와 맞먹는다. 이런 사실을 보고 장내 미생물군을 '잊힌 기관'이라고 부르는 사람들도 있다. 장내 미생물군을 이루는 1천 개의 세균 종은 7백만 개가 넘는 유전자를 포함하고 있다. 인간 유전자 하나마다 대략 360개의 세균 유전자가 대응되는 셈이다. 즉, 인간 유전자와 미생물 유전자를 합친 소위 전全유전체홀로게놈, hologenome 중에 실제로 인간에서 유래한 것은 1% 미만이다.

이 모든 유전자는 미생물에게 인간과 소통할 수 있는 분자를 생성하는 능력뿐만 아니라 놀라운 변이능력도 부여한다. 장내 미생물군의 구성은 사람마다 크게 다르다. 많은 균주와 미생물 종의 측면에서 볼 때 장내 미생물군이 똑같은 사람은 이 세상에 단 한 명도 없다. 우리의 장내 미생물군은 유전자, 우리가 어느 정도 물려받는 어머니의 장내 미생물군, 다른 가족 구성원의 장내 미생물군, 우리가 먹는 음식, 그리고 두뇌활동과 마음상태 등 많은 요인에 따라 형성된다.

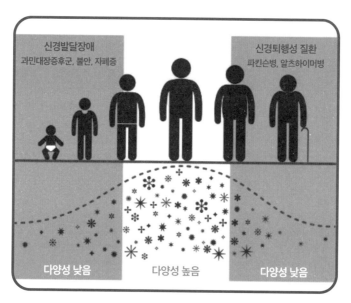

그림 2. 장내 미생물군의 다양성과 뇌질환에의 취약성

장내 미생물군의 다양성과 양은 한 사람의 생애를 통해 계속 변한다. 장내 미생물 생태
계가 구축되는 생애 첫 3년 동안은 다양성이 낮고, 성인이 되면 최고조에 이르며, 나이가
들면서 다양성이 줄어든다. 다양성이 낮은 생애 초기는 자폐증과 불안 같은 신경발달장
애에 취약한 시기와 우연히 일치하고, 다시 다양성이 낮아지는 생애 후기는 파킨슨병이
나 알츠하이머병 같은 신경퇴행성 질환이 발병하는 시기와 우연히 일치한다. 따라서 장
내 미생물군의 다양성이 낮아지는 상태가 이런 질병들이 발생하는 위험 요소라고 추측
할 수 있다.

우리 몸속 미생물의 역할이 얼마나 중요한지를 온전히 이해하려면 그것들이 어디서 왔는지, 어떻게 인간과 함께하게 되었는지를 되새길 필요가 있다. 마틴 블레이저Martin Blaser는 이 진화의 이야기를 저서 『인간은 왜 세균과 공존해야 하는가(Missing Microbes, 처음북스, 2014)』에서 다음과 같이 멋지게 묘사했다.

> 30억 년 가까운 세월 동안 세균은 지구에 서식하는 유일한 생물이었다. 세균은 모든 땅과 대기, 물을 차지한 채 다세포생물의 진화를 촉진하는 환경을 조성하는 화학반응을 일으켰다. 서서히, 아주 긴 시간 동안 시행착오를 거치면서 세균은 복잡하고 강력한 피드백 시스템을 만들어냈는데, 여기에는 오늘날까지 지구상의 모든 생명체를 지탱하는 가장 효율적인 '언어'가 포함된다.

우리가 장내 미생물에 대해 알아낸 사실들은 전통적 과학 신념을 뒤엎는다. 그래서 장내 미생물은 과학과 언론에게 흥미롭고 논란이 많은 주제다. 미생물 생태계의 영향력에 대해 더 깊고 철학적인 질문을 던지는 이유이기도 하다. 인간의 몸은 미생물이 살아가는 그릇에 불과할까? 미생물은 인간의 뇌를 조종해서 미생물에게 유익한 음식을 찾게 할까? 인간의 몸속에 인간이 아닌 세포가 인간세포보다 더 많으니, 인간이라는 개념을 바꿔야 할까?
이런 철학적 사색은 대단히 흥미롭지만, 현재로서는 과학이 이를 뒷받침하지 못한다. 그러나 지난 10년 동안 장내 미생물 생태계의 과학이 밝혀낸 사실이 암시하는 점도 심오하다. 지금 우리는 빠르게 펼쳐지는 이 과학적 발견의 시작점에 서있지만, 더는 인간만이 지능을 갖춘 진화의 결과물이며 인간이 지구의 다른 생물체들과는 다르다고 주장할 수 없다.

16세기 코페르니쿠스 혁명이 태양계에서 지구의 위치를 근본적으로 바꾸었고, 19세기 다윈의 혁명적 진화론이 동물의 왕국에서 인간의 위치를 영구적으로 바꾸었듯이, 인간 장내 미생물 생태계의 과학은 지구상에서 인간의 위치를 재평가하게 만들고 있다. 장내 미생물 생태계를 연구하는 새로운 과학에 따르면, 우리 인간은 진정한 의미의 초유기체supraorganisms로, 밀접하게 상호 연결된 인간 성분과 미생물 성분으로 이루어져 있다.

인간 성분과 미생물 성분은 분리될 수 없으며 생존을 위해 서로에게 의존한다. 가장 중요한 점은 장내 미생물이 인간보다 이 초유기체의 구성에 훨씬 더 크게 기여한다는 사실이다. 인간의 장내 미생물은 토양, 대기, 바다에 사는 다른 미생물, 다른 생물체와 공생하는 미생물과 생물학적 의사전달체계를 공유하며 매우 밀접하게 연결되어 있다. 인간도 지구상 생명체의 그물망에 긴밀하게 엮여서 벗어날 수 없다. 인간과 미생물의 초유기체라는 새로운 개념은 지구에서 인간의 역할, 인간의 건강과 질병의 많은 측면에 대한 이해에 깊은 영향을 미치고 있다.

미생물 생태계가 무너지면 장 건강이 무너진다

생태계가 건강한지 건강하지 않은지는 손상과 교란에 대응하는 안정성과 회복력을 보면 알 수 있다. 생태계의 건강에 관여하는 주요인은 생태계를 이루는 생물의 다양성과 풍부함이다. 인간의 장내 미생물 생태계도 마찬가지다. 장에 질환이 발생하면 장내 미생물은 건강한 안정상태를 벗어난다는 증거가 쌓이고 있다. 즉, '장내 세균 불균형dysbiosis'이라는 상태가 된다.

가장 심각하고 많이 연구된 장내 세균 불균형상태는 항생제를 처방받은 소수의 환자에게 나타나는 증상이다. 이 환자들은 항생제를 복용한 후 심한 설사와 장내 염증에 시달린다. 클로스트리듐 디피실 대장염clostridium difficile colitis이라는 이 질환은 광범위 항생제가 정상적인 장내 미생물군의 다양성과 풍부함을 약화시키며 병원균인 클로스트리듐 디피실이 장에 침투하여 생긴다.

장내 미생물군의 다양성이 장 건강 유지에 중요하다는 점은 손상된 장내 미생물군의 구조를 재정립하면 대장의 염증이 빠르게 치료되는 현상으로도 증명할 수 있다. 현재로서 이런 환자들의 장내 미생물군 다양성을 회복하는 유일한 방법은 건강한 공여자의 대변에 있는 온전한 장내 미생물을 환자의 장에 이식하는 방법뿐이다. 이 치료법은 분변 미생물 이식장내 미생물 이식, fecal microbial transplantation이라 부르며, 환자의 장내 미생물군이 새롭게 구성되는 거의 기적 같은 결과를 보여준다. 이 새로운 치료법에 대해서는 뒤에서 자세히 설명하도록 한다.

장내 세균 불균형상태가 다른 만성 장질환, 즉 궤양성 대장염이나 크론병, 뇌-장 질환인 과민대장증후군 등의 병리생리학에 미치는 정확한 영향과 범위에 대해서는 아직 완전히 이해하지 못했고 많은 의문이 남아있다. 전 세계 인구의 최대 15%가 과민대장증후군의 주요 증상, 배변 습관의 변화, 복통, 불편감을 겪고 있다. 몇몇 연구는 그런 환자들 중 일부에서 장내 미생물군이 변화한 상태라고 보고했지만, 각 환자에게 장내 미생물군의 균형 회복을 목표로 하는 치료법들(항생제 투여, 프로바이오틱스 섭취, 특정 식이요법, 분변 미생물 이식 등) 중 어느 것이 가장 효과적인지는 아직 알 수 없다.

밝혀지는 장내 미생물의 다양한 역할

불과 몇 년 전만 해도 공상과학소설 같은 이야기였다. 하지만 새로운 과학은 인간의 뇌와 장, 장내 미생물이 공통의 생물학 언어로 소통한다는 걸 확인해준다. 눈에 보이지도 않는 미생물은 어떻게 우리에게 말을 걸 수 있을까? 우리는 어떻게 그 말을 들을 수 있으며, 미생물은 어떻게 우리와 소통할 수 있는 걸까?

미생물은 장 안에만 사는 게 아니다. 장의 내막을 덮고 있는 아주 얇은 점액층과 세포층에도 많은 수의 미생물이 서식한다. 여기서 미생물은 장의 면역세포와 장감각gut sensations을 암호화하는 수많은 세포 감지기와 거의 분리되어 있지 않다. 다시 말해서, 미생물은 인간 몸의 주요 정보취합체계와 긴밀하게 접촉하며 살아간다. 그런 위치 덕분에 미생물은 뇌가 장에게 우리가 스트레스를 받고 있다고, 행복하다고, 불안하다고, 화가 났다고 신호를 보내는 걸 들을 수 있다. 우리가 그런 감정을 제대로 인식하지 못하더라도.

미생물은 그런 신호를 듣기만 하는 게 아니다. 장내 미생물은 장이 뇌로 돌려보내는 신호를 생성하고 조절함으로써 우리의 감정에 영향을 미치는 첫 번째 요인이다. 따라서 뇌에서 시작된 감정은 장과 장내 미생물이 만들어내는 신호에 영향을 미치고, 이 신호는 다시 뇌로 전달되어 감정을 강화하거나 때로는 감정상태를 더 오래 유지하게 만든다.

이 주제에 대한 첫 번째 연구 결과가(대부분 동물 대상 연구였다) 십여 년 전에 학술지에 발표되었을 때, 나는 그 결과와 그 결과가 장차 미칠 영향에 회의적이었다. 의학의 전통적인 관점에서 너무 많이 벗어나있었기 때문이다. 그러나 캘리포니아대학교 로스앤젤레스캠퍼스UCLA의 내 연구팀이 커스틴 틸리시Kirsten Tillisch의 지도 아래 건강한 사람들을 대상으로 같은 연구를 진행했고, 동물실험 결과를 확인할 수 있었다. 그래서 나는 장내 미생물과 뇌의 상호작용이 인간의 배경 정서, 사람 사이의 상호작용, 심지어 의사결정능력에까지 영향을 미칠 수 있을지를 더 탐구해보기로 결심했다.

장내 미생물군이 적절한 균형을 이루는 것이 정신 건강의 전제조건일까? 그리고 마음과 장 사이의 연결이 변화할 때, 이 연결성의 변화가 뇌의 만성 질환 발병률을 높일 수 있을까? 이런 질문은 과학자의 관점에서 대단히 흥미롭지만, 인간이라면 누구나 흥미를 느낄 것이다. 많은 뇌 관련 질병이 인간에게 주는 고통과 의료비에 미치는 영향을 생각할 때, 장과 뇌의 연결성을 더 잘 이해하는 일은 시급한 과제다.

자폐스펙트럼장애는 유행처럼 급격하게, 그리고 지속적으로 증가했다. 1966년, 아동 1만 명 중 4.5명이었던 비율이 2010년에는 만 8세 아동 68명 중 1명으로 크게 늘었다. 2014년 미국의 국가건강면접조사National Health Interview Survey(미국 질병통제예방센터(CDC)에서 실시하는 조사—옮긴이 주) 결과에 따르면 미국 아동의 2.2%가 생애의 어떤 시점에선가 자폐스펙트럼장애 진단을 받은 적이 있는 것으로 나타났는데, 이는 현재 미국 아동 58명 중 1명이 이 병을 앓고 있다는 뜻이다. 급격한 증가율은 진단 기준이 변하고 인식이 커진 덕분이기도 하지만, 자폐스펙트럼장애가 지난 10년 동안에만 적어도 2배 이상 늘었음을 시사한다.

자폐스펙트럼장애가 증가한 것과 마찬가지로, 장내 미생물군의 변화와 관련 있는 자가면역질환과 대사장애 같은 다른 질병들도 증가했다. 병이 유행하는 시기가 유사한 점을 볼 때, 지난 50년간 인간 장내 미생물군의 변화와 관련 있는 공통의 메커니즘이 있으리라고 추측할 수 있다. 생활방식과 식단의 변화, 항생제의 광범위한 사용이 가능한 원인으로 지목된다. 최근의 동물 연구 결과도 이런 연관성을 뒷받침한다. 또한, 특정 프로바이오틱스와 분변 미생물 이식에 관한 최근의 임상시험에서는 장내 미생물과 이상 행동의 연관성을 직접 연구하기 시작했다.

신경퇴행성 질환도 증가하고 있다. 선진국에서는 60세 이상 성인 100명 중 1명은 파킨슨병을 앓고 있다. 미국에서는 파킨슨병을 앓는 사람이 최소 50만 명이고, 매년 5만 명이 새롭게 파킨슨병을 진단받는다. 파킨슨병 환자의 수는 2030년이면 현재의 2배로 늘어날 것으로 추정된다. 하지만 이 병의 정확한 발병률은 파악하기 어렵다. 파킨슨병의 특성상 병이 상당히 진행되지 않는 한 고전적인 신경학적 징후와 증상으로는 진단할 수 없기 때문이다. 그런데 최근 연구 결과들을 보면, 파킨슨병의 고전적 증상이 나타나기 오래전에 장신경계가 파킨슨병의 전형적인 신경 퇴화 현상을 겪으며 환자의 장내 미생물군 구성이 변화하는 것으로 나타났다.

한편, 2013년 기준, 미국인 5백만 명이 알츠하이머병을 앓고 있었고, 2050년에는 이 숫자가 거의 3배인 1천4백만 명이 될 것으로 예상된다. 파킨슨병과 비슷하게 알츠하이머병의 증상은 대개 60세가 넘어 처음 나타나고, 발병 위험률은 나이가 들수록 증가한다. 65세가 넘으면 알츠하이머병 환자의 비율은 5년마다 2배씩 증가한다. 알츠하이머병에 드는 경제 비용은 이미 천문학적 수준이고, 현재의 추세가 계속된다면 가파르게 증가해서 2050년에는 매년 1조 1천억 달러에 이르게 된다. 장내 미생물의 기능이 평생에 걸쳐 변화한다는 사실이 파킨슨병과 알츠하이머병(인간에게 거의 같은 나이에 영향을 미치는 두 신경퇴행성 질환)에 어떤 역할을 할 수 있을까?

장내 미생물은 미국에서 두 번째로 큰 장애 원인인 우울증과
도 관련이 있다. 우울증 치료에 가장 많이 사용하는 약은 프로
작Prozac, 팍실Paxil, 셀렉사Celexa 같은 선택적 세로토닌 재흡수 억
제제다. 이 약들은 정신의학계에서 오랫동안 뇌에만 존재한다고
믿었던 세로토닌 신호전달체계의 활동을 촉진한다. 그러나 지금
우리는 몸속 세로토닌의 95%가 실제로는 장 속의 특정 세포들
속에 있다는 걸 알고 있다. 세로토닌을 지닌 이 세포들은 우리가
먹는 음식, 장내 미생물의 특정 세균종이 분비하는 화학물질, 뇌
가 우리의 감정상태에 대해 장내 미생물에게 전달하는 신호에게
서 영향을 받는다.

가장 놀라운 점은 세로토닌을 지닌 이 세포들이 뇌의 감정조
절중추로 신호를 바로 돌려보내는 감각신경과 단단히 연결되어
있다는 것인데, 그 덕에 이 세포들은 장-뇌 축 안에서 요충지가
된다. 이처럼 전략적 위치를 차지한 덕분에 장내 미생물과 미생
물의 신진대사로 생긴 물질이 우울증의 심각성과 지속 기간뿐
아니라 발병에 중요한 역할을 하고 있을 가능성이 있다. 대조 연
구를 통해 이것이 확인된다면, 특정 식이요법을 포함한 더 효과
적인 치료법을 개발할 수 있을 것이다.

이 책에서 우리는 치명적인 뇌질환들과 흔한 뇌-장 질환들이
장내 미생물이 뇌와 소통하는 방식의 변화와 관련 있다는 새로
운 증거를 살펴볼 것이다. 그리고 우리의 생활방식과 식단이 이
런 연관성에 어떤 영향을 미칠 수 있을지도 알아볼 것이다.

내가 먹는 음식이 나를 만든다 - 장내 미생물의 중재로

"당신이 무얼 먹고 사는지 말해주면 나는 당신이 어떤 사람인지 말해줄 수 있다." 프랑스의 변호사이자 의사이며 19세기에 맛의 생리학에 관한 영향력 있는 책을 썼던 장 앙텔므 브리야-사바랭Jean Anthelme Brillat-Savarin의 말이다. 브리야-사바랭은 유명한 미식가로, 그의 이름을 딴 사바랭 치즈와 가토 사바랭 페이스트리라는 과자도 있다. 그는 일찍이 식사, 비만, 소화불량 사이의 관계에 심오한 통찰을 보여주었다.

하지만 위 문장을 썼던 1826년에 브리야-사바랭은 음식이 정신건강과 뇌의 기능에 영향을 미치고, 그것을 장내 미생물이 중재한다는 사실을 알지 못했다. 사실, 장내 미생물은 인간의 장과 신경계의 접점에 서식하는데, 그곳은 무척 중요한 위치다. 인간이 먹고 마시는 음식과 인간의 신체적·정신적 건강을 연결하고, 음식물의 처리 과정과 인간의 느낌과 감정을 연결하는 위치이기 때문이다.

장은 섭취한 음식과 환경에 관한 정보를 1,000분의 1초 단위로 수집한다. 하루 24시간, 일주일에 7일, 심지어 우리가 잠자는 동안에도 쉬지 않는다. 정보 수집은 많은 부분이 위와 소장 입구에서 일어나는데, 여기에는 아주 적은 수의 미생물이 살고 있어서 이들이 장과 뇌의 대화에 미치는 영향은 적을 것으로 보인다. 하지만 대장에 사는 수조 마리의 미생물은 남은 음식물을 소화해서 무수한 분자를 만들어 이 과정에 새로운 차원을 추가

한다.

동물을 대상으로 한 실험에서 확인한 대로, 장 속에 미생물이 없어도 영양분을 소화, 흡수할 수 있고 생명체가 살아갈 수는 있다. 병원체가 없는 환경에서 사는 한 그러하다. 하지만 무균상태의 동물은 쥐나 말이나 가릴 것 없이 뇌의 발달에 심각한 문제가 생기고, 특히 감정을 조절하는 뇌영역에 문제가 생긴다. 무균 환경에서 자라는 것은 뇌 발달에 심각한 손상을 준다.

장내 미생물의 건강은 섭취하는 음식에 달려있고, 태어난 후 첫 몇 해 동안 선호하는 음식을 통해 장내 미생물군이 대략 프로그램된다. 그러나 원래 어떻게 프로그램되었는지와 상관없이 장내 미생물은 우리가 먹는 사실상 모든 것을 소화할 수 있다. 무엇이든 다 먹는 사람이든, 해산물은 먹는 채식주의자든 상관없다. 장내 미생물에 무엇을 먹이로 주든, 이들은 수백만 개 유전자에 저장된 어마어마한 정보를 이용해서 부분적으로 소화된 음식을 수십만 개의 대사산물로 바꾼다.

우리는 이 대사산물이 우리 몸에 어떤 영향을 미치는지 이제 막 알아내기 시작했다. 하지만 이 대사산물 일부가 위장관과 그 안의 신경, 면역세포에 근본적인 영향을 미친다는 건 안다. 다른 대사산물은 혈류로 흘러들어 장거리 신호전달경로를 통해 뇌를 포함한 모든 기관에 영향을 준다.

장내 미생물이 생성한 이 대사산물의 특히 중요한 역할은 표적 기관에 낮은 염증상태를 일으키는 것이다. 그런 염증은 비만, 심장질환, 만성 통증, 퇴행성 뇌질환과 관련이 있다. 염증을 일으키는 이 대사산물과 이들이 특정 뇌영역에 미치는 영향은 인간의 여러 뇌질환을 이해하는 주요 단서가 될 것이다.

인체는 기계가 아니라 긴밀하게 연관된 '생태계'

지난 몇 년간 과학자들과 언론을 매혹한 주제 중 하나는 장과 뇌의 의사소통에 대한 새롭게 등장한 과학이었다. 장내 미생물이 들어있는 '외향적인 쥐'의 대변을 이식했더니 '소심한 쥐'의 행동이 외향적인 쥐와 비슷하게 바뀌리라고 누가 상상이나 했겠는가? 왕성한 식욕을 가진 비만쥐의 대변을 통해 장내 미생물을 이식하자 날씬한 쥐가 과식하게 될 줄 누가 알았겠는가? 건강한 여성이 프로바이오틱스가 풍부한 요구르트를 4주 동안 섭취하자 뇌에서 부정적인 감정 자극에 대한 반응이 줄어들 거라고 예상할 수 있었을까?

장내 미생물과 뇌의 통합체계에 대해 밝혀지는 사실들, 그 체계와 우리가 먹는 음식의 긴밀한 관계는 마음, 뇌, 장, 장내 미생물이 어떻게 상호작용하는지를 보여준다. 이런 상호작용은 점점 늘어나는 질병에 인간을 취약하게 만들 수도 있고, 반대로 최적의 건강상태를 유지하도록 도울 수도 있다. 그러나 훨씬 더 혁명적인 사실은 우리가 질병과 신체적·정신적 건강에 대해 새롭게 이해하고 있다는 점이다. 그 이해는 인간의 몸을 생태학적 관점에서 바라보면서 장과 뇌의 수많은 요소의 상호연관성을 강조하고 질병에 대한 저항성과 안정성을 만들어내고 있다.

이런 새로운 이해로 우리는 의료체계에 더 많은 것을 요구하게 될 것이다. 사람의 몸을 독립적 부품으로 이루어진 기계로 보는 개념은 이제 버려야 한다. 그 대신 사람의 몸은 다양성을 통해 교란 요소에 대항하여 안정성과 회복력을 창조하는, 긴밀하게 상호 연관된 생태계라는 개념을 받아들여야 한다. 한 저명한 미생물 생태계 과학자가 말했듯이, 인간은 개개의 세포나 미생물을 향해 선포했던 전쟁을 멈추고, 장내 미생물군을 복잡한 생태계의 생물 다양성을 유지하는 친절한 공원 관리자로 여겨야 한다. 우리의 장을 지키기 위해, 건강하며 질병에 대한 회복력을 갖춘 우리 자신을 지키기 위해, 패러다임의 전환이 필요하다. 이 새로운 이해는 사람들을 괴롭히는 흔한 질환을 치료하고 예방하는 새로운 길을 열어줄 것이다.

자신의 몸속 생태계와 몸과 마음의 관리자가 되어야 할 때다. 자기 몸속 생태계를 잘 지키는 관리자가 되려면 먼저 뇌와 장이 어떻게 소통하는지, 장내 미생물은 이 상호작용에 어떻게 영향을 미치는지 알아야 한다. 다음 장에서는 이런 의사소통체계에 관해 최근에 과학에서 밝혀낸 사실들을 살펴볼 것이다. 내 바람대로 된다면 이 책을 덮을 때쯤 독자 여러분은 자신과 주변 세상을 완전히 새로운 시각으로 바라보게 될 것이다.

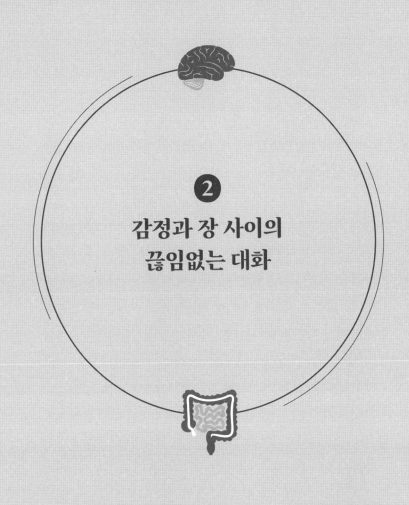

2

감정과 장 사이의
끊임없는 대화

고속도로를 달리는데 바짝 뒤따라오던 차가 갑자기 옆으로 튀어나와 당신 앞으로 난폭하게 끼어들며 급하게 브레이크를 밟는다고 상상해보자. 그 차를 받지 않으려고 힘껏 브레이크를 밟으면서 당신 차는 옆 차선으로 밀려난다. 그런데 문제의 차량 운전자가 웃는 모습이 보인다. 그걸 보니 목 근육이 긴장하여 뻣뻣해지고, 어금니가 악물어지며, 입술도 꽉 다물어지고, 눈썹이 찌푸려진다. 옆에 앉은 배우자는 당신이 화났다는 사실을 금방 알 수 있다. 한편, 우울했을 때를 떠올려보자. 표정은 의기소침해지고 시선은 밑을 향한다. 역시 주변 사람들은 당신의 상태를 알 수 있다.

우리는 다른 사람의 얼굴에 나타나는 감정을 자연스럽게 알아차린다. 이 기술은 언어, 인종, 문화, 국적의 장벽을 초월한다. 때로는 종 사이의 장벽도 초월해서, 개가 화났거나 고양이가 놀랐다는 것도 눈치챌 수 있다. 인간은 다양한 감정을 쉽게 인식하고 그에 따라 반응하도록 프로그래밍되었다. 어떤 감정이 들 때 뇌는 뚜렷한 신호 패턴을 얼굴의 수많은 작은 근육으로 보낸다. 따라서 감정이 얼굴에 매우 명백히 드러난다. 이것은 모든 감정에는 그에 상응하는 표정이 있다는 뜻이다. 사람들은 눈 깜빡할 사이에 타인의 얼굴에 나타나는 표정을 알아차린다. 누구도 이를 감출 수 없다.

하지만 감정이 일어날 때 장이 보이는 징후는 알지 못한다. 교통체증으로 짜증이 나면, 뇌는 얼굴 근육에 신호를 보냄과 동시에 특정 신호를 소화계에도 보낸다. 그러면 소화계 역시 극적으로 반응한다. 갑자기 끼어든 차 때문에 화가 났다면, 위는 격렬하게 수축하면서 위산을 더 많이 분비하며, 아침에 먹은 음식의 소화 작용을 늦춘다. 그동안 장은 뒤틀리면서 점액과 여러 소화액을 분비한다. 불안하거나 심란할 때도 이와 비슷하지만 다른 패턴이 나타난다. 우울할 때는 장이 거의 움직이지 않는다. 사실, 장은 뇌에서 생기는 모든 감정을 거울처럼 비춘다.

이런 뇌회로의 활동은 다른 장기에도 영향을 미치고, 우리가 느끼는 모든 감정에 조직화된 반응을 끌어낸다. 예를 들어, 스트레스를 받으면 심장박동이 빨라지고 목과 어깨 근육이 뻣뻣해진다. 긴장이 풀리면 반대 현상이 나타난다. 하지만 뇌는 다른 기관에 비해 장과 더 광범위하고 강력하게 연결되어 있다. 사람들은 언제나 장에서 감정을 느껴왔기에 인간의 언어에는 이를 반영하는 표현이 풍부하다. 혼란스러운 감정이 들고 당황했을 때는 실제로 '위장이 뒤틀리는' 느낌이 들고, 긴장될 때 '속이 울렁거리는' 것은 뇌에서 감정을 만들어내는 회로가 하는 일이다. 인간의 감정, 뇌, 장은 고유한 방식으로 연결되어 있다.

장반응에 이상이 있는 환자가 병원에 왔는데 위내시경으로 염

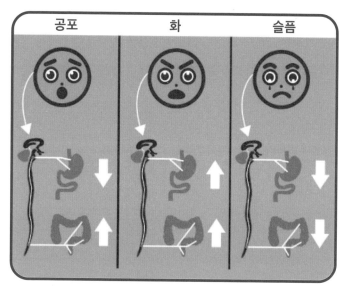

그림 3. 장은 감정을 거울처럼 비춘다

감정은 표정에 그대로 반영된다. 비슷한 감정 표현이 위장관의 여러 영역에서도 일어나는데, 이는 뇌의 변연계에서 발생하는 신경신호의 영향을 받는다. 위쪽 위장관과 아래쪽 위장관으로 전해지는 신호는 같은 방향으로 갈 수도 있고, 반대 방향으로 갈 수도 있다. 위 그림의 굵은 흰색 화살표는 특정 감정에 따라 위장관 수축이 증가하거나 감소하는 현상을 나타낸다.

증이나 종양 같은 심각한 문제가 드러나지 않으면, 의사는 흔히 환자의 증상을 별것 아닌 걸로 치부한다. 증상을 완화시키지 못하면 의사는 배변 습관을 정상화하기 위해 특별한 식이요법이나 프로바이오틱스, 영양제 등을 권하지만, 그런 장반응이 일어난 진짜 원인은 설명해주지 않는다.

장이 '감정이라는 영화가 상영되는 극장'이라는 사실을 더 많은 의사와 환자가 깨닫는다면, 이 영화는 고통스러운 멜로 영화가 될 가능성이 낮아질 수도 있다. 미국 인구의 거의 15%가량이 과민대장증후군, 만성 변비, 소화불량, 기능성 속쓰림 같은 비정상적인 장반응으로 고생하고 있는데, 이는 모두 뇌-장 장애의 범주에 들어간다. 환자들은 메스꺼움, 뱃속이 꾸르륵거리는 증상, 복부 팽만감부터 참을 수 없는 통증까지 다양한 증상으로 고통을 받는다. 놀랍게도, 비정상적인 장반응으로 고통받는 환자 대다수는 자신의 장 문제가 감정상태를 반영한다는 사실을 알지 못한다.

이보다 더 놀라운 것은, 대부분의 경우 의사들도 이 사실을 모른다는 점이다.

잘못된 장반응으로 구토가 멎지 않던 환자

내가 소화기내과 의사로 오랜 세월 일하며 진료했던 수많은 환자 중에서 빌은 그 누구보다 잊을 수 없는 환자다. 빌은 25세의 건강해야 할 나이였다. 그는 52세인 어머니와 함께 내 진료실을 찾아왔다. 놀랍게도 대화를 시작한 사람은 어머니였다. "선생님이 빌을 도와주실 수 있으면 정말 좋겠어요. 선생님이 마지막 희망이에요. 저희는 정말 간절해요."

지난 8년 동안 빌은 고통스러운 위통과 멈추지 않는 구토 증세로 여러 병원의 응급실을 전전했다. 한 주에도 여러 번 응급실에 달려가야 했던 특히 힘든 기간도 있었다. 응급실 의사들은 보통 진통제와 진정제를 처방했지만, 실제로 무엇이 문제인지 아는 사람은 아무도 없어 보였다. 더 나쁘게는, 그를 약을 타내려는 환자로 취급한 의사들도 있었다. 진단검사를 해도 그의 증상에 일치하는 병을 찾을 수 없었기 때문이다.

빌은 소화기내과 전문의를 여러 명 찾아가 광범위한 진단검사를 받았지만 끔찍한 증상의 원인은 찾아내지 못했다. 결국 계속되는 통증과 구토 증상 때문에 그는 대학을 그만두고 부모님 집으로 돌아갈 수밖에 없었다.

사업가인 빌의 어머니는 의사들이 아들의 병을 진단하지 못하자 좌절하여 인터넷에서 직접 답을 찾기 시작했다. "제 아들은 주기성 구토증후군cyclical vomiting syndrome의 모든 증상을 보이는 것 같아요."라고 그녀는 말했다.

주치의로서 나는 빌을 직접 진찰하고 싶었다.

뇌−장 장애들이 흔히 그러하듯, 주기성 구토증후군의 독특한 증상을 설명하기 위해 여러 가지 이론이 등장했다. 그러나 우리 연구팀이 수십 년에 걸쳐 UCLA의 다른 연구팀들과 함께 연구한 결과에 근거해볼 때, 가장 합리적인 설명은 주기성 구토증후군은 뇌의 과도한 스트레스반응으로 유발되는 과장된 장반응이라는 것이다.

주기성 구토증후군 환자들에게는 대개 스트레스를 주는 일상의 사건들이 증상을 일으키는 불씨가 된다. 언뜻 보기에 상관없을 것 같은 광범위한 자극, 즉 격렬한 운동, 월경, 고도가 높은 장소, 단순하지만 지속되는 심리적 스트레스 등이 몸의 균형을 무너뜨려 증상을 촉발할 수 있다. 뇌가 그런 위협을 인식하면(의식을 담당하는 부위가 인식하는 게 아닐 수 있다) 모든 생체기능을 조정하는 중요한 뇌영역인 시상하부에 신호를 보내 중요한 스트레스 분자인 부신피질자극호르몬 방출인자corticotropin-releasing factor, CRF를 배출한다.

부신피질자극호르몬 방출인자는 뇌와 몸을 스트레스반응모드로 전환하는 마스터 스위치 역할을 한다. 주기성 구토증후군 환자는 부신피질자극호르몬 방출인자 시스템이 반응모드여도 몇 달, 혹은 몇 년 동안 증상 없이 지낼 수 있다. 하지만 여기에 스트레스가 더해지면 증상이 촉발되는 상황이 반복된다.

부신피질자극호르몬 방출인자의 농도가 한계를 넘으면, 몸의 모든 세포와 장을 포함한 장기가 스트레스상태로 전환된다. UCLA의 내 동료이며 스트레스가 일으키는 뇌와 장 상호작용의 세계적 전문가인 이베트 타시Yvette Tache 교수는 일련의 동물실험을 통해 부신피질자극호르몬 방출인자가 몸에서 일으키는 많은 변화를 밝혀냈다.

뇌의 부신피질자극호르몬 방출인자의 농도가 치솟으면 불안감이 높아지고 장에서 오는 신호를 비롯한 감각들에 더 예민해진다. 장에서 오는 신호는 심한 복통으로 느껴진다. 장은 더 많이 수축하고 내용물을 아래로 밀어내서 설사가 일어난다. 위는 움직임이 느려지면서 내용물을 위쪽으로 비워내려고 뒤집히기도 한다. 장 내벽에서 누수가 더 많이 일어나고, 대장에서 물과 점액이 더 많이 분비되며, 위와 장의 내벽을 통해 흐르는 혈액이 증가한다.

빌의 경우는 증상과 관련한 핵심 질문 몇 가지만 하면 진단하는 데 도움이 될 것 같았다. 빌에게 구토를 하고 나서 다음 구토를 하기 전까지 증상이 전혀 없는지 묻자 그렇다고 했다. 그리고 그와 어머니에게 주기성 구토증후군과 유전적으로 관련 있는 만성 통증질환인 편두통(혈관성 두통) 가족력이 있는지 물었다. 그러자 그의 어머니와 할머니가 편두통으로 고생했다고 했다.

"구토가 시작되기 직전에는 어떤 증상이 나타납니까?" 내가 빌에게 물었다. 그는 약 15분간 심하게 불안하고, 땀이 나며, 손은 차갑고, 가슴이 쿵쾅거린 뒤에 구토가 시작된다고 했다. 이런 증상들은 모두 스트레스반응과 유사하다. 게다가 빌은 이 증상들 때문에 아침 일찍 잠에서 깼다고 했는데, 이것도 이 증후군의 고유한 특징이다. (이 특징은 인간의 중앙 스트레스 시스템의 활동이 주간에 증가하기 때문인 것으로 추정된다.)

뜨거운 물로 샤워하거나 아티반(항불안제—옮긴이 주) 알약을 먹으면 예방할 수도 있지만 대부분의 경우 소용없었다. "일단 구

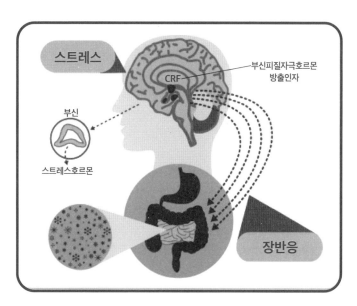

그림 4. 스트레스에 대한 장반응

정상적인 균형상태에 스트레스 같은 교란이 일어나면, 뇌는 개체의 행복과 생존을 최적화하기 위한 반응을 한다. 부신피질자극호르몬 방출인자는 이런 스트레스반응을 일으키는 화학적 마스터 스위치다. 시상하부에서 분비되며 인접한 뇌영역들에 작용한다. 스트레스로 인해 뇌에서 분비되는 부신피질자극호르몬 방출인자는 코르티솔과 노르에피네프린 같은 스트레스호르몬의 증가와 관련이 있다. 이 과정은 또한 장내 미생물군의 구성과 활동에 영향을 주는 스트레스로 유발되는 장반응을 자극하기도 한다.

토가 시작되면 멈출 수가 없어요. 빨리 응급실로 가는 수밖에 없습니다."

"응급실에 가면 어떻게 됩니까?"라고 물었다. 빌은 의사들이 마지못해 마약성 진통제를 준다고 했다. 마약성 진통제를 투약하면 바로 잠이 들고, 한 시간 뒤에 깨면 증상이 사라진 상태라고 했다. 위내시경을 비롯해 복부 CT 스캔까지 받았지만 빌의 증상을 설명해줄 어떤 이상도 찾지 못했다고 한다. 뇌 스캔으로도 뇌종양이 아니라는 사실만 확인했다.

빌의 어머니가 인터넷을 통해 진단한 것은 정확했다. 빌은 주기성 구토증후군을 앓고 있었다. 서글프게도 전문가인 의사들은 빌의 병을 올바로 진단하는 데 거듭 실패했다. 하지만 올바른 진단을 내리는 것은 사실 쉬웠고, 비전문가인 빌의 어머니가 인터넷을 통해 그걸 해냈다.

의사들의 장반응에 관한 불완전한 지식에 기대 비효율적인 치료를 받으면서 주기성 구토증후군의 심각한 증상을 견뎌낼 필요는 없다. 미국인 20명 중 3명 가까이가 변화한 뇌와 장의 상호작용으로 인한 증상이나 증후군으로 고통받는다. 여기에는 과민대장증후군, 기능성 속쓰림, 기능성 소화불량 등이 있다. 하지만 지금 불쾌한 장감각으로 고통받지 않는 사람들도 이런 질환이 있어야만 장반응이 일어나는 건 아님을 기억해야 한다.

주기성 구토증후군은 장반응이 잘못된 극단적인 사례 중 하나이지, 유일한 사례는 아니다. 뇌와 장의 상호작용이 변화하면 우리 모두에게 큰 영향을 미칠 수 있다.

장 속의 작은 뇌, 장신경계

친한 친구를 만나 저녁 식사를 한다고 생각해보자. 레스토랑에서 미디엄 레어로 익힌 립아이 스테이크를 맛있게 즐기는 중이다. 스테이크 한 점을 처음 입에 넣자마자 일어날 일을 간략하게 설명해보겠다. 식사 중에 나누기에는 다소 부적절한 이야기다.

스테이크를 씹어서 삼키기도 전에 당신의 위는 커피만큼 산성도가 높은 농축된 염산으로 가득 찬다. 대충 씹어 삼킨 스테이크 조각이 위장에 들어오면, 위장은 스테이크 조각을 아주 작은 입자들로 부순다.

그동안 쓸개와 췌장은 지방의 소화를 돕는 담즙과 다양한 소화효소를 분비해서 소장이 제 역할을 하도록 돕는다. 위장에서 작게 부순 스테이크 입자들을 소장으로 보내면, 소장 속 효소와 담즙은 그 입자들을 영양소로 분해한다. 그래서 장이 흡수하여 몸 전체로 보낼 수 있게 한다.

소화가 진행되는 동안 장 내벽 근육은 연동운동이라는 독특한 근육 수축을 일으켜서 음식물이 소화관을 따라 아래로 내려가게 한다. 연동운동의 강도, 시간, 방향은 섭취한 음식의 종류에 따라 다르다. 예를 들어, 지방과 복합탄수화물을 흡수할 때는 시간이 더 오래 걸리고, 단 음료를 흡수할 때는 시간이 덜 걸린다.

동시에, 장 내벽 일부가 수축하여 소화 중인 음식을 소장 내벽으로 보내고, 거기서 영양분이 흡수된다. 대장에서는 강력한 수축파가 내용물을 앞뒤로 움직여서 내용물 중 수분 90%를 추출해 흡수한다. 그다음 또 다른 강력한 수축파가 내용물을 직장 쪽으로 이동시키면 일반적으로 배변 욕구가 일어난다.

식사와 식사 사이에는 다른 압력파pressure wave인 이동성 운동수축파migrating motor complex가 장의 청소부 역할을 하면서, 녹지 않은 약이나 씹지 않은 땅콩처럼 위장이 녹일 수 없거나 작은 조각으로 부술 수 없는 것을 모두 쓸어낸다. 이 파동은 90분에 한 번 식도에서 직장까지 천천히 이동하며 견과류를 부수고 달갑지 않은 미생물을 소장에서 대장으로 쓸어낼 정도의 압력을 가한다. 연동반사와 달리 이 압력파는 위장관 내에 소화할 음식물이 없는 경우(예를 들어 우리가 잠들었을 때)에만 작동하며, 아침 식사를 한 입 먹는 순간 작동을 멈춘다.

장은 이 모든 일과 그 외의 일을 뇌나 척수의 도움 없이 해낼 수 있다. 그런 작업을 조정하고 처리하는 것은 장 내벽의 근육이 아니라 장신경계다. 장신경계는 식도부터 직장까지 장 주위를 감싸고 있는 신경세포 5천만 개로 이루어진 놀라운 네트워크다. 이 '제2의 뇌'는 1.4kg 무게의 머릿속 뇌보다 작을지 몰라도 소화에 대해서는 전문가다.

컬럼비아대학교 의과대학이자 부속병원인 어빙메디컬센터 Columbia University Irving Medical Center의 저명한 해부학자이자 세포생물학자인 마이클 거숀Michael Gershon은 장 세로토닌체계의 역할에 대한 연구의 개척자다. 『제2의 뇌The Second Brain, 지식을 만드는 지식, 2013』의 저자이기도 한 거숀은 독립적으로 작용하는 장신경계의 능력을 증명해 보이는 동영상을 보여주는 걸 좋아한다. 그 동영상에는 배양액에 담긴 기니피그의 장 일부가 플라스틱 알갱이를 장의 한쪽에서 반대쪽으로 몰고 가는 장면이 담겨있다. 물론 장은 뇌와 연결되어 있지 않은 상태다. 마찬가지로 인간의 장도 독립적으로 움직일 수 있다.

이런 복잡한 소화기능이 수백만 개의 신경세포가 해부학적으로 연결된 장신경계 고유의 회로를 통해 자동으로 조정된다는 사실도 놀랍고, 아무 문제가 없는 한 이것이 뇌나 다른 중추신경계의 도움 없이 이루어진다는 사실도 놀랍다.

그러나 우리의 감정적인 뇌는 자동으로 보이는 그 모든 기능을 망쳐버릴 수 있다. 저녁 식사를 하면서 나누던 대화가 틀어져서 친구와 말다툼을 하게 되면 고기를 잘게 부수는 위장의 활동은 순식간에 멈춘다. 그 대신 위장은 경련성 수축을 하게 되어 음식을 제대로 비우지 못한다. 먹은 스테이크의 절반은 위에 남아 더 이상 소화되지 못한다. 식당에서 나오고 한참 후에도 당신이 잠을 못 이루는 동안 위장에서는 경련이 지속된다. 위장에 음식물이 남아있으므로 밤 동안의 이동 수축은 일어나지 않으며, 따라서 밤새 장도 비워지지 못한다.

뇌-장 축의 활성이 항진상태인 빌 같은 환자의 경우, 건강한 사람에게는 별 해를 끼치지 않을 스트레스나 감정을 자극하는 사건이 위장의 연동운동을 억제하고, 동시에 대장에서는 경련성 수축을 일으킨다. 마치 뇌에 있는 경고 시스템의 기준 설정값이 꺼진 상태와 같아서, 잘못된 경고음이 자주 울리면서 빌의 신체적·정신적 건강을 무너뜨리는 결과를 낳는다.

감정은 장반응에 영향을 준다

인간은 늘 장을 통해 감정을 느꼈고, 호기심 강한 이들이 오래 전부터 이 현상에 대해 더 알기 위해 노력했다. 19세기 미국의 군의관 윌리엄 보몬트William Beaumont는 1822년, 뇌와 장의 연결 성에 관해 연구할 기회를 얻었을 때 망설이지 않았다.

때는 초여름, 보몬트는 미시간주 휴런호 상부에 위치한 매커노섬의 매커노 요새Fort Mackinac에 주둔하고 있었다. 덫을 놓아 동물을 잡아 모피를 얻는 사냥꾼이었던 20세의 알렉시스 세인트 마틴Alexis St. Martin은 어느 날 잘못해서 1미터도 안 되는 거리에서 총에 맞았다. 사고가 나고 30분 후 보몬트 박사가 처음 세인트 마틴을 봤을 때, 그의 왼쪽 상복부에는 사람 손만 한 구멍이 나 있었다. 상처를 통해 위장이 보였는데, 위장에도 검지가 들어갈 만한 구멍이 나있었다.

뛰어난 외과 의사였던 보몬트는 세인트 마틴을 살려냈지만, 당시 기술로는 위장에 난 구멍을 막을 수가 없었다. 그래서 세인트 마틴의 위에는 결국 위루胃瘻가 생겼다. 위장에 몸 밖으로 뚫린 구멍이 생긴 것이다. 결국 그는 회복한 뒤에 원래 하던 사냥꾼 일을 할 수 없었다. 그래서 보몬트는 미시간주에서 뉴욕주 나이아가라 요새로 배치될 때 세인트 마틴과 그의 가족을 데려와서 입주 잡역부로 고용했다. 그리고 두 사람은 연구자와 연구대상자라는 독특한 팀이 되었다.

머지않아 보몬트는 실시간으로 인간의 소화작용을 관찰하는 역사상 최초의 인물이 되었다. 그는 익힌 소고기, 생양배추, 오래된 빵, 그 외 여러 음식의 작은 조각들을 비단실에 묶어 세인트 마틴의 위 속에 매달아두었다가 각각 다른 시간에 빼내어 '위액'이 음식을 어떻게 소화하는지 테스트하는 실험을 했다.

이 실험은 아주 어려웠고 세인트 마틴에게는 불편한 일이어서 그는 가끔 짜증을 냈다. 보몬트는 세인트 마틴의 위에서 일어나는 활동의 변화를 직접 관찰하면서 화를 내면 소화가 느려진다는 결론을 내렸다. 이런 식으로 보몬트는 감정이 위장의 활동에 영향을 미친다고 보고한 최초의 과학자가 되었다.

감정은 위뿐만 아니라 소화관 전체에 영향을 미친다. 1946년에 위크스Weeks가 보고한 바에 따르면, 제2차 세계대전에 참전한 한 육군 군의관은 전투 중 부상당한 한 병사를 관찰했다. 그 병사는 복부 벽을 크게 다쳐 소장과 대장의 상당 부분이 밖으로 드러난 상태였다. 부상당한 동료 군인들이 병원에 실려 오자 그는 더 큰 정신적 고통을 받았고, 그 결과 밖으로 드러난 그의 소장과 대장은 더 활발하게 움직였다.

2차 대전 초기에 이 현상이 생생하게 관찰되고 20년 정도가 지난 후에야 마음과 장의 연관성에 관한 더 과학적인 연구가 진행되었다. 1960년대에 다트머스대학교 의과대학의 뛰어난 소화기내과 전문의 토머스 알미Thomas Almy가 많은 환자들을 더 통제된 조건에서 관찰했다. 알미는 건강한 사람들과 과민대장증후군 환자들을 대상으로 감정을 자극하는 인터뷰를 한 뒤, 양쪽 집단의 대장의 움직임을 모니터했다.

실험 대상자들이 적개심과 공격성으로 반응할 때는 대장이 빠르게 수축했지만, 절망감, 무력감, 자책감을 느낄 때는 대장의 수축 속도가 느려졌다. 후에 다른 과학자들이 이 결과를 확인했고, 인터뷰 주제가 실험 대상자와 관련 있는 경우에만 대장의 움직임이 증가한다는 사실을 추가로 발견했다.

오늘날 과학자들은 우리가 매일 느끼는 감정을 특정 신체반응과 연결하도록 뇌에 회로화되어 있다는 데 동의한다. 다른 방안이 없을 때 뇌의 그 회로가 장의 반응을 지휘한다.

내가 환자들에게 뇌와 장신경계, 장이 상호작용하는 방식을 설명하기 위해 자주 드는 비유가 있다.

허리케인이 다가오고 있다고 상상해보자. 연방정부는 국민 한 사람 한 사람에게 일일이 비상시 행동지침을 전달하지는 않는다. 대신, 지방자치단체에 비상 행동지침을 내려보내면, 거기서 필요한 경우 방송을 하고 여러 가지 계획을 시행한다. 자연재해 같은 중대한 위협이 없으면 지방자치단체들은 스스로 거의 모든 일을 통제할 수 있다. 그러나 위급 상황에 연방정부로부터 명확한 지시가 내려오면 그 지시가 지역 차원의 일상적인 활동들보다 우선된다. 그리고 위협이 지나가면 국가는 일상적 활동으로 돌아간다.

마찬가지로 장신경계는 소화와 관련된 일상적 문제를 통제할 수 있다. 하지만 위협을 감지하고 공포나 분노를 느낄 때, 감정을 느끼는 뇌중추는 위장관 속 모든 세포에 일일이 지시를 내리지 않는다. 대신, 뇌의 감정회로는 장신경계에 일상 업무에서 주의를 돌리라는 신호를 보낸다. 감정이 지나가고 나면 소화계는 원래 업무로 복귀한다.

인간의 뇌는 다양한 메커니즘을 통해 장 속 운동프로그램을 실행한다. 코르티솔과 아드레날린(에피네프린이라고도 부른다) 같은 스트레스호르몬을 분비하거나, 장신경계로 신경신호를 보낸다. 두 세트의 신경신호를 보내는데, 한 세트는 장기능을 자극하는 신호이고(미주신경을 포함한 부교감신경이 전달한다), 한 세트는 장기능을 억제하는 신호다(교감신경이 전달한다). 보통 동시에 활성화하는 두 신경 경로는 장신경계의 활동을 조절하거나 미세 조정하거나 조직하여 특정 감정을 반영하는 장활동을 만들어낸다.

장이라는 극장에 감정이 펼쳐질 때, 수많은 특화된 세포들이 그 극에 참여한다. 배우는 다양한 유형의 장세포, 장신경계 세포, 그리고 100조 마리의 장내 미생물이며, 연극의 감정적 뉘앙스가 배우들의 행동과 화학적 대화를 변화시킨다. 플롯은 하루 종일 돌아가며 반복되고, 부정적 이야기와 긍정적 이야기가 모두 들어있다. 자녀에 대한 걱정, 도로에서 옆 차선의 차가 갑자기 끼어들 때 생기는 짜증, 회의에 늦어서 뛰어가며 느끼는 불안, 해고와 재정적 스트레스에 대한 공포도 있다.

다른 한편으로는 배우자와의 포옹, 친구가 건네는 다정한 말, 가족과 함께 하는 즐거운 식사도 있다. 분노, 슬픔, 공포 같은 부정적 감정과 관련된 장반응에 대해서는 많은 것을 밝혀냈지만, 사랑, 연대감, 행복 같은 긍정적 감정과 관련한 장반응에 대해서는 아직 아는 게 없다. 모든 게 잘 되어갈 때, 뇌는 장신경계의 활동에 간섭하지 않을까? 아니면 행복한 상태를 반영하는 신경신호를 보낼까? 그런 행복의 신호들은 장내 미생물과 장의 민감성, 음식의 소화에 어떤 영향을 미칠까? 딸의 대학 졸업을 축하하는 저녁 식사 자리에서, 명상 수행을 하며 더없이 편안한 상태에 있을 때, 장에서는 무슨 일이 일어날까? 이것은 인간의 행복에 장반응이 미치는 영향을 온전히 이해하기 위해 과학이 답해야 할 중요한 질문들이다.

사람에 따라 장에서 펼쳐지는 연극에 로맨틱 코미디보다는 스릴러나 공포물이 더 많을 수 있다. 항상 화가 나있거나 불안감을 느끼는 사람의 장세포는 어린 시절까지 거슬러 올라가는 대본을 들고 날마다 암울한 극을 공연할지 모른다. 이런 사람들의 장세포는 시간이 지나면서 다양한 지문을 수용하게 된다. 즉, 장신경계의 신경 연결망이 변화하고, 장의 감지기는 더 예민해지며, 장의 세로토닌 생성 시스템은 더욱 활성화되고, 장내 미생물도 더 공격적으로 변한다.

과학자들이 기능성 위장장애, 불안장애, 우울증, 자폐증 환자의 장을 연구한 결과 그런 장 속 연기자들의 분장과 행동이 변화한 현상을 발견한 것은 놀라운 일이 아니다. 과학 문헌은 그런 사례들로 가득하다. 그러나 그런 장의 변화를 바로잡는 치료법을 개발해서 환자의 증상을 완화하려는 시도는 대체로 실패했다. 반면에 뇌의 각본을 좀 더 긍정적인 이야기로 바꾸어 장반응과 장의 세포 변화를 바꾸려는 시도는 기대해볼 만하다. 장내 미생물의 변화가 최면이나 명상처럼 긍정적인 마음을 바탕으로 한 개입과 관련 있을지, 그 변화가 과민대장증후군 같은 질병의 증상을 완화할 수 있을지를 밝히려는 연구들이 현재 진행 중이다.

감정에 반응하도록 설정된 장

오늘날 우리는 감정이 위장관을 포함한 우리 몸에 어떤 영향을 미치는지에 대해 많은 것을 알고 있다. 어떤 방식으로 영향을 미치는지 이해하려면 먼저 뇌의 변연계에 대해 알아야 한다. 변연계는 인간 외의 다른 온혈동물들도 지닌 것으로, 감정을 만들어내는 데 주된 역할을 하는 원시 뇌다. 우리가 화났을 때, 겁먹었을 때, 성적으로 끌릴 때, 상처받았을 때, 배고프거나 목마를 때, 회백질 안쪽 깊숙한 곳에 있는 변연계에서는 감정에 특화된 회로들이 활성화된다.

초소형 슈퍼컴퓨터처럼, 이 회로들은 우리 몸을 몸 안팎의 변화에 최적으로 반응하게 하는 게 목표다. 우리가 목숨을 위협받는 상황을 마주쳤을 때, 그 상황은 수천 개의 메시지를 우리 몸 전체의 세포와 장기에 빠르게 전달하고, 세포와 장기는 빠르게 행동을 바꾼다.

그다음에 일어날 상황에는 우리 모두가 익숙하다. 감정과 관련된 뇌회로는 위와 장에 신호를 보내서 내용물을 비우게 한다. 에너지를 아끼기 위해서다. 이것이 중요한 프레젠테이션을 앞두고 자꾸 화장실을 찾게 되는 이유일지 모른다. 심혈관계는 장으로 보내던 혈액을 근육으로 보내고, 그 결과 소화는 늦춰지고 투쟁 혹은 도피에 대비하게 된다.

동물의 왕국에서 이런 경험을 하는 것은 인간만이 아니다. 수백만 년 동안 포유류는 유대를 맺고, 투쟁하고, 잠재적 위협을 가늠하고, 때로는 도피해야 했다. 진화는 우리에게 이런 상황에 최선으로 대처할 수 있는 지혜를 주었고, 이 지혜는 특별한 회로와 프로그램에 압축되어 위협에 자동으로 반응하게 한다. 덕분에 위기의 순간에 시간과 에너지를 절약할 수 있는데, 이런 정형화된 반응이 없다면 매번 제로에서 시작해야 할 것이다. 이런 감정운영프로그램은 1,000분의 1초 이내에 활성화하여 인간이 생존하고 번영하며 번식할 수 있게 하는 일련의 행동을 수행한다.

워싱턴주립대학교 교수였던 신경과학자 야크 판크세프Jaak Panksepp는 정서신경과학affective neuroscience, 신경과학을 감정 연구에 적용하는 학문 분야에 크게 공헌했다. 그는 동물실험을 통해 인간의 뇌에는 공포, 화, 슬픔, 놀이, 욕망, 사랑, 모성 양육에 대한 몸의 반응을 지휘하는 최소 7개의 감정운영프로그램이 있다고 결론 내렸다. 감정운영프로그램은 각 감정에 해당하는 적절한 신체반응을 순식간에, 자동으로 일으킨다. 심지어 특정 감정을 느낀다고 인지하기도 전에 그렇게 한다. 당황하면 얼굴이 빨개지게 하고, 공포영화를 보면 온몸에 소름이 돋게 하며, 무서울 때 심장이 더 빨리 뛰게 하고, 걱정하면 장이 더 예민해지게 한다.

인간의 감정운영프로그램은 유전자에 각인되어 있다. 이런 유전자 부호화는 부분적으로는 부모에게 물려받은 것이고, 생애 초기에 경험하는 사건들의 영향을 받기도 한다. 예를 들어, 스트레스 상황에서 과잉 반응하는 공포 혹은 분노 프로그램을 가진 유전자를 물려받았을 수 있다. 또한 아이였을 때 감정적 트라우마를 경험했다면, 몸이 주요 스트레스반응 유전자에 화학적 꼬리표를 붙였을 것이다. 그 결과, 성인이 되었을 때 스트레스를 받으면 심각한 장반응을 겪을 가능성이 높다. 이것이 똑같은 스트레스에 노출된 두 사람이 서로 다르게 반응하는 이유다. 예컨대 한 명은 별다른 장반응이 없는 데 반해, 다른 한 명은 구역질과 위경련, 설사로 고통받는다. 문제에 대응하는 이런 초기 설정은 위험한 세상에서는 훌륭한 생존법이 되어줄 수 있다. 하지만 보호받는 환경에서 안전하게 살 때는 골칫거리다.

장이 스트레스를 받으면?

인간의 감정운영프로그램 중에서 특히 많이 연구되는 것 중 하나가 스트레스 상황에 작동하는 프로그램이다. 우리가 불안하거나 겁을 먹으면 내외적 위협에 대응해 항상성을 유지하거나 내적 평형을 유지하기 위해 스트레스반응이 일어난다.

스트레스라고 하면 일상에서 느끼는 압박으로 인한 스트레스나 트라우마, 혹은 자연재해 같은 큰 스트레스 요인을 떠올리기 쉽다. 하지만 인간의 뇌는 몸에 일어나는 사건들, 예컨대 감염, 식중독, 수술, 사고, 수면 부족, 금연 시도 등도 스트레스로 인지하며, 심지어 자연스러운 현상인 여성의 월경도 스트레스로 여긴다.

스트레스를 받으면 몸에 무슨 일이 일어날까? 그 전에 우리 뇌의 놀라운 능력에 대해 알 필요가 있다. 생명을 위협하는 상황들이 그 능력을 잘 보여준다.

위협이 닥쳤다고 판단하면 뇌는 스트레스 프로그램을 활성화해서 위장관을 포함한 몸이 최적의 반응을 보이도록 한다. 감정운영프로그램은 각각 특정 신호전달분자를 이용하므로, 뇌에서 특정 물질이 분비되면 해당 프로그램이 활성화된다. 그 결과는 몸과 장에 미친다. 뇌 전용 신호전달분자로는 몇 가지 호르몬이 있는데, 다들 들어봤을 유명한 호르몬들이다. 통증을 완화하고 행복한 기분을 고양하는 엔도르핀, 욕망과 동기를 촉발하는 도파민, '사랑 호르몬'이라 불리며 신뢰감과 매력을 느끼게 하는 옥시토신이다. 이 외에 앞서 언급한 부신피질자극호르몬 방출인자도 뇌 전용 신호전달분자인데, 이것은 '스트레스의 마스터 스위치' 역할을 한다.

건강한 몸과 마음으로 해변에서 느긋하게 쉬고 있을 때도 부신피질자극호르몬 방출인자는 부신에서 생성되는 호르몬인 코르티솔의 양을 조절하면서 우리의 건강과 행복에 중요한 역할을 한다. 하루 중에도 분비량이 변화하는 코르티솔은 지방, 단백질, 탄수화물 대사를 적절히 유지하면서 면역체계가 제대로 작동하도록 돕는다.

그러나 스트레스 프로그램이 활성화되면 부신피질자극호르몬 방출인자−코르티솔 체계가 급격히 확장된다. 스트레스를 받으면, 모든 생체기능을 통제하고 부신피질자극호르몬 방출인자를 생산하는 뇌영역인 시상하부가 제일 먼저 반응한다. 부신피질자극호르몬 방출인자가 방출되고 나면 이어서 부신이 활성화되면서 코르티솔이 분비된다. 그리고 혈액의 코르티솔 농도가 높아지면 몸은 대사 요구량이 증가하는 상황에 대비한다.

스트레스의 마스터 스위치로서, 시상하부에서 배출된 부신피질자극호르몬 방출인자는 뇌의 다른 영역인 편도체로도 퍼져나가는데, 편도체는 불안감이나 공포감을 일으키는 부위다. 편도체가 활성화하면 몸 전체에 영향을 미쳐서 가슴이 두근거리고, 손바닥에 땀이 차며, 위장관을 급히 비우고 싶어진다.

스트레스가 유도하는 소화계의 이런 변화는 식사를 즐기기에 부적합한 듯 보이고, 실제로 그렇다. 따라서 스트레스를 많이 받은 날은 과식하지 않는 게 좋다.

마음이 편안한 상태에서 식사를 하더라도 불쾌한 장반응을 경험할 가능성은 물론 있다. 감정운영프로그램이 한번 작동하면 그 효과는 몇 시간 동안 지속될 수 있고, 때로는 몇 년간 지속될 수도 있다. 우리의 생각, 과거에 일어난 일의 기억, 미래에 대한 기대는 뇌−장 축의 활동에 영향을 미칠 수 있고, 그 결과는 때로 고통스럽다.

예를 들어, 식사 도중 배우자와 다퉜던 식당에 다시 간다고 해보자. 그러면 그 기억이 분노작동프로그램을 건드릴 수 있다. 지금은 좋은 분위기에서 식사하더라도 말이다. 이탈리아 식당에서 말다툼을 했다면, 아무 이탈리아 식당에 가도, 심하면 해산물 리소토만 떠올려도 분노작동프로그램이 작동할 수 있다.

'특정 음식만 먹으면 소화장애가 일어난다'고 불평하는 환자에게 나는 이 시나리오를 이용해서 설명한다. 환자에게 소화장애가 일어나는 것이 정말 그 음식 때문인지, 과거의 사건이 떠오르기 때문인지 생각해보게 하는 것이다. 증상을 일으키는 '환경'에 주의를 집중하면, 환자들 스스로 뇌와 장의 연결성이 지닌 놀라운 힘을 깨닫는 경우가 흔하다.

만성적 감정이 장 건강에 미치는 악영향

빌 같은 주기성 구토증후군 환자나 그 외의 뇌-장 축 장애를 지닌 환자들에게 줄 수 있는 중요한 정보 중 하나는 그들이 겪는 고통스러운 증상의 원인이 무엇이며 그에 따라 어떻게 치료하면 되는지에 대한 '단순하고 과학적인' 설명이다. 이런 단순한 설명은 진단에 대한 불확실성을 완화해서 환자와 가족의 마음을 진정시킨다. 과학은 또한 효과적인 치료법을 맞춤화하기 위한 합리적인 기반을 형성한다.

병원에서 나는 빌에게 그의 뇌가 부신피질자극호르몬 방출인자를 너무 많이 배출하고 있다고 설명했다. 과잉 부신피질자극호르몬 방출인자는 불안감을 유발할 뿐 아니라 가슴이 두근거리고 손에 땀이 차게 하며, 위를 지나치게 수축시켜 장의 연동운동을 역행시킴으로써 위 속 내용물을 위쪽으로 밀어 올린다. 또 대장을 과하게 수축시키는데, 이는 경련통을 일으키면서 위 속 내용물을 아래로 내려보낸다. 빌과 어머니는 이 설명을 듣고 눈에 띄게 안심하는 모습을 보였다. 두 사람 모두 처음으로 빌의 증상에 대해 과학적인 설명을 들었음을 알 수 있었다.

"그런데 증상은 왜 항상 이른 아침에 나타날까요?"라고 빌의 어머니가 물었다. 나는 부신피질자극호르몬 방출인자는 원래 이른 아침에 가장 많이 분비되고 정오가 될 때까지 점점 줄어든다고 설명했다. 따라서 주기성 구토증후군 환자에서 뇌의 부신피질자극호르몬 방출인자 수치는 이른 아침에 건강에 안 좋은 수준까지 올라간다.

나는 그들에게 부신피질자극호르몬 방출인자가 어떻게 긴급상황을 선포하고 평화상태의 몸을 전투태세로 바꾸는지 설명하며 뇌와 장의 신경계가 장기능을 함께 통제한다는 사실을 알려주었다. "이제야 이해되네요. 그런데 잠을 자는 동안에는 큰 스트레스가 없을 텐데 저의 경우는 왜 그럴까요?"라고 빌이 물었다.

"바로 그게 문제죠." 내가 대답했다. 그리고 빌의 뇌가 위급상황에 제동을 거는 메커니즘이 잘못되어서 사소한 일에도 공포와 관련한 프로그램을 작동시킨다고 설명했다. "잘못된 경고음이 너무 많이 울리는 겁니다."

"어떻게 된 일인지 드디어 알게 되어서 정말 기뻐요." 빌의 어머니가 말했다.

하지만 과학적인 설명이 문제를 모두 해결하지는 못한다. 빌의 어머니는 애초에 증상이 나타나지 않도록 하려면 어떻게 해야 하는지 물었다.

빌이 심각한 증상을 겪지 않고 정상적으로 생활할 수 있도록 나는 과잉 분비된 부신피질자극호르몬 방출인자로 인해 과잉 활성화된 스트레스 회로와 과다 각성을 진정시킬 약을 몇 가지 처방했다. 일부 약은 증상 발현 빈도를 낮추는 게 목표고, 나머지는 증상이 나타나더라도 중간에 멈추게 하는 게 목표였다.

다행히 적절한 치료를 받으면 주기성 구토증후군 환자들은 대부분 눈에 띄게 좋아진다. 증상이 나타나는 빈도가 줄어들고, 증상이 나타났을 때 멈추는 능력도 향상된다. 시간이 지나면서 환자는 증상이 언제 또 나타날지 모른다는 공포에서 벗어나 약의 복용량을 줄이거나 아예 끊을 수 있다.

빌에게도 이런 일이 일어났다. 석 달 뒤 다시 만난 빌은 그동안 딱 한 번 증상이 나타났는데, 그때는 내가 처방해준 항불안제인 클로노핀을 먹고 구토를 멈출 수 있었다. 오랫동안 고통받고 응급실 의사에게 굴욕적인 말까지 들어야 했던 빌은 마침내 삶을 다시 세울 수 있었다. 내가 진료했던 다른 주기성 구토증후군 환자들은 인지행동치료와 최면요법 같은 부가적인 치료가 필요했다. 그러나 빌은 아니었다. 빌은 대학 생활을 다시 시작했고, 시간이 흐르면서 약의 복용량도 크게 줄일 수 있었다.

빌 같은 환자에게서는 배울 점이 많다. 사실 나는 진료하면서 매일 환자들에게 배운다. 입사 면접을 앞두고 걱정하거나, 교통 체증에 갇혀서 잠깐 짜증이 나거나, 약속에 늦어서 마음이 급하고 불안한 경우의 장반응은 정상적이며 큰 문제가 아니다. 그러나 화, 슬픔, 되풀이되는 공포 같은 감정이 만성적으로 나타날 때는 그런 감정이 장과 장내 미생물에 미치는 해로운 영향에 유념해야 한다.

장반응이 일어나는 무대는 넓고 무대에 오르는 배우의 수도 엄청나게 많다. 물 한 잔으로 쉽게 해결할 수 있는 갈증이나 단 몇 분만 지속되는 급성 통증의 경우에는 그다지 큰 문제가 아닐 수 있다. 하지만 감정이 장에 거울 이미지를 갖고 있으며, 만성적인 화, 슬픔, 공포가 소화계의 건강뿐 아니라 우리의 전반적인 행복에 해로운 영향을 미친다는 걸 생각하면 큰 걱정이 아닐 수 없다.

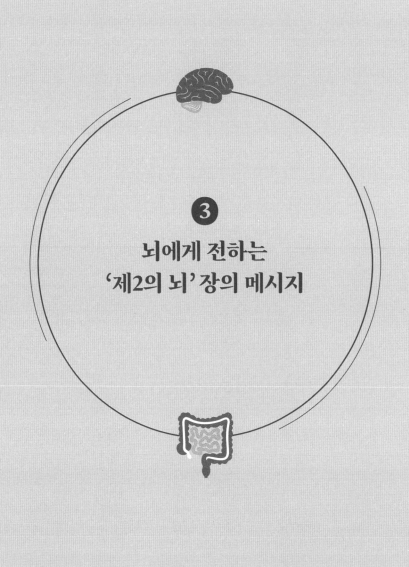

③

뇌에게 전하는
'제2의 뇌' 장의 메시지

아침부터 밤까지 이런저런 일들과 씨름하는 동안 뱃속에서 무슨 일이 일어나는지 몇 번이나 생각하는가? 아마 대부분은 거의 생각하지 않을 것이다. 우리의 장은 대개 조용히 업무를 수행하지만, 우리 위와 장에서 일어나는 일들은 매우 중대하다. 장감각을 직접 느껴보고 싶다면 이렇게 해보자. 마음이 비교적 차분한 날을 골라서 아침부터 밤까지 장이 일으키는 감각에 집중하는 것이다.

필요할 때만 느껴지는 장감각

보통 우리는 이런 미묘한 신체감각과 소리, 거기에 동반되는 정서 등의 감각에 별로 주의를 기울이지 않는다. 이런 감각을 최대한 많이 의식해보자. 그때그때 종이에 기록하거나 스마트폰에 녹음하자. 그 감각을 느꼈을 때 무엇을 하고 있었는지, 기분은 어땠는지, 무엇을 먹고 있었는지까지 기록해도 좋다.

이 실험의 사례를 하나 소개하겠다. 여러 해 전에 우리 연구에 지원한 건강한 26세 여성 주디의 사례다. 그녀는 하루 동안 장 감각을 기록했다.

주디는 일요일 아침에 일찍 일어나 커피 한 잔을 마시고 매일 아침 일과인 조깅을 했다. 위에 음식이 가득 찬 상태로 달리면 운동에 방해가 된다는 걸 알기에 그녀는 아침을 먹기 전에 4.8 ㎞를 달린다. 조깅을 끝내고 돌아와서는 일요일의 루틴으로 엄마, 친한 친구와 통화를 한다. 통화를 마치면 배가 무척 고파져서 아침 식사를 한다. 일요일 아침에는 대개 버섯 오믈렛과 크림치즈를 바른 신선한 바게트를 먹는다.

맛있게 아침 식사를 하는데, 좋아하는 메뉴이다 보니 기분이 좋다. 동시에 신문에서 흥미로운 기사를 읽느라 먹고 있는 음식에 큰 주의를 기울이지는 않는다. 어느 시점엔가 배가 부른 느낌이 들어서 오믈렛을 절반 정도 남긴다. 남자 친구와 해변에서 자전거를 타기로 했고, 집을 나서기 전에 화장실에 들러 배변을 한다. 주디와 남자 친구는 해변에서 아주 좋은 시간을 보낸다. 집에 돌아오니 오후 7시다.

가벼운 저녁 식사를 한 뒤, 주디는 월요일 아침에 해야 할 프레젠테이션 준비를 전혀 하지 않았다는 사실을 깨닫는다. 걱정되기 시작하면서 명치에 불편한 느낌이 든다. 프레젠테이션을 준비하는 동안 불편한 느낌은 점점 괜찮아지고, 밤 10시가 되자, 일찍 자고 다음 날 아침 일찍 일어나 마저 준비하자고 생각한다. 알람을 새벽 5시 30분으로 맞추고 잠자리에 들지만, 푹 자지 못한다. 잠이 깰 때마다 뱃속이 부글거리는 느낌을 받는다. 때로는 길고 크게 우르릉거리는 느낌이 배를 따라 천천히 아래쪽으로 이동하는 느낌이 든다. 결국 주디는 일어나 부엌으로 가서 아침에 먹던 오믈렛을 마저 먹는다. 우르릉거리는 소리가 멈추자 기분이 나아져서 다시 잠든다.

온전히 인식하지 못할 뿐, 생각해보면 여러분도 비슷한 장감각을 매일 느낄 수 있다. 평생 이런 감각을 안고 살면서 이 감각은 제2의 천성이 되었다. 생존의 관점에서 보면, 평소 장감각에 신경 쓰지 않고 인지하지 못하는 것은 좋은 현상이다. 현대 세계에 넘쳐나는 정보와 복잡성을 헤쳐나가는 것만으로도 우리는 충분히 피곤하다.

장이 우르릉거리고 수축하는 데 온 신경을 집중하며 하루를 보낸다면 어떨까? 매일 밤 이동성 운동 수축파가 위장관을 휩쓸고 지나갈 때마다 잠에서 깨어야 한다면? 이런 감각에 계속 신경 써야 한다면 다른 일에는 집중할 수 없을 것이다. 저녁 식사를 하면서 대화할 수 없을 것이고, 점심을 먹은 후 낮잠을 잘 수 없을 것이며, 《뉴욕타임스The New York Times》 일요판을 읽거나 밤새 푹 잘 수도 없을 것이다.

보통 우리가 인지하는 장감각은 대응이 필요한 것들이다. 즉, 우리는 음식을 먹어야 하는 공복감, 먹기를 멈춰야 하는 포만감, 화장실에 가고 싶은 배가 꽉 찬 느낌 등만 인지한다. 우리는 다행히도 대부분의 장감각을 인지하지 못한다. 위통, 속쓰림, 메스꺼움, 지속적인 팽만감, 더 심각하게는 식중독이나 바이러스성 위장염으로 인한 배앓이를 할 때만 장감각을 느낀다. 그럴 때 장이 주는 감각정보는 의미 있고 적절하다. 그런 불쾌한 감각은 해결책을 찾게 만들고, 미래에도 그 감각을 잊지 않고 그런 고통을 유발한 원인은 피하게 해주기 때문이다.

뇌로 정보를 보내는 장 속 제2의 뇌

대부분이 장감각을 의식적으로 인식하지는 못한다. 하지만 예외는 있다. 자신의 심장박동이나, 음식물이 장 속을 이동하는 것을 느낄 수 있는 사람들도 드물지만 있다. 이들은 장을 포함한 몸의 모든 신호를 상당히 민감하게 느낀다. 뇌영상 촬영 결과를 보면, 이들은 주의력 및 현저성(눈에 띄는 특징이 인상 형성에 큰 몫을 차지하고, 특이한 자극에 더 많이 반응하는 심리 현상—옮긴이 주) 평가와 관련 있는 뇌 네트워크의 반응성이 높은 것으로 나타났다.

다른 예외는 뇌로 전달되는 실제 감각정보와 일치하지 않는 손상된 신호를 장에서 인식하는 10%의 운 나쁜 사람들이다. 내가 진료한 환자 중에서 독특한 병력을 지닌 유쾌한 신사가 있었다. 그의 병력은 신체감각에 대한 과도한 인식을 보여주었다.

프랭크는 75세의 퇴직한 교사로, 5년간 복부 팽만감, 불편감, 불규칙한 배변 등 전형적인 과민대장증후군 증상을 포함한 위장관 문제를 겪다가 나를 찾아왔다. 하지만 과민대장증후군만이 문제가 아니었다. 프랭크는 만성적으로 식도 윗부분에 뭔가 걸려있는 듯한 불쾌감(목 이물감)을 느끼고 있었고, 트림이 자주 나왔으며, 흉골 뒤쪽에 불편감이 있어 가끔은 멘톨을 흡입한 것 같은 느낌이 들고 기침도 했다. 그 외에 숨을 쉴 때 충분한 공기를 들이쉬지 못하는 느낌도 있었다. 이 증상들은 그가 나를 찾아오기 5년 전쯤 갑자기 시작됐는데, 증상이 시작된 시점은 그의 아내가 심각한 병으로 세상을 떠난 시기와 우연히 일치했다.

진단을 위해 여러 가지 질문을 했을 때, 그는 어려서부터 과민대장증후군과 비슷한 증상을 겪어왔음을 인정했다. 흉부와 위장관, 심장에 광범위한 진단검사를 반복했지만 이런 증상을 일으킬 만한 원인은 드러나지 않았다. 그는 일종의 기능성 위장장애를 앓고 있을 가능성이 높아 보였다. 그의 증상은 식도 맨 위부터 대장 끝부분까지 위장관의 여러 부위에서 발생하는 장감각에 대한 전반적인 과민증과 가장 일치했다.

프랭크의 증상이 순수하게 심리적 원인에 의한 것이라고 일축하는 의사들도 있겠지만, 위장관 내에는 멘톨을 포함한 여러 화학물질을 인식할 수 있는 특화된 분자들(소위 수용체)을 포함한 정교한 감각 시스템이 존재한다. 그런데 5년 전에 프랭크에게 이런 과민성을 촉발한 것은 무엇이었을까?

프랭크의 파트너는 한 가지 가능성을 제기했다. 프랭크가 오랫동안 동물성 지방과 설탕이 많이 든 건강에 해로운 음식을 즐겨 먹어왔다는 것이다. 그가 초콜릿케이크, 피자, 프렌치프라이, 진한 치즈 제품을 먹을 때마다 증상이 더 나빠지는 것을 발견했다고 했다. 이런 고지방 음식들이 뇌와 장의 의사소통을 과민하게 만드는 데 역할을 했을 가능성이 있을까? 프랭크 같은 환자들은 수축, 팽창, 산 분비 등의 정상적인 장기능에만 과민해지지 않는다. 그런 환자들에 대한 많은 연구를 통해, 장 안에 삽입한 풍선을 팽창시키거나, 식도에 산성 용액을 넣는 식의 실험적 자극에도 더 민감한 사람들이 있다는 것을 알게 되었다.

장감각체계는 매우 복잡하므로 교란에 취약한 것도 놀랍지 않다. 예컨대, 정상적인 식품성분에 과잉 반응을 보일 수도 있고, 우리 몸에 좋지 않을지라도 대다수에게 아무런 증상을 일으키지 않는 식품첨가물이나 식재료의 변화에 과민 반응을 보일 수도 있다. 프랭크 같은 사람들이 닥쳐오는 재앙을 제일 먼저 감지하는 탄광의 카나리아 같은 존재일 수 있을까?

장에서 수집하는 감각정보의 90% 이상은 의식 수준에서 인지할 수 없다. 대부분의 사람들은 뱃속에서 일상적으로 느껴지는 감각을 쉽게 무시하지만, 장신경계는 그런 감각을 주의 깊게 모니터한다. 많은 장감각이 감각 메커니즘의 복잡한 체계를 통해 장 속의 작은 뇌로 조용히 전달된다. 그렇게 장 속의 작은 뇌에 생체정보를 제공함으로써 소화계가 하루 24시간 최적의 기능을 할 수 있도록 한다. 그러나 거대한 장감각의 흐름은 머릿속의 뇌로도 전달된다. 미주신경을 타고 흐르는 신호의 90%는 장에서 뇌로 가며, 나머지 10%만이 뇌에서 장으로 간다. 사실 장은 뇌의 간섭 없이도 대부분의 활동을 제어할 수 있지만, 뇌는 장에서 오는 생체정보에 크게 의존하는 것으로 보인다.

우리의 장은 그토록 중요한 어떤 정보를 (뇌에) 전달하는 걸까? 우리가 상상할 수 있는 것보다 훨씬 더 많은 정보를 전달한다. 장의 많은 센서는 장이 가장 적절한 패턴으로 수축하기 위해 필요한 모든 정보를 장신경계에 전달한다. 즉, 섭취한 음식을 위와 장을 통해 이동시키는 속도를 빠르게 하거나 늦추기 위한 정보와, 소화를 위해 필요한 적정량의 산과 담즙의 생산을 위한 장의 연동운동 강도와 방향에 대한 정보다. 장신경계는 위 속의 음식물 존재 여부와 잔여량, 삼킨 음식물의 크기와 경도, 소화한 음식의 화학성분, 장내 미생물군의 존재와 활성 등에 대한 모든 정보를 모은다. 위급 상황에서는 장 속 감지기들이 장의 염증반응은 물론이고 기생충이나 바이러스, 병원성 세균, 그것들의 독소까지 검출한다.

사실, 장에 급성 염증이 생기면, 정상적인 자극과 사건에도 이 감지기 중 많은 수가 더 민감해진다. 이 정보가 소화관의 적절한 기능을 위해서는 꼭 필요하지만, 장신경계는 의식적인 감각을 생성하는 능력은 없다. 마이클 거슨이 『제2의 뇌』를 출간하자 장신경계의 능력에 관한 여러 가지 추측이 쏟아져 나왔다. 장 속 제2의 뇌가 인지를 할 수 있을 뿐 아니라 감정과 무의식이 자리한 곳이 아니냐고 추측하는 사람들도 있었다. 그러나 이 추측은 사실이 아니라고 거의 확실히 말할 수 있다. 장에서 전달되는 감각정보는 머릿속 뇌로도 전해지며, 이 감각은 주의를 기울이면 느낄 수 있다.

하루 24시간, 일주일 7일 동안, 우리의 위장관, 장신경계, 뇌는 끊임없이 소통한다. 이 소통망은 인간의 총체적 건강과 행복에 상상 이상으로 중요할지 모른다.

거대하고 정교한 감각기관, 장

육즙이 흐르는 햄버거를 한 입 베어 물거나, 갓 구운 바삭한 바게트를 한 조각 먹거나, 따뜻한 클램 차우더 수프를 한 그릇 즐기거나, 고급 초콜릿 한 조각의 강렬한 풍미를 음미해보라. 어떤 맛이 느껴지는가?

그 답은 혀에 있는 미뢰(맛봉오리)의 수용체들이 준다. 세포 외막에 박혀있는 이 분자들(수용체들)은 자물쇠가 열쇠를 인식하듯 우리가 먹거나 마시는 음식 속에서 특정 화학물질을 감지한다. 이 수용체가 음식 속의 화학물질과 결합하면 뇌에 메시지를 보내고, 뇌는 입과 혀에서 받아들인 일련의 감각정보로부터 특정한 맛을 구현한다.

혀에 있는 미각 수용체는 단맛, 쓴맛, 짠맛, 신맛, 감칠맛 등 다섯 가지 맛을 구별할 수 있다. 이 다섯 가지가 어떻게 조합되느냐에 따라 음식의 맛이 결정된다. 여기에 더해 음식의 질감, 즉 당근의 오도독 씹히는 느낌, 요구르트의 부드러움, 국수호박 spaghetti squash(물에 삶으면 속이 국수 가닥처럼 풀어지는 호박 품종—옮긴이 주)의 독특한 질감 등은 음식의 물리적 질감을 인식하는 다른 수용체들을 자극한다. 이 모든 감각이 입속에서 복합적으로 암호화되어 맛이라는 경험을 창조한다. 식품업체는 이런 경험을 극대화하는 음식을 디자인하는 대가들이다.

그런데 놀랍게도 최근의 연구에 따르면 맛을 느끼는 경험에 관여하는 메커니즘과 분자가 입만이 아니라 위장관 내부에도 분포되어 있다. 단맛과 쓴맛 수용체의 경우 이것이 사실임이 과학으로 명백하게 증명되었다. 실제로 25가지 정도의 다양한 쓴맛 수용체의 흔적이 인간의 장에서 발견되었다. 장의 미각 수용체는 맛을 느끼는 경험과는 관련이 거의 없거나 아예 없다. 장의 미각 수용체가 장—뇌 축에서 어떤 역할을 하는지 우리는 아직 알지 못한다. 이 수용체분자들은 감각신경 말단과 장 내벽에 있는 호르몬을 함유한 변환세포(앞 장에서 언급했던 세로토닌을 함유한 세포 같은)에 자리하고 있는데, 이런 위치는 이 분자들이 장과 뇌의 대화에 참여하기에 완벽한 장소다.

이런 수용체 중 어떤 것들은 마늘, 고추, 겨자, 고추냉이 같은 허브나 향신료에 들어있는 특정 분자에 의해 활성화되고, 어떤 것들은 멘톨, 장뇌, 박하, 냉각제, 심지어 대마초에 의해 활성화된다. 지금까지 쥐의 장에서 이 피토케미컬 수용체(식물의 특수 화학물질을 인식하는 수용체) 28종이 발견되었으니, 인간의 장 속에는 식물에 함유된 다양한 화학물질을 민감하게 인식하는 수용체가 비슷하게, 아니면 훨씬 더 많이 존재하리라는 데는 의심의 여지가 없다.

우리는 대개 향신료와 허브를 사용해서 혀의 미각 수용체를 자극하며 음식을 더 맛있게 만든다. 하지만 전 세계 여러 지역에서 향신료는 문화의 필수적인 부분이다. 고추가 들어가지 않은 인도나 멕시코 음식, 다양한 허브와 요구르트가 빠진 페르시아 음식, 페퍼민트를 넣지 않은 모로코 차를 상상할 수 있는가?

지역적·지리적으로 선호하는 허브와 향신료에 차이가 생긴 것은 각 지역에서 특정 허브와 향신료의 소비를 촉진하고 지역마다 흔한 질병을 예방하기 위한 거라고 생각할 수 있다. 예를 들어, 개발도상국에서 향신료가 많이 들어간 음식을 먹는 문화는 사람들의 위장관감염을 예방할까? 페르시아 요리에 신선한 허브를 사용하는 것이나 모로코인이 식사 후에 페퍼민트차를 마시는 것은 소화불량을 예방할까?

전 세계에서 향신료가 널리 사용되는 현상을 어떻게 설명하든 간에, 식물 유래 물질인 향신료는 인간과 인간의 장-뇌 축을 주변 식물의 다양성과 밀접하게 연결해준다. 다양한 식물이 재료로 쓰인 식사에서 유래된 다수의 피토케미컬은 인간의 장에 있는 완벽하게 들어맞는 감각 메커니즘과 결합하며, 우리의 체내 생태계(장내 미생물 생태계)를 주변 세계와 동조시킨다.

장에는 왜 그렇게 많은 감지기가 존재하는 것일까? 일부 수용체는, 예컨대 단 음식을 감지하는 수용체 같은 것은 우리가 먹은 음식의 대사작용에서 중요한 역할을 한다. 단맛 수용체가 포도당(탄수화물을 소화하면 생기는 것)이나 인공감미료를 감지하면 포도당이 혈류로 흡수되도록 자극하는 동시에 췌장에서 인슐린을 분비하도록 한다. 또한 뇌에 신호를 보내고 포만감을 만드는 여러 다른 호르몬의 분비를 자극한다.

장 안에 있는 쓴맛 수용체의 기능은 아직 수수께끼다. 신경과학자인 UCLA의 내 동료 카티아 스터니니Catia Sternini는 장신경계 전문가로, 장 안의 미각 수용체를 연구한다. 스터니니는 장 속 미각 수용체 일부가 장내 미생물이 생성하는 대사산물에 반응하며, 고지방 음식 섭취의 결과 이 수용체들이 변화하고 장내 미생물군에 지방과 관련한 변화가 일어나는 것이 비만을 일으킬 수 있으리라 추측한다. 최근에 공동으로 진행한 연구를 통해 우리는 비만인 사람들에서 이 가설을 뒷받침해 주는 내용을 입증했다.

그 외에 위장관 내 쓴맛 수용체가 할 수 있는 역할들이 있다. 쓴맛 수용체가 자극을 받으면 장 호르몬인 그렐린ghrelin이 분비된다. 그렐린은 '공복 호르몬'으로 불리며, 뇌로 가서 식욕을 자극한다. 여러 유럽 국가에서는 오래전부터 식사 전에 쓴 식전주를 마시는 관습이 있는데, 이 전통이 식전주가 장 속 쓴맛 수용체를 자극해서 그렐린을 분비해 식욕을 돋우려는 의도였을까? 그렇다 해도 나는 놀라지 않을 것이다.

중국 전통 의학에서 끔찍하게 쓴 약초를 사용하는 것도 생각해보자. 약초의 쓴맛이 치료 효과와 상관있는 건 아니라고 보는 편이 타당하다. 하지만 쓴맛이 장 속에 있는 25종의 쓴맛 수용체 중 하나 혹은 그 이상의 활성화와 어떤 식으로든 관련이 있고, 이를 통해 치유의 메시지를 뇌와 몸에 전달한다.

훨씬 더 흥미로운 사실이 있다. 장미향을 즐기거나, 상한 우유를 찾아내거나, 바비큐 식당의 맛있는 냄새를 맡을 수 있는 후각 수용체가 장관 안에도 분포한다는 증거를 최근에 발견한 것이다. 장의 미각 수용체처럼, 장의 후각 수용체도 여러 호르몬의 분비를 통제하는 내분비세포에 주로 위치한다.

미각과 후각 수용체가 입 안과 콧속만이 아니라 위장관 전체에도 분포되어 있으므로 '미각'과 '후각'이라는 원래 명칭도 다소 시대에 뒤진 표현이 되었다. 이제 과학자들은 이 수용체들이 폐 등 다른 내장에도 분포하는 화학물질 감지 메커니즘에 속하며, 다양한 장기에서 위치에 따라 각기 다른 역할을 한다는 걸 안다. 현재의 지식을 토대로 보면, 이 화학물질 감지기들은 장기 속의 다양한 미생물로부터 메시지를 받을 수도 있을지 모른다.

신경계는 복잡한 장 내부로부터 어떻게 이런 생체정보를 얻을까? 고성능 정보수집체계인 신경계가 소화되는 음식과 부식을 일으키는 화학물질이 뒤섞여 장 속을 흘러가는 세계에 잠겨 있으리라고 생각하는 건 말이 안 된다. 실제로도 그렇지 않다. 신경세포는 장 점막 내부, 장 내용물과 직접 닿지 않는 곳에 있으며, 장 내부를 향하고 있는 특수한 장 점막세포에 의존하여 그곳에서 발생하는 사건을 감지한다. 이 세포들이 장 벽에 있는 매개체, 특히 다양한 내분비세포에 신호를 보내고, 내분비세포는 다시 근처의 감각 뉴런, 특히 미주신경에 신호를 보낸다. 지금까지 다양한 감각 뉴런이 다수 발견되었는데, 각각 장감각의 특정 측면에 특화되어 있으며 장의 내분비세포에서 방출되는 특정 분자에 반응한다. 이런 신경은 각각 장신경계나 뇌로 신호를 보낸다.

장의 내분비세포는 수가 매우 많고 신경계에 신호를 전달하는 데 능숙해서 우리의 건강과 행복에 매우 중요한 역할을 한다. 장에 있는 내분비세포들을 모두 압축해서 한 덩어리로 만들면 아마 인간의 몸에서 가장 큰 내분비기관이 될 것이다. 위장에서 대장 끝까지 장의 안쪽을 뒤덮고 있는 내분비세포는 우리가 먹은 음식에 들어있는 화학물질과 장내 미생물이 생성하는 화학물질을 감지할 수 있다. 예를 들어, 위가 비었을 때 위 벽의 특수 세포는 '공복' 호르몬인 그렐린을 생성하고, 그렐린은 혈류를 타고 뇌로 가거나 미주신경을 통해 뇌로 신호를 보내 강한 식욕을 일으킨다. 반면에, 배가 부르고 소장이 음식을 소화하느라 바쁘면, 소장의 세포는 '포만감' 호르몬을 분비해서 뇌에 배가 부르니 그만 먹어야 할 때라고 전한다.

내분비세포가 관여하는 장과 뇌의 소통채널 외에도 우리의 장 기반 면역체계와 이 면역세포가 생성하는 염증분자, 소위 사이토카인cytokines이 관여하는 또 다른 체계가 있다. 우리 장에 사는 면역세포는 소장에 있는 림프구 덩어리인 파이에르판Peyer's patches에 우선적으로 위치해있다. 그리고 맹장에서도 발견되며 소장과 대장 벽에도 흩어져있다. 장 기반 면역세포는 장 내부 공간과 작은 세포층으로 분리되어 있으며, 그 일부, 소위 수지상枝狀, 나뭇가지 모양 세포는 장 층을 통과하여 장내 미생물 및 잠재적으로 유해한 병원균과 상호작용할 수 있다.

가장 중요한 점은 면역세포에서 방출되는 사이토카인이 장 내벽을 통과하여 전신을 순환해 궁극적으로 뇌에 도달할 수 있다는 것이다. 아니면, 호르몬을 함유한 장세포에서 방출된 신호전달분자가 미주신경을 통해 뇌에 신호를 보낸다.

우리가 먹는 음식의 여러 측면을 신경계에 알리는 데는 많은 메커니즘이 관여하기 때문에, 우리의 장은 단순히 영양소를 흡수하는 것 이상의 일을 하도록 설계되었다는 것이 분명해지고 있다. 장의 정교한 감각체계는 인체의 국가안전보장국과 같아서, 식도, 위, 장을 포함한 소화계의 모든 부위에서 정보를 수집한다. 대부분의 신호는 무시하지만, 무언가 의심스럽거나 잘못되면 경보를 울린다. 결국, 장은 인간의 몸에서 가장 복잡한 감각기관 중 하나다.

머릿속 뇌와 장 속 뇌의 서로 다른 관심사

음식을 먹거나 마실 때마다, 장의 정보수집체계는 장 속의 작은 뇌(장신경계)와 머릿속 큰 뇌에 다양한 생체정보를 제공한다. 큰 뇌와 작은 뇌는 모두 이런 정보 습득에 흥미가 있지만, 두 뇌가 관심을 두는 정보는 다르다.

장 속의 뇌는 장에서 오는 정보를 이용해서 최적의 소화반응을 만들어내고, 필요할 때는 독소를 제거하기 위해 위장관의 양끝에서 설사나 구토를 통해 장 안의 내용물을 비운다. 장에서 오는 정보에는 식사량과 장으로 들어오는 내용물이 포함된다(지방, 단백질, 탄수화물 함량 같은 화학적 정보, 농도, 경도, 입자크기 등). 또한 오염된 음식을 통해 세균, 바이러스, 기타 독소

등 적대적 침입자가 들어왔다는 걸 알려주기도 한다.

위로 들어온 디저트에 지방 함량이 높다는 정보가 전달되면, 장 속의 뇌는 음식물이 위를 떠나 장을 통과하는 속도를 늦출 것이다. 식사가 열량이 낮다는 정보를 받으면, 위에서 음식을 비우는 속도를 높임으로써 음식을 더 먹어서 충분한 열량을 흡수할 수 있게 할 것이다. 그리고 잠재적으로 해로운 침입자에 대한 정보를 받으면, 수분 분비를 자극하고, 연동운동 방향을 바꾸어 위의 내용물을 비우거나(구토), 음식이 소장과 대장을 통과하는 속도를 높여서 해로운 물질을 배출한다(설사).

반면에 머릿속 뇌는 전반적인 건강과 행복에 더 관심이 있다. 그런 만큼 장에서 보내는 여러 신호를 모니터하고 그 신호를 몸의 다른 부분에서 보내는 다양한 신호 및 환경정보와 통합한다. 머릿속 뇌는 장신경계에서 일어나는 일을 모니터한다. 그러나 거기 더해서 장의 반응, 감정을 반영하는 장의 상태, 화가 났을 때 위와 대장의 심한 수축, 우울할 때 장이 활동하지 않은 것에 깊은 관심이 있다.

다시 말해서, 뇌는 장이라는 무대에서 상연되는 자신의 연극을 관람한다. 뇌는 장에 사는 수조 마리의 미생물이 만드는 정보도 전달받는 것이 거의 확실하다. 이는 장과 뇌가 신호를 주고받는 한 측면으로, 이게 주목받기 시작한 것은 몇 년이 되지 않았다. 뇌는 장에서 올라오는 모든 감각정보를 끊임없이 모니터하지만, 매일의 책임은 지방정부, 즉 장신경계에 위임한다. 뇌는 우리가 직접 뭔가 해야 할 경우나 뇌가 반응해야 할 만큼 상황이 심각할 때만 직접 나선다.

이런 다양한 감각 메커니즘을 통해 장은 매순간, 우리가 깨어 있든 잠들어있든 몸속 깊은 곳에서 일어나는 모든 일을 뇌에 전달한다. 물론 장만이 중추신경계에 지속적인 피드백을 주는 것은 아니다. 뇌는 우리 몸의 모든 세포와 기관으로부터 감각정보를 끊임없이 받는다. 폐와 횡격막은 숨을 들이쉬고 내쉴 때마다, 심장은 뛸 때마다 기계적인 신호를 뇌에 전한다. 동맥벽은 혈압에 관한 정보를 보내며, 근육은 긴장도에 대한 정보를 전송한다.

과학자들은 신체의 상태를 계속해서 전달하는 정보를 '내부수용감각(신체 내부의 상태나 변화를 감지하는 감각—옮긴이 주)' 정보라고 부른다. 뇌는 이 정보를 사용하여 신체 시스템이 균형을 유지하고 원활하게 기능하게 한다. 내부수용감각정보는 몸의 모든 세포에서 나오지만, 장과 장의 감각 메커니즘이 뇌로 보내는 메시지는 양적으로, 다양성 면에서, 그리고 복잡성에서 매우 독특하다.

장의 감각 네트워크는 피부 표면적보다 200배나 넓은, 대략 농구장만 한 크기의 장 내벽 전체에 분포하고 있다는 걸 생각해보자. 그리고 그 농구장이 농구 선수들의 체중, 움직임, 움직일 때의 가속과 감속, 점프와 착지에 관한 모든 정보를 수집하는 수백만 개의 작은 감지기로 가득 차있다고 상상해보자. 그런데 장이 보내는 신호에는 화학정보, 영양정보, 그 외의 정보들도 들어있으므로, 이 비유는 장감각이라는 방대한 정보를 다 묘사하지 못한다.

뇌와 장의 소통을 차단하면 어떻게 될까?

미주신경은 장감각을 뇌로 전달할 때 특히 중요한 역할을 한다. 장감각을 인지하는 장세포와 수용체는 대부분 미주신경을 통해 뇌와 긴밀하게 연결되어 있다. 그리고 장내 미생물이 뇌에 신호를 전달하는 경로도 많은 부분 미주신경이 담당한다. 쥐를 대상으로 장내 미생물군의 변화가 감정적 행동에 미치는 영향에 대해 연구한 결과, 대부분 미주신경을 차단하면 그런 영향이 나타나지 않았다. 하지만 미주신경은 일방통행로가 아니다. 6차선 고속도로다. 양방향으로 교통체증이 일어나기도 하는데, 교통량의 90%가 장에서 뇌로 간다. 미주신경에 이토록 정보가 몰리는 이유는 인간 내장의 가장 중요한 조절자 중 하나로서 위장관뿐만 아니라 다른 모든 장기를 뇌와 연결해주기 때문이다.

이제 소개하려는 환자의 일화는 장과 뇌의 의사소통이 우리의 건강과 행복에 얼마나 중요한지를 잘 보여준다. 나는 UCLA에서 연수를 받을 때 조지 밀러라는 환자를 만났는데, 그는 오래전부터 소장의 시작 부분인 십이지장에 생긴 커다란 궤양으로 고생하고 있었다. 궤양이 재발할 때마다 괴롭고 통증이 심했으며, 궤양에서 급성 출혈이 일어나는 바람에 두 차례나 입원치료를 받기도 했다.

밀러가 여러 해를 이런 증상으로 고생한 후, 그의 주치의인 소화기내과 전문의는 그를 외과로 보내 미주신경을 절단해서 위산 생성을 자극하는 능력을 없애기로 했다. 밀러 같은 환자들이 미주신경 절단술을 받은 뒤의 사연과 병력은 장감각에 대해 많은 사실을 밝혀주었고, 뇌에서 내부수용감각정보의 필수 원천을 제거하면 무슨 일이 일어나는지를 잘 보여주었다.

1980년대 초, 의학계에서는 위산의 과다 생성을 막고 위궤양을 치료하는 가장 단순하지만 가장 효과적인 방식이 미주신경을 절단하는 것이라고 생각했다(의학 용어로는 줄기 미주신경 절단술truncal vagotomy). 이 수술은 미주신경을 통해 장에서 뇌로 전달되는 방대한 정보가 우리의 건강과 행복에 미칠 중요성을 고려하지 않고 시행되었다. 다행히 요즘은 궤양을 대부분 약으로 치료할 수 있어서 이 극단적인 방법은 거의 쓰지 않는다.

밀러의 수술은 성공적이었고, 더는 궤양으로 고통받지 않았다. 하지만 그가 치렀던 대가는 컸다. 수술 이후로 밀러는 여러 가지 불쾌한 장감각에 시달렸다. 식사를 조금만 해도 배가 불렀고, 지속적인 구역감과 구토, 경련, 복통, 설사, 그 외의 다양한 증상에 시달렸다.

밀러를 진료한 의사들은 심장 두근거림, 땀, 어지러움, 극도의 피로 같은 모호한 증상들의 이유를 설명할 수 없어서 그의 신경증적 성향 탓으로 돌렸고, '앨버트로스 증후군albatross syndrome'이라 불렀다. 이것은 과거에 수술로 위궤양은 치료됐지만 여러 가지 불쾌한 장감각, 지속적인 복통, 메스꺼움, 계속되는 구토로 고통받고 식사를 잘하지 못하게 된 밀러 같은 환자를 묘사하는 데 사용했던 용어다. 하지만 이제는 많은 경우 그런 증상들에 확실한 생리학적 근거가 있다는 게 밝혀졌다.

지금 우리는 장감각의 복잡성과 미주신경이 장감각의 신호를 시상하부와 변연계 같은 뇌 부위로 전달한다는 사실, 그리고 이는 다시 통증, 식욕, 기분, 인지기능 같은 광범위한 생체기능에 영향을 미친다는 사실을 알고 있다. 이 생체정보의 고속도로를 막으면 아침에 일어날 때나 식사할 때 기분에 큰 영향을 미친다.

　미주신경 절단술은 이제 거의 시행되지 않으므로 밀러가 겪은 증상을 일으키는 정확한 메커니즘을 알 수는 없다. 한편, 장감각을 뇌의 주요 조절중추로 전달하는 미주신경의 역할을 연구하는 데 새롭게 관심이 쏠리고 있다. 전기 자극이나 약물로 미주신경을 자극하는 방법이 장감각을 시뮬레이션하는 새로운 수단으로 떠올랐고, 우울증과 뇌전증을 포함한 여러 뇌기능장애, 만성 통증, 비만, 관절염 같은 다양한 만성 염증질환의 치료법으로 평가받고 있다. 이런 새로운 발견은 인간의 건강과 행복에 미주신경-장-뇌의 의사소통이 중요하다는 것을 확인해준다.

세로토닌의 역할과 두 얼굴

　장감각 가운데 고통스러운 것 중 하나가 식중독 때문에 나타나는 감각이다. 40년 전쯤 나는 식중독이 얼마나 무서운지 경험했다. 당시 나는 인도 배낭여행을 마무리하던 중이었다. 4주 동안 나는 평화로운 불교 수도원들을 방문하고 복숭아나무로 덮인 오아시스에 머무르며 인적이 드문 계곡과 산길을 지나 인도 북부에서 히말라야 산기슭까지 갔다. 렌틸콩 수프, 쌀, 수유차酥油茶(butter tea, 차에 버터, 소금, 야크젖을 넣고 갈아서 만든 차—옮긴이 주)를 매일 정해진 양만큼만 먹으며 연명했고, 깨끗한 개울물을 그냥 마셨다. 산간 휴양도시 마날리에 도착했을 때는 너무 기분이 좋았다. 그래서 자축하기 위해 현지 식당에서 오랜만에 맛있고 자극적인 식사를 즐겼다.

다음 날 이른 아침, 나는 24시간 쉬지 않고 달리는 뉴델리행 버스에 올랐다. 그리고 그날 온종일 소화불량에 시달렸다. 전날 저녁에 먹은 음식이 내 위장에 미치는 영향을 통제하려는 것은 돌진하는 하이에나 무리를 잠재우려는 것이나 다름없었다. 이날의 경험은 내 정서적 기억의 가장 깊은 층에 각인되었다. 장감각 (과 그 기억)이 얼마나 강력할 수 있는지 영원히 상기시켜 주는 사건이다.

식중독은 병원성 바이러스나 세균, 혹은 이런 미생물이 만들어내는 독소에 오염된 물이나 음식을 섭취했을 때 걸린다. 예를 들어 침입성 대장균 종의 독소라고 해보자. 장에서 이 독소는 세로토닌을 함유한 세포에 있는 수용체와 결합한다. 이 신호는 즉시 위장관의 설정을 '끔찍한 구토와 폭풍 같은 설사'로 전환한다. 항암 화학요법에 사용하는 시스플라틴 같은 몇 가지 약도 이런 증상을 일으킨다.

이것은 우리 몸에 내장된 생존 메커니즘이다. 장에서 독소나 병원체가 감지되면 장신경계는 독소를 소화관 양 끝(입과 항문)으로 내보내기 위해 위장관 전체에 배출 명령을 내린다. 아름다운 반응은 아닐지 몰라도 현명한 반응이다. 이 반응은 상부 소화관에 있는 세로토닌을 함유한 세포가 주도하는데, 이 세포들은 장감각을 만들어내는 데 특히 중요하다.

정상적인 조건에서 분비되면 세로토닌은 소화가 규칙적으로 진행되도록 돕는다. 세로토닌은 장 속 내용물이 위장관을 따라 미끄러져 내려가면서 장크롬친화성 세포enterochromaffin cells와 마찰할 때 가해지는 미묘한 기계적 전단력(크기가 같고 방향이 서로 반대되는 힘들이 어떤 물체에 동시에 작용할 때 그 대상 물체 내에서 면을 따라 평행하게 작용하는 힘—옮긴이 주)에 의해 분비된다. 분비된 세로토닌은 장의 내분비세포에 함유된 다른 호르몬들과 마찬가지로 미주신경과 장신경계의 감각신경 말단을 활성화하고, 이는 장관 아래로 내려가는 내용물에 대한 정보를 장신경계에 계속 제공하여 중요한 연동반사를 촉발하게 한다.

반면에 식중독에 걸렸을 때나 시스플라틴 같은 항암 화학요법제를 투약했을 때처럼 세로토닌이 고농도로 분비되면 구토나 심한 배변이 일어나거나 둘 다 일어난다.

네덜란드 연구팀과 협력 연구를 진행하는 우리 연구팀은 건강한 실험 대상자가 세로토닌을 만드는 데 필수적인 아미노산인 트립토판이 결핍된 식사를 하면 뇌의 세로토닌 수치가 낮아져서 뇌의 각성 네트워크의 활동이 증가한다는 것을 발견했다. 이런 중추신경계의 변화는 실험을 통한 기계적 자극에 대한 대장의 민감도 증가와도 관련이 있다. 세로토닌을 낮추는 식단은 가족력이 있는 사람 등 우울증 발병 위험이 있는 사람들의 발병 가능성도 높이는 것으로 나타났다.

세로토닌은 궁극의 장과 뇌 사이 신호전달분자다. 세로토닌을 함유한 세포는 장 속 작은 뇌와 머릿속 큰 뇌에 복잡하게 연결되어 있다. 장에 있는 세로토닌 신호전달체계는 장 속의 음식, 장내 미생물, 특정 약과 관련된 사건을 소화계 활성이나 우리의 기분과 연결하는 데 중요한 역할을 한다.

한편, 장과 뇌의 신경에 함유된 적은 양의 세로토닌 역시 중요한 역할을 한다. 세로토닌을 함유한 장신경은 연동반사를 조절하는 데 중요한 역할을 하며, 뇌에 있는 신경세포 덩어리는 대부분의 뇌영역으로 신호를 보내 식욕, 통증 민감도, 기분 등 광범위한 생체기능에 영향력을 행사한다.

장의 세로토닌체계 연구의 선구자 마이클 거숀은 우리가 장-세로토닌체계와 관련된 장감각을 인식하는 것은 나쁜 일이 있을 때뿐이라고 말한다. 지옥과도 같았던 나의 뉴델리행 버스 여행처럼 심하게 나쁜 소식인 경우도 있을 것이다. 하지만 정말 그럴까? 세균이나 바이러스 감염으로 대량의 세로토닌이 분비되거나, 장의 세로토닌체계에 변화가 생겨서 과민대장증후군 증상이나 설사가 일어나는 극적인 사건은 잠시 논외로 하자.

뇌의 정서조절중추와 직접 연결되는 미주신경 경로 가까이에 장의 세로토닌이 막대하게 저장되어 있음을 고려하면, 낮은 수준의 세로토닌 관련 장신호가 지속적으로 뇌의 정서중추로 전송되는 것은 분명 가능한 일이다. 장의 내용물이 세로토닌으로 가득 찬 세포와 마찰을 일으키는 데 반응하여, 혹은 장내 미생물 대사산물에 반응하여.

우리가 세로토닌의 신호를 의식적으로 인식하지는 못하더라도, 낮은 수치의 세로토닌 분비는 기분에 긍정적인 '분위기'를 더해주어 배경 정서와 기분에 영향을 미칠 수 있다. 이것이 식사를 기분 좋게 하는 사람이 만족감과 행복감을 느끼는 이유다.

장에 감각 장치가 발달한 이유

이 모든 사실은 중요한 궁금증을 불러일으킨다. 대부분의 사람들이 과식한 후 위가 2배로 팽창하는 것이나 장이 비었을 때 이동성 운동 수축파가 장을 청소하는 것을 포함한 대부분의 장 감각을 인지하지 못하는데, 장에 특수한 감각 장치가 발달한 이유는 무엇일까?

이 질문에 대한 간단하고 과학적인 답은 이것이다. 장을 비우고, 장 속에서 음식물이 이동하고, 산과 소화효소를 분비하는 것 같은 기본적 장기능의 원활한 작동과 조정에, 식욕 및 포만감 같은 음식 섭취와 관련한 신체기능에, 혈당 조절을 포함한 기본적인 신진대사에 이런 감각 메커니즘이 필수적이기 때문이다. 장 감각의 이런 기능적 측면은 아주 작은 원시 해양동물들이 특정 영양소를 대사하는 데 도움을 주는 미생물들 덕에 '집단을 이루었던' 수백만 년 전으로 거슬러 올라갈 것이다.

왜 이런 장감각체계가 존재하느냐는 질문에 대한 더 도발적인 답은 장에서 뇌로 전해지는 엄청난 양의 정보와 관련이 있다. 즉, 장기능 및 대사 요구와 직접 관련이 없고 대부분 레이더 화면에 잡히지 않는 정보와 관계가 있다. 뇌로 전달되는 장 관련 정보에 장에 사는 수조 마리 미생물이 쏟아붓는 정보가 포함되면서 장-뇌 축은 독특하고 예상치 못한 역할을 하게 된다. 우리의 건강과 행복, 감정, 심지어 (5장에서 살펴보겠지만) 의사결정까지 조절하는 역할을 하는 것이다.

장의 다양한 감지기들과 미주신경의 과학적 복잡성과 소화에서의 역할을 살펴보고, 그것을 장감각이라는 맥락에 놓고 보면, 우리의 식습관을 보여주는 혁명적인 그림이 나타난다. 소화관은 식사에 포함된 대부분의 열량과 영양분을 흡수할 수 있으며(장이 소화할 수 없는 찌꺼기는 장내 미생물이 처리한다), 장의 정교한 감시체계는 음식의 영양성분을 분석하는 동시에 최적의 소화를 위해 필요한 정보를 추출한다. 다시 말해서, 음식에는 최적으로 소화하는 방법에 대한 지침이 포함되어 있는데, 아주 작은 글자로 많은 내용이 적혀있으나 최근까지 우리는 그걸 알지 못했고, 여전히 그 의미를 파악하려 애쓰고 있다.

이것은 채식주의자든, 해산물은 먹는 채식주의자든, 육식주의자든, 패스트푸드 중독자든, 다이어트 중독자든, 간헐적 단식자든, 심지어 최근에 외국을 여행하다가 장관감염을 일으킨 사람이든 모두 해당한다. 가장 주목할 점은 음식이 우리 입에 들어오는 순간, 즉 혀에 있는 미각 수용체와 식도의 장신경이 우리가 먹는 음식에 대한 정보를 전하기 시작할 때, 장의 복잡한 감각체계가 이 정보를 추출하기 시작하고, 음식이 대장 끝에 도달할 때까지 그 작업을 계속한다는 사실이다. 우리의 장은 이 모든 일을 일상적인 기능을 방해하지 않으면서 처리한다.

장의 감각 수용체가 장 내벽의 방대한 영역에 매우 촘촘하게 분포되어 있다는 사실을 고려할 때, 인간의 장은 소화와 관련된 복잡한 과정의 정보만이 아니라 장관 내의 100조 마리의 미생물이 보내는 방대한 양의 정보를 어떤 순간에든 뇌에 전달하고 있는 것이 분명하다. 다시 말해서, 방대한 양의 정보를 수집, 저장, 분석, 대응하는 데 있어 장-뇌 축은 진정한 의미의 슈퍼컴퓨터다. 과거에 생각했던 느릿느릿 움직이는 소화의 증기기관과는 거리가 멀다.

이런 깨달음은 장기능을 현대적이고 새롭게 이해함으로써 얻은 것이다. 그 새로운 이해에는 영양소, 신진대사, 열량의 세부 사항에 대한 집착에서, 신경계와 미생물을 지닌 장이 사실은 관련 세포 수가 뇌보다 훨씬 많고 일부 능력이 뇌에 필적하는 놀라운 정보 처리 기계라는 지식으로의 전환이 포함된다.

장신경계는 우리가 먹는 음식을 통해 우리를 주변 세계와 긴밀하게 연결하며, 식품이 어떻게 재배되는지, 토양에 무엇을 뿌렸는지, 식품에 어떤 화학물질이 첨가되었는지에 관한 중요한 정보를 수집한다. 그리고 다음 장에서 자세히 살펴보겠지만, 장내 미생물은 우리가 먹는 음식과 우리의 감정 사이의 관계에서 중요한 역할을 한다.

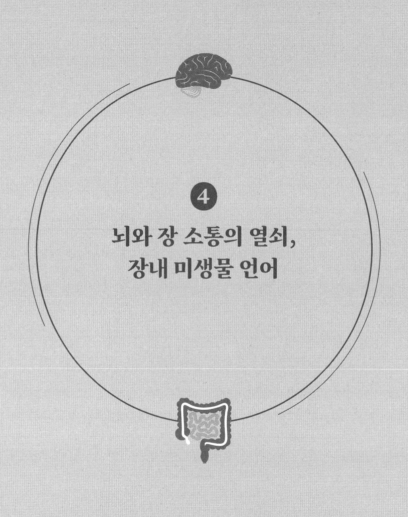

4

뇌와 장 소통의 열쇠, 장내 미생물 언어

1970년대와 1980년대에 장-뇌 의사소통에 대한 선도적 연구가 웨스트 로스앤젤레스에 있는 미국 재향군인관리국U.S. Veterans Administration(지금은 재향군인관리부U.S. Department of Veterans Affairs로 승격)의 궤양연구교육센터Center for Ulcer Research and Education, CURE에서 이루어졌다. 소화계를 연구하는 저명한 생리학자 중 한 명인 모턴 I. 그로스먼Morton I. Grossman이 설립한 궤양연구교육센터는 당시에는 주요 질병이었던 위궤양, 더 포괄적으로는 소화계가 작동하는 근본 메커니즘을 연구하고자 하는 전 세계 과학자들과 임상 연구자들의 성지였다. 그 센터, 그 센터의 과학적 성과, 설립자이자 카리스마 넘치는 리더인 그로스먼, 그로스먼의 제자 존 월시John Walsh에 대한 책들이 꾸준히 출간되었고, 지금도 이야기가 전해진다.

내가 1980년대 초에 궤양연구교육센터 연구원으로 일하기 위해 로스앤젤레스에 왔을 때, 내 목표는 위장관 내에서 이루어지는 의사소통의 생물학을 연구하는 것이었다. 장-뇌 상호작용이라는 주제는 내가 다녔던 독일 뮌헨대학교 의과대학 교육 과정에는 없었다. 당시 나는 캐나다 밴쿠버에 있는 브리티시컬럼비아대학교에서 내과 수련의 과정을 막 마친 참이었고, 과학적 관심사를 추구하고자 지원했던 2년간의 연구 훈련 과정을 빨리 시작하고 싶었다.

훨씬 뒤에야 알게 된 것이지만, 당시 존 월시는 젊고 똑똑한 과학자로서 직감에 기초하여 앞을 내다보는 많은 결정과 발견을 해냈다. 월시는 당시에는 정체를 알 수 없었던 신호전달분자인 '장 호르몬gut hormones' 혹은 '장 펩타이드gut peptides'에 평생 관심이 있었다. 이 물질은 열대지방에 사는 독개구리의 피부에서 처음 분리되었고, 후에 포유류의 장과 뇌에서도 발견되었다.

장 속 호르몬 '장 펩타이드'를 통한 뇌와의 소통

당시 생물학자들은 이 신호전달분자가 위의 염산 생성이나 췌장의 소화호르몬 분비, 혹은 쓸개의 수축능력을 조절하는 단순한 화학적 스위치일 거라 생각했다. 그러나 현대적인 장-뇌 연구의 요람이었던 이 분야에서 그 후 몇 년에 걸쳐 주목할 만한 변화가 있었다. 단순한 온-오프 스위치로 생각했던 이 신호전달분자를 수조 마리의 장내 미생물이 소화계는 물론 뇌와 소통하는 데 사용하는 복잡하고 보편적인 생물학적 언어로 생각하게 된 것이다.

나는 그 과정을 직접 지켜볼 수 있었다. 이탈리아의 생물학자들이 비토리오 에르스파메르Vittorio Erspamer의 지휘 아래 독개구리 피부에서 최초의 장 펩타이드를 일부 발견했다. 장 펩타이드는 독개구리의 포식자를 단념시키는 역할을 했던 것 같다. 경험 없는 어린 새가 이 개구리를 잡아먹으면, 새의 위장관에서 장 펩타이드가 분비되면서 불쾌한 장반응을 일으켜 새는 개구리를 토해내게 된다. 그러면 어린 새는 이제 그 종류의 개구리는 잡아먹지 않게 된다. 개구리가 새의 조직tissues이 반응하는 펩타이드를 생성하므로, 이 연구 결과는 개구리와 새가 화학적 의사소통체계를 공유한다는 것을 입증해주었다.

이탈리아 연구팀이 이 결과를 발표하고 얼마 지나지 않아, 스웨덴의 공립 의과대학인 카롤린스카 의과대학의 빅토르 무트 Viktor Mutt 교수와 동료들은 포유류에서 비슷한 장 펩타이드를 찾기 위한 연구를 진행했다. 결국 이들은 조리한 돼지 내장에서 이 분자를 대규모로 추출하고 정제하여 전 세계의 관심 있는 학자들에게 나누어주었다. 가루 형태의 이 추출물은 배에 실려 월시의 연구실에 도착했고, 우리는 그 귀한 물질을 추출하기 위해 들였을 어마어마한 시간과 노력을 생각하면서 경외하는 마음으로 다루었다.

나중에 우리는 아침 일찍 로스앤젤레스 외곽의 도축장에 가서 많은 양의 돼지 내장을 가져와 직접 장 펩타이드를 추출했다. 이 물질들 가운데 하나인 가스트린gastrin이라는 분자를 주입하면 동물의 위가 염산 분비를 늘리기 시작하는 현상을 관찰할 수 있었나. 또 다른 장 펩타이드인 세크레틴secretin을 주입하면 췌상에서 소화액이 분비되고, 소마토스타틴somatostatin을 주입하면 위장의 염산 분비와 췌장의 소화액 분비가 모두 멈췄다.

장 펩타이드는 장 호르몬이라고도 부른다. 갑상샘이나 난소가 만든 호르몬이 먼 곳으로 메시지를 보낼 수 있는 것처럼, 장 펩타이드도 혈류에 주입하면 신체의 먼 목표물에 도달할 수 있었기 때문이다.

장 펩타이드가 장의 호르몬 함유 세포뿐만 아니라 장신경계의 신경세포 속에도 있다는 사실을 과학자들이 밝히기까지는 오랜 시간이 걸리지 않았다. 장신경계는 장 펩타이드를 이용해서 장의 연동운동과 체액의 흡수 및 분비를 미세 조정했다. 신경과학자들이 뇌를 연구하기 시작하자 뇌에서도 같은 물질이 발견되었다. 뇌에서 장 펩타이드는 배고픔, 화, 공포, 불안과 관련된 다양한 행동과 운동 프로그램을 켜고 끌 수 있는 중요한 화학 스위치 역할을 했다.

1980년대 초, 이야기는 예상치 못한 방향으로 흘러갔다. 이때, 선견지명 있던 두 생물학자 제시 로스Jesse Roth와 데릭 리로이스Derek LeRoith가 이끌던 미국 국립보건원의 과학자들은 월시, 무트, 에르스파메르가 개구리, 돼지, 개, 그 외 다른 동물들에서 분리한 것과 같은 신호전달분자를 미생물도 생성할 수 있을지 연구했다. 이 연구팀은 여러 종류의 미생물을 배양액에서 키워 분리한 뒤, 식사 후에 신체 조직이 당으로부터 에너지를 받아 저장하도록 신호를 보내는 호르몬인 인슐린이 존재하는지 시험했다.

그 결과 세포와 배양액 모두에서 인간의 인슐린과 유사한 분자가 발견되었다. 이 분자는 실험실에서 배양한 쥐의 지방세포를 자극해서 당으로부터 에너지를 흡수하게 했다. 이 극적인 결과는 생물학자들이 생각했던 것처럼 인슐린이 원래 동물에서 나타난 게 아니라, 수십억 년쯤 전에 생겨난 원시적인 단세포생물에 이미 존재했음을 처음으로 시사했다.

내가 제시 로스와 데릭 리로이스의 흥미로운 연구를 처음 알게 된 것은 그들이 다른 미생물에서 추출한 물질을 궤양연구교육센터에 있는 월시의 실험실로 보냈을 때였다. 월시의 실험실에서는 방사선면역 측정검사radioimmunoassay test로 그 물질을 확인하고 정량화했다. 이 연구는 놀라운 결과를 보여주었다. 우리 연구팀은 인슐린 외에도 다른 포유류의 장 펩타이드와 유사한 분자를 발견했다. 그 후로 많은 장 펩타이드와 호르몬의 고대 미생물 버전이 확인되었는데, 여기에는 노르아드레날린, 엔도르핀, 세로토닌, 그리고 그 수용체도 포함된다.

로스와 리로이스는 자신들의 연구 결과를 요약하여 1982년 《뉴잉글랜드 의학저널New England Journal of Medicine》에 발표했다. 인간의 내분비계와 뇌가 소통할 때 사용하는 신호전달분자가 미생물에서 유래했을 것으로 본다는 내용이었다.

몇 년 후 나는 계속 진화하는 이 학문에 매료되어 당시 캘리포니아공과대학교캘텍, Caltech에 재직 중이던 뛰어난 수학자인 내 친구 피에르 발디Pierre Baldi와 함께 추론을 바탕으로 한 논평 기사를 써보기로 했다. UCLA의 저명한 언어학 교수가 언어는 인간의 의사소통이라는 측면에서만 거론할 수 있는 거라고 나를 설득하려 했지만, 나와 발디는 기사의 제목을 '장 펩타이드는 보편적인 생물학 언어인가Are Gut Peptides the Words of a Universal Biological Language'라고 지었다. 이 기사는 1991년에 《미국 생리학 저널 American Journal of Physiology》에 실렸다.

내가 이 원고를 월시에게 보여주었을 때 그는 농담처럼 말했다. "추론에 기초한 이런 논문이 발표될 수 있었다니 자네는 운이 좋군. 시대를 30년은 앞서는 발상이잖아." (월시의 선견지명이 항상 그랬듯이, 그의 이 예측은 크게 빗나가지 않았다.)

이 기사에서 우리는 장 펩타이드가 장뿐만 아니라 작은 뇌와 큰 뇌를 포함한 신경계와 면역체계에서도 사용되는 보편적인 생물학 언어라고 주장했다. 인간은 이 세포 단위 의사소통체계를 사용하는 유일한 유기체가 아니었다. 개구리, 식물, 인간의 장에 사는 미생물까지도 그것을 사용한다는 것을 과학이 증명했다. 생물학적 데이터에 정보이론이라는 수학적 접근법을 적용함으로써 우리는 호르몬부터 신경전달물질까지 다양한 유형의 신호전달분자들이 다양한 세포와 기관 사이에서 전달할 수 있는 정보의 양을 추측하기도 했다.

안타깝게도, 나머지 과학계가 이와 같은 때 이른 발견의 영향을 깨닫는 것은 시기상조였다. 월시가 예견한 대로, 장내 미생물이 다시 주목을 받으려면 뇌와 장의 상호작용에 관한 연구가 30년은 더 이루어져야 할 것이다.

유아기에 장내 미생물군이 제대로 조성되지 못하면?

달리아는 검은 옷에 짙은 선글라스를 끼고 진료실에 들어왔다. 마치 장례식장에 가는 길 같았다. 그런 환자를 많이 봐왔기 때문에 나는 놀라지 않았다. 짙은 선글라스는 편두통과 관련 있는 빛에 대한 심각한 민감성 때문일 수 있었다. 아니면 그 복장은 45세의 여성 달리아가 원통한 감정을 감추기 위해 뒤집어쓰고 있던 망토였을지 모른다.

달리아는 난치성 변비 때문에 진료를 받으러 왔지만, 문제는 배변만이 아니었다. 몸 전체에 나타나는 만성 통증, 피로감, 편두통 등 다른 증상도 많았다. 달리아와 대화를 나눌수록 그녀가 만성 우울증에 시달리고 있다는 게 분명했다. 그녀는 그게 위장 문제 때문이라고 생각했다. 달리아는 어머니가 정기적으로 관장을 해주던 유아기부터 규칙적으로 변을 보는 데 문제가 있었다고 했다. 관장은 당시 많은 어머니들이 자녀가 매일 변을 보게 하기 위해 흔히 사용하던 방법이었다.

안타깝게도, 달리아가 정기적으로 배변을 하려면 매일 관장을 하고 매주 병원에서 대장 세척(대장 윗부분까지 따뜻한 물을 대량으로 넣는 강력한 관장법)을 받는 수밖에 없었다. 매일 관장을 하지 않으면 몇 주 동안이나 자발적으로 배변을 하지 못한 적도 있다고 했다.

달리아는 자신의 대장이 '사망한' 상태라고 말했고, 매일 관장을 하지 않으면 배변은 불가능하며 견딜 수 없는 불편을 겪을 거라고 두려워했다. 이런 현실과 변비로 인한 불편감에 대한 공포가 맞물려, 그녀는 자신이 관장을 멈추지 못하리라는 강한 믿음을 갖고 있었다.

달리아는 수없이 많은 치료를 시도했지만 모두 실패했고, 다양한 약물로 우울증을 치료해봤지만 변비에는 일시적인 영향만 미칠 뿐이었다. 어떤 알 수 없는 메커니즘이 달리아의 장–뇌 축을 의사소통이 막히는 상황으로 자꾸 되돌리는 것 같았다. 나는 여러 가지 진단검사를 했지만 변비의 원인을 찾을 수 없었다. 가장 흥미로웠던 사실은 대장 통과 검사colonic transit study를 통해 발견됐다. 소화하고 난 음식 찌꺼기가 달리아의 대장을 이동하는 시간은 완벽하게 정상이었던 것이다.

달리아는 또한 자신의 불안감, 우울증, 피로감, 만성 통증이 장에서 유독한 음식 쓰레기가 발효되기 때문이라고 믿었고, 그런 쓰레기를 몸에서 제거하지 못해서 자신이 건강하지 않고 불행한 거라고 확신하고 있었다.

많은 의사가 달리아 같은 환자를 만나 증상과 다소 기괴한 사연을 들으면, 대장내시경 검사를 한 뒤 최신 완하제(배변을 쉽게 하는 약)를 처방한 다음 정신과로 보낼 것이다. 그러나 요즘은 이런 전략이 환자의 증상에서 중요한 생물학적 요소를 무시하는 거라는 걸 모두 인식한다.

달리아가 유아기에 받은 관장은 생애 첫 몇 년 동안 정상적인 장내 미생물군의 조성을 방해해서 장내 미생물이 신경계와 소통하는 방식에 변화를 가져왔고, 그 상태가 오래 지속되고 있을 수 있다. 달리아의 증상을 만들어낸 유아기 장내 미생물군의 변화가 정확히 무엇인지 아직은 과학적으로 설명할 수 없어도, 그녀의 사례는 건강한 장내 미생물 생태계의 발달에 변화가 생기면 평생 장과 뇌의 소통이 제대로 이루어지지 않을 뿐 아니라 정신질환이 생길 위험성도 커질 수 있음을 보여준다.

미래에는 분명 그와 같은 장-뇌 축의 초기 설정 오류를 치료할 방법이 나올 것이다. 그때까지는 약물치료와 행동치료를 병행하는 치료법으로 정신 증상을 완화하고, 프로바이오틱 유산균 섭취와 식물성 섬유질이 풍부한 식사를 통해 장내 미생물군의 다양성을 높이며, 허브 완하제로 대장의 액체 분비를 촉진하는 게 도움이 될 것이다. 이런 방법은 환자의 고통과 사연을 검증하는 데에도 도움이 될 것이다. 달리아의 경우, 이런 방법으로 위장 증상이 점차 완화되었고 불안과 우울증도 나아졌다.

그동안 나는 복잡하고 설명하기 힘든 증상을 지닌 환자들을 수없이 봐왔다. 그 과정에서 배운 중요한 교훈이 있다. 환자의 이야기가 아무리 이상하게 들리고 현재 과학의 신조에서 벗어나더라도 편견 없이 귀 기울여야 한다는 것이다. 의과대학에서는 그런 환자들을 진단하는 방법은 배우지 못한다. 그래서 경험 많은 소화기내과 의사라도 달리아 같은 환자의 잘못된 가정을 심리적 일탈로 생각하기 쉽다.

하지만 달리아의 경우, 장내 미생물군과 뇌 사이의 소통이 제대로 형성되지 못한 것 외에, 유독성 쓰레기가 대상에 쌓이면 온갖 정신적·신체적 질병이 생기므로 대장을 청소하는 것이 필수 치료법이라는 고대로부터 내려온 믿음에 그녀의 삶이 지배된 것이 아닐까 나는 의심한다. 대장에 유독성 쓰레기가 쌓여 질병이 생기는 상태를 장부패intestinal putrefaction, 혹은 자가중독 autointoxication이라고 부르는데, 이런 개념은 파피루스만큼이나 오래되었으며 그 치료는 전 세계 고대 치유 전통에 포함되어 있었다.

장 속에 도사린 위험, 영악한 미생물

고대 이집트인들과 메소포타미아인들은 장에서 썩는 음식이 독소를 만들고, 이 독소가 순환계를 통해 몸에 퍼지면 열이 나고 병에 걸린다고 믿었다. 이런 병을 치료하려면 관장을 하라고 기원전 14세기경 기록된 이집트의 의학 문서 에베르스 파피루스 Ebers Papyrus에 적혀있다. 관장을 통해 '대변을 몸에서 배출해서' 20가지가 넘는 다양한 위장과 장 관련 질환을 치료했다. 고대 이집트인들은 토트Thot신(창조에 관여했으며 우주의 질서를 유지하고 신들 간의 소통을 중재한 신으로, 지식, 과학, 언어, 시간, 달의 신—옮긴이 주)이 인간에게 자가중독에 관해 알려주고 장을 청소해서 질병을 피하라고 가르쳤다고 주장했다. 이 믿음에 따라 파라오는 왕족의 관장을 전담하는 '직장直腸 관리자'를 임명했다. 역사상 최초의 극한직업 중 하나였다.

홍해 건너 고대 메소포타미아에서는 가장 오래된 인류 문명을 세운 수메르인들도 관장으로 질병을 물리쳤다. 고대 바빌로니아인들과 아시리아인들도 관장을 했으며, 이 사실은 기원전 600년경 제작된 석판에 기록되어 있다.

인도 외과학의 아버지인 수스루타Susruta는 산스크리트 의학문서에 주사기, 소식자消息子(진단이나 치료를 위해 장기에 삽입하는 가느다란 기구—옮긴이 주), 직장 검경 등의 사용법을 기록했다. 이 전통은 아유르베다 치료사들에게 이어졌는데, 해독과 세척을 위한 아유르베다 치료법 5가지 중에서 가장 중요한 방법은 하부 위장관을 깨끗이 청소하는 관장이었다. 아유르베다 치료사들은 또한 니루하 바스티niruha basti라는 약용 관장제를 사용해서 관절염, 요통, 변비, 과민대장증후군, 신경계 질환, 비만을 포함한 다양한 질병을 치료했다.

중국과 한국 한의사들도 지저분한 장이 일으킬 위험을 우려했다. 그들은 관장이나 장세척을 처방해서 '장의 습기'가 불러올 위험을 예방하려 했다. 장의 습기가 고콜레스테롤, 만성피로증후군, 섬유근육통, 알레르기, 암 등 많은 문제를 일으킬 수 있다고 믿었기 때문이다.

서양의학의 창시자들은 자가중독이 몸에 미치는 영향에 대해 생각이 달랐지만, 몸에 분명 좋지 않다는 데는 동의했다. 히포크라테스 선서의 주인공인 고대 그리스 의사 히포크라테스는 관장으로 열과 다른 질병을 치료했다고 기록했다. 히포크라테스는 모든 질병이 장에서 시작된다는 심오한 주장을 한 인물로도 알려져있다. 고대 그리스인들은 몸속에서 썩어가는 음식이 질병을 일으키는 독소를 만든다는 이집트인들의 생각을 받아들였고, 이는 건강을 유지하기 위해서는 4가지 체액이 균형을 맞춰야 한다는 생각을 불러왔다. 그리고 이 생각은 중세까지 계속 유지되었다.

인간은 장 속에 도사린 위험에 왜 그렇게 집착해왔을까? 내가 진료실에서 만나는, 민족, 교육 수준, 사회경제적 배경이 다른 많은 환자들 역시 이렇게 믿는다. 그들은 자신의 위장관 안에서 일어나는 과학적으로 입증되지 않은 과정들이 다양한 소화기 문제와 건강 문제를 일으킨다고 확신한다. 수년 동안 그런 과정들로 의심받아온 것은 장의 칸디다 감염, 온갖 식품성분에 대한 알레르기와 과민성, 장 누수(장 내벽에서 수분이 새는 것), 그리고 최근에 포함된 장내 미생물군의 불균형 등이다.

많은 이들이 이렇게 의심되는 질병과 싸우기 위해 엄격한 식이요법, 각종 영양보충제, 심지어 항생제 복용 등 돈이 많이 들고 번거로운 일과를 지킨다. 그런데도 질병을 해결하지 못하고 내 진료실을 찾아온다. 그런 걸 보면 이런 방법들이 소용이 있는지, 환자의 불안만 잠재우는 건 아닌지 의심스러울 뿐이다.

인간은 건강의 위협에 대한 공포와 불안을 잠재워줄 온갖 비과학적인 설명과 의식을 사용해왔다. 깨끗한 장을 만들어준다는 주스나 특수 식단 등 식품을 통한 장세척 의식이 특히 인기가 있었다. 그런데 '깨끗한 장'이라는 말은 그 자체로 모순이다. 현재 이런 근본적인 불안이 인기 작가들의 저서에 나오는 이야기들 덕분에 급격하게 부풀려졌다. 그런 이야기들은 우리가 먹는 음식 속에 항상 존재하는 위험에 대해 교묘한 주장을 한다.

한편, 이제 우리는 장내 미생물과 그것들이 만들 수 있는 많은 물질에 대한 공포에 어느 정도 타당성이 있다는 점을 연구를 통해 알고 있다. 인간 사회에 범죄자, 사기꾼, 컴퓨터 해커가 있듯이, 미생물 중에도 규칙을 따르지 않는 종들이 있다. 특히 바이러스와 기생충은 자기만의 목적(보통은 생식 문제다)을 추구하다가 우리의 건강과 행복을 무시하거나 해치기도 한다. 이들은 인간의 가장 섬세한 컴퓨터 시스템인 뇌에 침투해서 자신의 이기적인 이득을 위해 감정운영프로그램을 사용한다.

미생물이 얼마나 영악할 수 있는지 입증하기 위해서, 15년 전쯤 샌프란시스코에서 열린 정신과 의사들의 모임에서 들은 흥미로운 이야기를 해볼까 한다. 그 자리에서 만성 스트레스가 뇌에 미치는 해악에 대한 일류 전문가인 로버트 사폴스키Robert Sapolsky는 사악하지만 영리한 미생물인 '톡소포자충Toxoplasma gondii'에 대해 이야기했다. 그러면서 그는 옥스퍼드대학교의 마누엘 베르도이Manuel Berdoy 연구팀이 2000년에 발표한 논문을 언급했다. 이 논문은 톡소포자충이 생존과 생식이라는 목적을 추구하기 위해 놀라울 정도로 교활하고 이기적인 방법을 쓴다는 걸 보여주었다.

톡소포자충은 오직 한 장소에서만 번식할 수 있다. 바로 고양이의 위장관이다. 톡소포자충은 원치 않는 영향으로부터 뇌를 격리하고 보호하는 방화벽 역할을 하는 혈액뇌장벽을 속임으로써 인간을 포함한 모든 포유동물의 뇌에 침투할 수 있다. 톡소포자충에 감염된 고양이는 배설물을 통해 이 미생물을 몸 밖으로 내보낸다. 그래서 산부인과 의사는 임신부에게 고양이와 고양이 화장실을 접촉하지 말고, 고양이가 배설물을 흙 속에 묻을 수 있는 정원에도 가까이 가지 않도록 권고한다.

톡소포자충의 이상적인 세계에서는 고양이가 톡소포자충이 든 배설물을 배설하면, 쥐가 그 배설물을 섭취한다. 그러면 그 기생충은 쥐의 몸 전체에서, 특히 뇌에서 둥그런 형태의 낭종을 형성한다. 다음에는 톡소포자충에 감염된 쥐를 고양이가 잡아먹는다. 소화된 낭종은 고양이의 위장관 안에서 번식하고, 고양이는 새로 부화한 기생충을 배설물로 배출하며, 이렇게 톡소포자충의 생명은 순환하며 계속된다.

여기서 이야기가 흥미로운 방향으로 전환되며 이 미생물의 놀라운 영리함을 증명해준다. 정상적인 환경에서 쥐는 본능적으로 고양이를 피해 다니므로 톡소포자충은 감염된 쥐에서 고양이에게 되돌아가기가 쉽지 않다. 하지만 톡소포자충에 감염된 쥐는 고양이에 대한 본능적인 공포를 잃어버릴 뿐 아니라 고양이 소변 냄새가 나는 장소를 좋아하게 된다.

이렇게 쥐의 행동을 통제하기 위해 톡소포자충의 작은 낭종은 쥐 뇌의 특정 영역에 크루즈 미사일과 같은 정확도로 침투하며, 부수적인 상해를 최소한으로 줄인다. 목표 영역은 공포-도피 반응의 촉발을 담당하는 감정운영체계다. 이 체계는 정상 상태일 때는 쥐가 고양이의 기척을 느끼면 도주하게 한다. 그러나 톡소포자충은 고양이에 대한 공포를 없앤다.

톡소포자충에 감염된 쥐는 고양이 외의 포식자에게는 정상적인 방어 행동을 보이며, 기억력, 불안, 공포, 사회적 행동에 대한 실험에서도 정상적인 수행능력을 보인다. 그러나 고양이에 대해서는 공포를 느끼지 않을 뿐 아니라, 고양이 냄새를 맡으면 성적으로 매혹된다. 쥐의 뇌 속 운영체계를 교란시켜 고양이 냄새에 성적 매력을 느끼도록 만들어서 공포반응을 제압하는 것이다. 달리 표현하자면, 감염된 쥐는 고양이에게 치명적인 매력을 느끼게 된다. 이 전략 뒤에 숨은 진화적 지능이 놀라울 뿐이다.

제약회사들은 톡소포자충이 해내는 것과 동일한 일을 해내는 약을 개발하기 위해 수십억 달러를 쏟아부었다. 그러나 그런 투자 대부분은 실패했다. 예를 들어, 불안장애에서 공포반응을 약화시키고 스트레스반응에 관여하는 분자인 부신피질자극호르몬 방출인자의 작용을 차단하기 위해 개발된 화합물과, 성욕감퇴장애 여성의 성욕을 증진하기 위해 개발된 화합물은 미미하게 효과가 입증되었지만 잠재적으로 심각한 부작용을 수반한다.

그 외에도 많은 미생물이 숙주 동물의 행동을 조작하는 대단히 정교한 방법을 개발해왔다. 광견병바이러스는 개나 여우, 박쥐 같은 숙주의 분노와 공격성을 담당하는 뇌회로에 침투하여 숙주가 난폭해지게 만든다. 그러면 감염된 숙주는 다른 동물이나 사람을 공격해서 물어뜯고, 그러면 침에 들어있는 광견병바이러스가 피해자나 피해 동물의 상처를 통해 전해진다. 톡소포자충과 광견병바이러스는 숙주 동물의 신경계에 관한 고도로 전문화된 지식을 갖고 있다는 점이 특별하지만, 세균, 원생동물, 바이러스처럼 질병을 일으키는 많은 미생물도 숙주 동물의 행동을 조종하는 영리한 방법을 개발했다.

톡소포자충과 광견병바이러스가 뇌를 조종하듯이 해커가 회사의 컴퓨터 시스템을 조종했다면, 우리는 침입자가 시스템 코드에 대한 심층적 지식을 갖춘 숙련된 해커이며 내부자일 거라고 의심할 것이다. 톡소포자충과 광견병바이러스는 포유류의 뇌-장 축의 구석구석을 이해하도록 진화했고, 포유류의 감정운영체계에 대한 자세한 지식을 갖고 있으며 목표를 달성하기 위해 그 체계를 조작할 수 있다.

하지만 인간의 뇌에 영향을 미치는 놀라운 능력을 갖춘 미생물은 기생충과 바이러스만이 아니다. 지난 10년 동안 과학자들은 인간의 장 속에서 평화롭게 살아가는 미생물 중에도 똑같이 놀라운 기술을 가진 것들이 있음을 발견했다. 다만 그들은 인간에게 그 기술을 사용하지 않을 뿐이다. 그렇더라도 그들이 인간의 뇌-장 축에 미치는 영향은 심오하다.

장과 뇌의 대화를 매개하는 미생물

불과 몇 년 전만 해도 뇌와 장의 상호작용을 연구하는 과학자들 다수가 뇌와 장의 양방향 소통에 이바지하는 필수 요소를 모두 밝혔다고 생각했다.

그때 우리는 장이 소화과정과 우리의 환경을 감시하는 방법들에 대해 알고 있었다. 즉, 열, 추위, 통증, 근육의 당김, 산도, 음식 속 영양분, 그 외에 여러 특징을 감지하는 방법이다. 그 방법이 너무 많아서 사실 장 표면은 우리 몸에서 가장 크고 가장 정교한 감각체계라고 할 수 있다. 그런 장감각은 호르몬, 면역세포의 신호전달분자, 감각신경, 특히 미주신경의 작용을 통해 작은 뇌와 큰 뇌로 전달되는 것이 분명해 보였다. 이 새로운 지식은 소화계가 완벽하게, 대부분의 경우 우리가 느끼지 못하는 채 기능하는 이유, 부패한 음식을 먹으면 특정 장반응이 일어나는 이유, 맛있는 음식을 먹으면 기분이 좋아지는 이유를 설명해주었다.

더불어 소화과정에서 장 속의 작은 뇌인 장신경계가 지방의 통제기관 역할을 하면서 응급상황을 대비해 연방정부 역할을 하는 뇌와 끊임없이 긴밀하게 접촉한다는 점도 알고 있었다. 우리는 감정을 느낄 때 뇌에 있는 특정 감정운영프로그램이 장에 뚜렷하고 극적인 이야기를 펼쳐내며, 이 이야기가 각각의 감정에 따라 특징적 패턴의 장 수축, 혈류, 필수 소화액 분비를 유발한다는 것도 알게 되었다.

임상의들은 뇌와 장의 소통이 제대로 이루어지지 못하는 것이 과민대장증후군 같은 기능성 장질환을 일으키는 데 중요한 역할을 한다는 새로운 지식에 만족했다. 대다수 정신과 의사들과 대부분의 소화기내과 의사들의 견해와 반대로, 나는 일찍부터 이런 의사소통체계의 변화가 불안장애, 우울증, 자폐증 같은 비소화기 질환에 관여할지 모른다고 생각했다.

그러나 과학에서는 자주 일어나는 일이지만, 우리가 처음 느꼈던 자신감은 너무 이른 것이었다. 우리가 장과 뇌의 양방향 소통에 관해 많은 것을 밝혀내긴 했지만, 우리 몸은 실제로 장내 미생물을 필수 구성 요소로 하는 정교한 뇌-장 회로의 형태로 장반응과 장감각을 만들어낸다는 것이 분명해지고 있었다. 우리의 초기 결론과 예측은 장내 미생물의 이런 필수 역할을 고려하지 않은 것이었다.

나중에 밝혀진 바와 같이, 감정으로 촉발된 장반응은 장의 뒤틀림과 경련에만 국한되지 않는다. 장반응은 무수한 장감각을 촉발하고, 장감각은 뇌로 돌아가서 직감을 조정하거나 만들어낼 수 있고 특정 경험의 감정적 기억으로 저장된다. 우리는 지난 몇 년 사이에야 인간의 장내 미생물이 장반응과 장감각의 상호작용에서 필수적인 역할을 한다는 사실을 깨달았다. 전 세계 과학자들은 그 사실에 깜짝 놀랐다.

이제 우리가 이해하듯, 우리 눈에 보이지 않는 생명체 무리인 미생물은 호르몬, 신경전달물질, 대사산물이라 불리는 무수한 작은 화합물 등 다양한 신호를 통해 우리 뇌와 끊임없이 소통할 수 있다. 대사산물은 미생물 특유의 식습관의 결과물로, 우리가 섭취한 음식물 중 소화되지 않고 남은 것이나 간에서 장으로 분비되는 담즙산, 혹은 장을 덮고 있는 점액층을 미생물이 먹을 때 생긴다. 사실, 장과 뇌의 대화에서 장내 미생물은 섬세한 생화학 언어를 이용해 광범위한 대화를 한다. 나는 이 언어를 '미생물 언어microbe-speak'라 부른다.

장내 미생물과 인간의 뇌에 이토록 정교한 의사소통체계가 필요한 이유가 뭘까? 미생물 언어는 어떻게 발달했을까? 이런 질문들에 답하려면 먼 옛날, 미생물이 풍부하던 태곳적 지구의 바다로 돌아가야 한다.

수억 년 지속돼온 미생물과 동물의 공생관계

약 40억 년 전 지구에 최초로 출현한 생명체는 단세포 미생물인 고세균이었다. 초기 30억 년 동안 미생물은 지구에 사는 유일한 생명체였다. 그 수는 수조 마리에 달했는데, 이것은 우리 은하의 별보다 많은 수다. 바다라는 거대하고 고요한 우주에 다양한 형태와 색을 가지고 다양한 행동을 하는 10억 종에 가까운 눈에 보이지 않는 다양한 미생물이 떠다녔다.

오랜 시간 자연선택이라는 시행착오를 거친 미생물은 점차 서로 소통하는 능력을 완성했다. 이를 위해 미생물은 신호를 전달하는 신호전달분자를 만들었고, 이 신호를 받아 암호를 해독하는 수용체분자도 만들었다. 이런 방식으로 한 미생물이 방출한 신호전달분자는 근처에 있는 다른 미생물이 전달받아 해독했다. 그리고 신호를 전달받은 미생물의 행동에는 일시적인, 혹은 지속적인 변화가 일어났다.

제시 로스와 데릭 리로이스가 발견했듯이, 이 신호전달분자 중 다수는 오늘날 인간의 장이 장신경계 및 뇌와 소통하는 데 사용하는 호르몬이나 신경전달물질과 상당히 유사하다. 이 분자들을 아주 오래되고 상대적으로 단순한 언어로 볼 수 있다. 현재 인간 몸속 다양한 기관이 사용하는 다양한 생물학적 신호의 사투리 정도로 생각해도 좋다.

약 5억 년 전에 최초의 원시 다세포 해양동물이 바다에서 진화하기 시작했고, 몇몇 해양미생물은 해양동물의 소화계 속에서 살기 시작했다. 그 아주 작은 해양동물 중 하나인 히드라는 지금도 담수에서 발견할 수 있다. 떠다니는 소화관 정도로 생각하면 되는 히드라는 몇 ㎜ 길이의 관 모양 생물로, 한쪽 끝에 입이 있고, 미생물이 가득 든 소화계가 몸 전체를 차지하고 있으며, 다른 한쪽 끝에는 바위나 수중식물에 달라붙을 수 있는 흡반이 달려있다.

점차 동물과 미생물은 공생관계로 발전했고, 미생물은 숙주 동물에게 중요한 유전정보를 전달하는 방법을 찾아냈다. 이 정보는 숙주 동물에게 없던 다양한 분자를 제공했다. 미생물이 수십억 년 동안 시행착오를 거쳐 만들어내는 법을 배운 분자였다. 이 분자들 중 일부는 오늘날 우리 몸이 사용하는 신경전달물질, 호르몬, 장 펩타이드, 사이토킨, 그 외의 신호전달분자들이 되었다.

수백만 년에 걸쳐 원시 해양동물이 더 복잡한 생물로 진화하면서 원시적인 장을 둘러싸고 있는 신경망 형태의 단순한 신경계가 발달했다. 이 신경계는 오늘날 우리의 장신경계와 별로 다르지 않다. 이 생물의 신경망은 미생물로부터 받은 유전정보 일부를 이용하여 신호전달 화학물질을 만들어냈다. 이를 통해 뉴런은 서로 메시지를 전달하고 근육세포가 수축하도록 지시했다. 이것이 인간 신경전달물질의 전신이다.

놀랍게도, 이 단순한 신경망과 신호전달분자들은 수백만 년 전의 원시 동물들이 현재 인간의 장과 비슷한 방식으로 섭취한 음식에 반응할 수 있게 했다. 원시 해양동물들은 먹이를 먹으면 사람의 소화관과 같은 움직임을 보였다. 일련의 반사작용으로 섭취한 음식물을 식도에서 위와 장으로 이동시켜 원치 않는 장 속 내용물을 배출했다. 독소를 섭취했을 때는 위장관의 한쪽 끝이나 양쪽 끝으로 그 독소를 내보낼 수 있었다. 이것은 사람이 식중독에 걸렸을 때 구토하거나 설사하는 것과 같다. 이런 초기 해양동물들도 소화반사 촉발을 도와주는 화학물질을 분비하는 세포가 있었다. 이 분비세포는 세로토닌 대부분과 공복감과 포만감을 느끼게 하는 장 호르몬을 생성하는 장 내분비세포의 조상일 것이다.

아주 작은 해양생물과 그 몸속에 사는 미생물의 공생관계는 양쪽에 많은 이점을 주었다. 동물은 특정 음식을 소화하는 능력과 스스로 합성할 수 없는 비타민을 얻는 능력, 독소나 환경에 숨은 위험물질을 피하거나 배출하는 능력을 얻었다. 그리고 동물의 소화계 속 미생물은 번성할 수 있는 잘 통제되고 편리한 환경을 얻었으며 한 위치에서 다른 위치로 자유롭게 이동할 수 있었다. 이 미생물 무리는 인간 장내 미생물군의 가장 초기 형태로 볼 수 있다.

장내 미생물과 숙주의 공생관계는 양쪽에 매우 유익해서, 개미, 흰개미, 벌에서부터 소, 코끼리, 인간에 이르기까지 오늘날 지구상의 거의 모든 다세포 동물이 그 공생관계를 유지하고 있다. 이런 기본적인 소화활동이 수억 년간 지속돼왔다는 사실은 우리의 장과 장신경계에 프로그램되어 있는 놀라운 진화적 지능의 존재를 증명해준다. 또한 인간 몸속 미생물과 장, 뇌 사이에 그토록 복잡한 관계가 존재하는 이유를 수긍하게 한다.

동물들이 더 복잡하게 진화하면서 원시 신경계는 소화계 밖의 더 정교한 신경망으로 발전했다. 이 신경망은 장신경계와 분리됐지만 여전히 긴밀하게 연결되어 있었고, 신호전달 메커니즘을 대부분 유지했다. 새로 생겨난 정교한 신경망은 중추신경계로 발전했고, 두개골 안에 본부를 차렸다.

원래 장신경계가 단독으로 관장하던 외부 세계와 관련된 행동을 점차 중추신경계가 관리하게 되었는데, 여기에는 상황에 따라 다른 동물에게 접근하거나 멀리하는 능력이 포함되었다. 결국 이런 능력은 뇌의 감정조절영역으로 옮겨갔고, 장신경계는 기본적인 소화기능을 책임지게 되었다. 이후로 이런 인간의 장-뇌 축 분업이 지속되어 왔다.

한 줌의 미생물이 원시 해양동물의 장과 처음 접촉한 지 수억 년이 흘렀다. 그 후 우리가 거쳐온 오랜 진화의 여정은 오늘날 장신경계와 장내 미생물 생태계를 포함한 우리의 장이 어째서 우리의 감정과 건강, 행복에 그토록 강력한 영향력을 행사하는지를 설명해준다.

미생물과 숙주의 평화로운 공생

잠깐 장내 미생물군의 경이로움을 되새겨보자. 1천 종가량의 미생물이 모여있는 장내 미생물군은 인간의 뇌와 척수보다 1천 배는 많은 세포를 갖고 있고, 인간의 몸 전체에 있는 인간세포보다 10배나 많은 세포를 갖고 있다. 장내 미생물군 전체의 무게는 간의 무게와 맞먹으며, 뇌나 심장보다 더 무겁다. 이런 점 때문에 장내 미생물군을 새로 발견한 '기관'이라 부르고 뇌에 필적할 정도로 복잡한 기관이라 말하는 사람들도 있다.

장내 미생물은 대부분 해롭지 않다. 사실 인간의 건강과 행복에 유익하다. 이런 존재를 과학자들은 공생자共生者, symbionts, commensals라고 부른다. 공생자인 미생물은 숙주에게서 영양분을 얻고, 그 대가로 숙주인 장이 균형을 유지하고 침입자를 방어하는 데 도움을 준다. 하지만 이 중에도 소수의 해로울 수 있는 미생물이 있는데, 이를 유해균pathobionts이라 한다. 유해균 또한 장 속에 살며, 조건이 갖춰지면 인간에게 무기를 겨눈다. 유해균은 인간의 장 내벽을 공격하는 대포 같은 분자 도구를 갖고 있어서 장 내벽에 염증이나 궤양을 일으킨다. 이런 미생물의 변심은 바뀐 식단, 항생제 치료, 심각한 스트레스로 일어날 수 있다. 그 결과 특정 세균이 비정상적으로 늘어나거나 독성이 증가하면서 공생자가 유해균으로 변신한다.

인간의 장내 미생물은 이런 공격적인 전술을 거의 사용하지 않는다. 그 대신 인간과 조화롭게 살아가며 음식의 소화, 성장, 번식 같은 자기들 일만 신경 쓴다. 인간의 면역체계가 장내 미생물군에 무시무시한 무기를 조준하는 일도 없다. 그 이유는 단순하다. 양쪽에게 이익보다 불이익이 많기 때문이다. 그 대신 양쪽은 서로에게 편의를 제공한다. 이는 오래전부터 전해 내려온 의무적 계약으로, 관련자 모두에게 상당한 이익을 안겨주는 평화조약이자 무역협정이다.

수백만 년 전에 가장 단순한 형태로 발달한 미생물과 숙주의 공생은 지금도 우리 몸속에서 계속되고 있다. 미생물은 우리 장속에서 먹이를 지속적으로 공급받고 적절한 온도와 자유로운 이동을 보장받는 등 특권을 누리면서 이익을 얻는다. 또한 호르몬, 장 펩타이드, 신경자극, 그 외 여러 화학신호를 통해 전해지는 정보의 끊임없는 흐름인 인간 몸속의 인터넷 트래픽에 자유롭게 접속할 수 있다. 미생물은 이 정보를 이용해서 인간의 감정, 스트레스 수준, 잠들어있는지 여부, 인간이 처한 환경 조건을 파악할 수 있다. 숙주의 이런 사적 정보에 접근함으로써 미생물은 대사산물 생성 조절에 도움을 받아 자신이 살아가는 환경을 최적화할 뿐 아니라 인간의 장 환경과 조화를 이룬다.

이에 상응해서 미생물은 인간에게 필수 비타민을 제공하

고, 간에서 생성되는 담즙산이라는 소화효소를 대사하며, 인간의 몸이 접해본 적 없는 외부 화학물질인 소위 생체이물生體異物, xenobiotics을 해독한다. 가장 중요하게는 인간의 소화계가 스스로 분해하거나 흡수할 수 없는 식이섬유와 복합당 분자를 소화해서 배설물로 잃을 수 있는 상당량의 부수적 열량을 제공한다. 사람들이 날씬해지려고 애쓰기보다는 사냥과 충분한 음식의 채집에 더 몰두했던 선사시대에는 장내 미생물이 음식에서 얻은 부수적 열량이 생존에 도움을 주었다. 하지만 음식은 넘쳐나고 비만이 유행하는 지금, 장내 미생물이 제공하는 여분의 열량은 골칫거리가 되었다.

이 계약을 수백만 년 동안 존중하면서 미생물과 숙주는 평화롭고 서로에게 이익이 되는 공존을 이루어왔다. 그런 조화로움과는 거리가 먼 존재인 우리 인간에게는 놀라운 성취가 아닐 수 없다.

장내 미생물 언어의 소통법

장내 미생물은 위장관, 면역체계, 장신경계, 뇌와 계속 대화한다. 모든 협력관계가 그러하듯 건강한 의사소통은 필수다. 최근의 연구에 따르면, 이런 의사소통의 교란은 염증성 장질환이나 항생제로 인한 설사 같은 위장질환, 온갖 해로운 결과를 가져오는 비만으로 이어질 수 있고, 우울증, 알츠하이머병, 자폐증 같은 심각한 뇌질환의 발병과도 관련 있을 수 있다.

뇌와 장의 소통은 다양한 전달방식을 사용하는 여러 병렬 '채널'에서 일어난다. 염증신호로 뇌와 소통하기도 하고, 호르몬처럼 혈액을 통해 이동하기도 하고, 신경신호의 형태로 뇌에 도달하기도 한다. 여러 채널을 통한 의사소통은 독립적으로 진행되지 않는다. 앞으로 살펴보겠지만, 의사소통 채널 간에 광범위한 교차 대화가 이루어진다. 장내 미생물은 뇌의 대화를 들을 수 있고, 그 반대도 가능하다. 장내 미생물이 뇌와 소통하기 위해 사용하는 생물학적 채널을 통한 정보의 흐름은 매우 역동적이다.

이 체계를 통해 이동할 수 있는 정보의 양은 장 내벽을 덮고 있는 얇은 점액층의 두께와 무결성, 장 내벽의 투과성(장 누수성), 혈액-뇌 장벽에 크게 의존한다. 일반적으로 이 장벽은 상대적으로 탄탄하며, 장내 미생물에서 뇌로 전달되는 정보는 제한되어 있다. 그러나 스트레스, 염증, 고지방 식단, 특정 식품첨가물은 이런 자연적인 장벽에 틈새를 만들 수 있다.

미생물이 우리 몸속에서 무슨 일을 하는지 온전히 이해하고 싶다면, 미생물 의사소통 채널을 집에 인터넷을 연결해주는 광섬유 라인이나 케이블 같은 것으로 생각해보자. 이 전선을 통해 전달되는 정보량은 상황에 따라 달라진다. 미생물이 상대적으로 작은 '문서 데이터'를 올리면 전달되는 정보량은 적을 것이다. 하지만 정보로 가득한 거대한 동영상을 올릴 수도 있다.

미생물의 의사소통체계는 가정의 초고속 데이터 통신망과 다르게 움직이기도 한다. 가정에 인터넷 서비스를 제공하는 사업자의 서비스 계약은 1초당 업로드하거나 다운로드하는 정보의 양을 제한한다. 즉, 저렴한 알뜰 패키지를 선택하느냐, 비싼 프리미엄 패키지를 선택하느냐에 따라 특정 시간 안에 보낼 수 있는 정보량이 정해져있다. 대조적으로, 장내 미생물과 뇌 사이의 통신망은 대단히 역동적이다. 그래서 대부분 시간 동안 알뜰 패키지를 사용하다가도 스트레스를 받으면 재빨리 프리미엄 패키지로 전환한다. 예컨대 프랑스 식당에서 전채요리로 푸아그라를 먹고 버터에 튀긴 가자미 요리를 메인요리로 먹고 났을 때처럼.

미생물 언어의 의사소통 채널로 눈을 돌려, 먼저 장내 미생물이 뇌로 신호를 보낼 때 면역체계의 역할을 살펴보자. 장내 미생물-면역체계-뇌의 대화가 이루어지는 방식은 여러 가지가 있다. 장내 미생물과 면역체계 간의 상호작용이 변형되어 나타나는 결과가 최근 크게 주목받고 있는데, 이 복잡한 대화가 방해를 받는 것이 많은 뇌질환과 관련 있기 때문이다.

의사소통 수단 중 하나는 장 내벽 바로 아래에 있는 특수 면역세포인 수지상세포와 관련이 있다. 수지상세포에는 길게 늘어나서 장 내부까지 닿는 '촉수'가 있다. 그래서 장벽 가까이에 사는 장내 미생물과 직접 대화할 수 있다. 수지상세포 같은 감지기 역할을 하는 면역세포가 탐지의 최전선에 있다. 정상적인 조건이라면 수지상세포의 수용체들(패턴 인식 수용체, 혹은 toll 유사 수용체TLRs라 부른다)은 해롭지 않은 미생물에서 다양한 신호를 인식하여, 모든 것이 정상이며 방어반응이 필요 없다는 점을 면역체계에 확인해준다.

인간의 면역세포는 생애 초기에 다양한 장내 미생물과의 상호 작용에서 오는 평화 신호를 정확하게 해석하는 법을 배운다. 이와 대조적으로, 유해하거나 잠재적으로 위험한 세균이 이 메커니즘을 통해 감지되면 병원체를 억제하기 위해 타고난 면역반응을 일으킨다. 즉, 장 내벽에서 일련의 염증반응을 유발한다.

최근의 연구 결과를 보면 장 내벽을 보호하는 점액은 장 벽 속 특수 세포가 만들고 두 개 층으로 되어있다. 얇은 내층은 장 벽 세포에 단단하게 붙어있고, 두꺼운 외층은 어디에도 붙어있지 않다. 이 투명한 두 층은 인간의 눈으로는 거의 볼 수 없으며 두께가 겨우 150미크론(1미크론은 100만 분의 1미터) 정도로, 이는 사람 머리카락 두께의 1.5배 정도다.

점액층의 두 층 중 안쪽 층은 밀도가 높아 세균이 침투하지 못하도록 해 상피세포의 표면에 세균이 접근하지 못하게 한다. 이와 반대로 바깥층은 장내 미생물 대다수의 서식지인 동시에 복합당 분자인 뮤신의 집합소다. 뮤신은 미생물의 주요 영양 공급원으로, 사람이 단식하거나 섭취한 음식 중에 식이섬유가 모자랄 경우 주요 영양 공급원이 된다.

미생물이 장 내벽을 덮고 있는 보호 점액층에 침투하면 미생물 세포벽의 분자들이 장 내벽 아래에 있는 면역세포를 활성화하며, 면역세포는 미생물이 위험을 초래하는지, 얼마나 위험한지에 따라 면역반응 강도를 조절한다. 이런 역할을 하는 분자 중에 지질다당류lipopolysaccharide, LPS가 있는데, 이것은 미생물과 면역체계의 대화에서 특히 중요한 역할을 담당한다. 지질다당류는 그람음성균gram-negative bacteria이라는 미생물의 세포벽을 구성하는 요소로, 장의 누수성을 높여서 미생물이 면역체계로 쉽게 이동하게 할 수 있다.

나쁜 세균이나 바이러스에 의해 장이 감염되어야만 면역체계가 그런 반응을 일으킬 거라 생각하기 쉽지만, 사실 그렇지는 않다. 동물성 지방이 많이 든 식사를 하는 사람들은 장에 그람음성균이나 피르미쿠테스균(후벽균)Firmicutes, 프로테오균Proteobacteria의 비율이 상대적으로 높아지므로 면역 활성화 메커니즘을 만성적으로 가동할 가능성도 더 높아진다. 염증, 스트레스, 과다한 식이지방이 장 내강에 있는 수조 마리의 미생물과 인간을 분리해주는 두 개의 천연 방어벽을 손상시키면, 장내 미생물이나 미생물이 생성한 신호전달분자의 더 많은 수가 장 내벽을 뚫고 나와 장 면역체계를 한층 더 활성화할 수 있다. 이런 염증 생성 과정은 전신으로 퍼져나갈 수 있다. 이 과정을 대사독혈증이라고 불러왔다.

장의 면역체계가 미생물을 어떻게 감지하든 간에, 사이토카인이라는 분자를 대량으로 생성하여 반응한다. 특정 조건에서 사이토카인은 염증성 장질환이나 급성 위장염에서처럼 장의 국소부위에 심한 염증을 일으킨다. 그러나 일단 사이토카인이 장에서 생성되면 이 신호는 뇌로도 전달될 수 있다.

예를 들어, 사이토카인은 장—뇌의 정보고속도로인 미주신경의 감각신경 말단의 수용체에 결합해서 뇌의 생명 유지와 관련된 영역에 장거리 신호를 보낼 수 있다. 그러면 에너지 수준이 떨어질 수 있고 피로감과 통증 민감도가 증가할 수 있으며 심지어 우울감을 느낄 수 있다.

그리고 더 가벼운 수준의 미주신경 염증이 있으면 포만감신호를 느끼는 미주신경 말단의 민감도가 감소하여 배불리 먹은 후에는 식사를 중단하는 정상적인 메커니즘이 손상된다. 이 메커니즘이 교란되는 현상은 흔히 고지방 식사를 하는 환자들에게 문제가 된다.

아니면 사이토카인은 혈액으로 흘러들어 호르몬처럼 뇌로 가서 혈액-뇌 장벽을 뚫고 뇌 속의 미세아교세포microglial cell라는 면역세포를 활성화할 수 있다. 인간 뇌 속 세포는 대부분 사이토카인에 반응하는 미세아교세포이므로, 뇌는 장-미생물-면역체계 신호전달의 손쉬운 목표가 된다. 이처럼 장에서 뇌까지 가는 장거리 면역신호는 알츠하이머병 같은 신경퇴행성 질환의 발병에 관련되어 왔다.

우리의 면역체계와 정교하게 의사소통할 뿐만 아니라, 장내 미생물은 대사산물도 뇌와의 의사소통 도구로 이용한다. 덜 극적이지만 마찬가지로 필수적인 방법이다. 장내 미생물은 굉장히 다양하고 수도 엄청나게 많다. 인간 유전자 하나당 장 속 미생물 유전자는 360개가 있다. 또 인간은 소화할 수 없는 물질도 장내 미생물은 소화할 수 있다. 그렇게 해서 수십만여 종의 대사산물을 만들어내는데, 그중 많은 수가 인간의 소화계가 스스로 생산할 수 없는 것이다.

수많은 미생물 대사산물은 혈액으로 흘러 들어가며, 혈액 속에서 순환하는 분자의 거의 40%를 차지한다. 많은 대사산물이 신경 자극성 물질로 추측되는데, 이는 인간의 신경계와 상호작용할 수 있다는 뜻이다. 대장은 이런 대사산물 일부를 흡수해서 혈액으로 보내며, 장이 누수되는 상태라면 더 많은 양을 혈액으로 보낸다. 일단 순환하기 시작하면 대사산물은 호르몬처럼 뇌를 포함한 몸속 어느 기관으로든 갈 수 있다.

미생물이 생성한 대사산물이 뇌에 신호를 전달하는 또 다른 중요한 방법은 장 내벽에 있는 세로토닌이 가득 찬 장크롬친화세포를 통하는 것이다. 장크롬친화세포에는 담즙산 대사산물을 포함한 다양한 미생물 대사산물과, 통곡물 시리얼이나 아스파라거스, 혹은 채소 요리에 들어있는 낙산염 같은 짧은사슬지방산을 감지하는 수용체가 산재해있다.

이런 대사산물 중 일부는 장크롬친화세포에서 세로토닌 생성을 증가시킬 수 있으므로 미주신경을 통해 뇌로 신호를 보낼 때 세로토닌을 더 많이 사용할 수 있게 한다. 또한 수면, 통증 민감도, 총체적 행복도 변화시킬 수 있다. 동물실험에서는 불안 유사 행동과 사회적 행동의 발달에 영향을 미치는 것으로 나타났다. 과일, 통곡물, 채소가 풍부한 식사를 한 후 기분이 좋거나, 기름진 감자칩이나 프라이드치킨을 배부르게 먹은 다음 기분이 나빠지는 현상에도 역할을 할 수 있다.

인간이 되기 위한 필수 요소, 장내 미생물

장내 미생물군의 역할이 그토록 흥미진진하며 폭넓은 이유는, 이 미생물 집단이 인간의 장반응과 장감각을 분리하는 경계에 위치하고 있기 때문이다. 우리가 방금 먹은 음식 유형에 따라, 혹은 장이 완벽하게 비어있는지 여부에 따라 장신경계는 장의 환경을 바꾸고 산도, 유동성, 소화액 분비, 위장관의 기계적 수축을 통제해서 소화과정을 관리한다. 따라서 장내 미생물군은 부분적 산도의 변화, 필수 소화액 분비, 구할 수 있는 영양분, 음식을 배설하기 전에 얼마 동안 소화해야 하는지 등에 끊임없이 적응한다. 마찬가지로 스트레스나 불안감이 뇌의 감정운영프로그램을 자극해 극적인 이야기를 만들어 장 속에서 공연을 펼치게 하면, 이에 따라 장의 수축, 위에서 대장으로 음식물이 이동하는 속도, 혈류가 변한다. 이는 소장과 대장 속 미생물의 생활 환경을 극적으로 바꿀 수 있다. 아마도 이 현상이 스트레스를 받으면 장내 미생물군의 조성이 바뀌는 원인 중 하나일 것이다. 반대로, 우울감을 느껴서 장의 모든 면이 느려지면 미생물군은 이런 변화를 감지하고 변화하는 환경에 적응하는 데 도움을 주는 유전자를 활성화한다.

한편, 소화계, 면역계, 신경계의 조직tissues은 장 펩타이드, 사이토카인, 신경전달물질 같은 신호전달분자를 이용해 서로 소통하느라 바쁘다. 이 모든 물질은 생화학 언어의 요소들인데, 우리가 공유하는 긴 진화의 역사 덕분에 생화학 언어는 사실상 '미생물 언어'와 촌수가 먼 사투리들이다.

과학자들이 뇌와 장의 의사소통에서 장내 미생물의 중심적 역할을 알고 느꼈던 충격을 극복하면서, 그리고 지난 몇 년간 이 관계를 더 깊이 연구하면서, 뇌, 장, 장내 미생물 생태계가 지속적으로 긴밀하게 소통한다는 건 한층 더 분명해졌다. 우리는 뇌, 장, 장내 미생물 생태계를 서로 많은 언쟁과 피드백을 주고받으며 하나의 통합된 체계를 이루는 것들로 생각하기 시작했다. 나는 이 통합체계를 이 책에서 '뇌-장-장내 미생물 축'이라고 칭한다.

20세기에 과학자들은 우리 몸속 미생물을 볼 수 없었다. 대부분은 실험실에서 배양할 수 없었기 때문이다. 유전자 염기서열 분석기법이 자동화되어 미생물의 종류를 식별하게 되고 슈퍼컴퓨터가 등장하여 방대한 미생물 데이터를 처리하게 되기 전까지, 우리는 장 속에 어떤 미생물이 있는지, 총체적으로 어떤 유전자를 가졌는지, 어떤 대사산물을 생성하는지 광범위한 조사를 수행할 방법이 없었다. 좀 더 구체적으로 말해서, 뇌-장-장내 미생물 축의 다양한 요소들이 어떻게 서로 소통하는지에 대해 우리는 아주 조금밖에 이해하지 못했다.

장내 미생물이 인간 몸속에서 특권만 누리지는 않는다는 건 이제 명확하다. 저명한 장내 미생물 생태계 전문가인 스탠퍼드대학교 데이비드 렐먼David Relman 교수는 "인간의 장내 미생물은 인간이 되기 위한 필수 요소다."라고 표현했다. 장내 미생물은 음식의 소화를 돕는 필수적인 역할을 하는 것 외에, 인간의 뇌

속 식욕통제체계와 감정운영체계, 인간의 행동, 심지어 인간의
마음에도 광범위한 영향력을 행사한다는 게 명확해지고 있다.
우리 소화계 속 눈에 보이지 않는 생명체인 장내 미생물은 인간
의 감정, 인간이 직감에 따라 내리는 결정, 인간 뇌의 발달과 노
화에 관해서라면 할 말이 있을 것이다.

Part **2**

장과 감정, 그 불가분의 관계

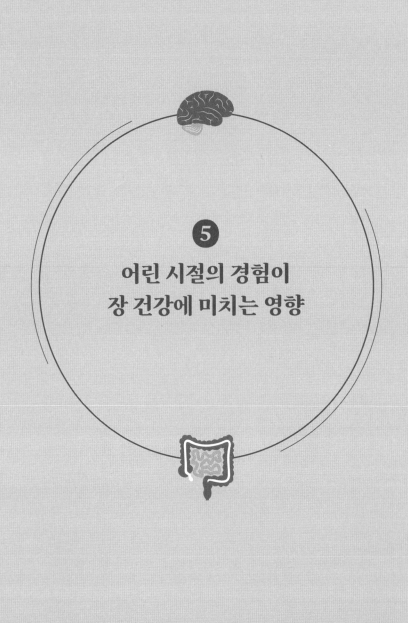

5

어린 시절의 경험이
장 건강에 미치는 영향

조화롭고 보호받는 가정 환경에서 자라면 한 인간이 성장하는데 긍정적인 영향을 미치리라는 것은 따로 설명하지 않아도 이해할 수 있을 것이다. 전 세계 부모들은 자녀에게 그런 환경을 제공하려고 노력한다. 정신분석이 등장한 후, 우리는 억압받고 불운한 어린 시절의 경험이 이후의 삶에 심리적 문제를 일으킬 수 있다는 사실을 알게 되었다. 성인이 되고 나면 대부분의 경우 그런 어린 시절의 경험은 부모가 어찌할 수 없는 일이 된다.

폴란드 출신의 심리학자 앨리스 밀러Alice Miller는 1979년에 발표하여 베스트셀러가 된 저서 『천재가 될 수밖에 없었던 아이들의 드라마(The Drama of the Gifted Child, 양철북, 2019)』에서 모든 정신질환은 해결하지 못한 어린 시절의 트라우마에서 기인하며, 이 트라우마는 신체적 문제일 수도, 심리적 문제일 수도 있다고 주장했다. 나는 1980년대 초에 의학 수련을 받는 동안 밀러의 이 책을 읽고 매혹되었다. 그러나 밀러가 설명했던 어린 시절의 불운한 경험이 성인이 된 후 우울증, 불안장애, 중독 같은 심리적, 행동적 문제뿐만 아니라 소화기 문제, 특히 만성 위장질환과도 관련 있음을 깨닫는 데는 20년 이상이 걸렸다.

18세까지의 부정적 경험이 건강에 미치는 영향

환자의 만 18세까지의 삶은 내가 환자의 병력을 탐문할 때 반드시 조사하는 부분이다. 환자의 초기 삶을 조사하는 일은 쉽다. 정신분석 훈련을 받을 필요도 없고 시간도 오래 걸리지 않는다. 많은 경우 나는 환자의 질병에 관한 중요 단서를 상세한 증상보다는 어린 시절의 경험을 탐구함으로써 더 많이 얻는다. 나는 항상 이렇게 단순하게 묻는다. "어릴 때 행복하셨어요?" 놀라운 점은 이렇게만 물으면 환자가 태어나서 18년 동안 겪은 트라우마 경험을 솔직하게 털어놓는다는 것이다. 대개 환자는 그런 경험과 현재의 질병을 연결하지 못한 상태다. 나 역시 그들의 대답이 성인이 되어 겪는 위장장애의 기원과 본질에 대해 많은 걸 알려준다는 점을 오랜 시간에 걸쳐 깨달았다.

환자의 절반 이상은 시간이 지나며 성장기에 겪었던 가족 문제를 털어놓았다. 부모님 중 한 분이 아프셨던 경우도 있었고, 오랜 양육권 다툼 끝에 험악하게 마무리된 이혼을 지켜본 경우도 있었으며, 가까운 가족이 알코올중독이나 마약중독에 걸린 경우도 있었다. 어렸을 때 부모나 낯선 이에게 언어 학대, 신체적 학대, 성적 학대를 당했다고 고백한 환자들도 있었다.

몇 년 전, 35세 여성인 제니퍼가 진료실로 찾아왔다. "평생 복통으로 고생했는데, 작년부터 더 심해졌어요."라고 제니퍼는 말했다. 제니퍼가 앓는 복통의 본질을 알아내기 위해 나는 그녀의 배변에 관해 질문했다. 어떤 날은 온종일 화장실로 달려가야 하고, 어떤 때에는 변비가 와서 며칠씩 화장실에 못 간다고 했다. 복통은 설사하는 날 더 심했고, 배변을 하면 일시적으로 완화되었다. 이야기를 나누다 보니 제니퍼가 정서적으로도 고통을 받아왔다는 게 분명했다. 그녀는 10대 초반부터 공황발작이 동반된 불안증과 계속 재발하는 우울증으로 고생해왔다고 했다.

제니퍼는 소화기내과 전문의와 정신과 전문의 등 여러 전문가에게 진료를 받았고, 위와 대장의 내시경, 복부 CT 촬영 같은 통상적인 검사도 받았다. 그러나 몸에는 아무 이상이 없었다. "마지막에 만난 의사 두 사람은 내 몸에 심각한 문제는 없고 다 심리적인 문제라는 식으로 말했어요." 제니퍼가 말했다.

의사들은 그런 원인 불명의 뇌-장 증상에 통상적으로 쓰는 약물을 처방했다. 항우울제 셀렉사Celexa와 제산제 프릴로섹Prilosec이었다. 그리고 그 증상을 지닌 채 사는 법을 배워야 하며, 의사로서 더는 해줄 수 있는 게 없다고 했다. "저는 의사라는 직업에 대한 믿음이 이제 거의 없어요." 제니퍼는 말했다.

의사들은 보통 환자들의 유년기 경험과 관련한 위험 인자를 알아보기보다는 배변 습관에 대해 묻고, 혈압을 재고, 콜레스테롤 농도를 검사하는 데 많은 시간을 들인다. 그러나 최근 무작위로 선정한 미국인 약 5만 4천 명을 대상으로 한 연구 결과를 보면, 아동기나 10대 때 불운한 일을 경험하는 사람은 성인이 되었을 때 심장마비, 뇌졸중, 천식, 당뇨병을 앓을 가능성이 더 크다. 성인이 되었을 때 건강이 좋지 않을 위험은 18세가 되기 전에 겪은 불운한 경험의 수에 따라 증가했다.

부정적인 아동기 경험Adverse Childhood Experiences, ACE 연구에서, 한 대규모 건강 관리 기관의 분석도 유사한 결과를 보여주었다. 예를 들어, 아동기에 불운한 경험을 한 사람들은 알코올의존증, 우울증, 약물남용에 빠질 위험이 4~12배 증가하고 자체적으로 평가한 건강상태는 2~4배 낮은 것으로 나타났다.

이 두 연구에 사용된 ACE 설문은 참가자들에게 부모와 관련한 일반적인 가정 문제뿐만 아니라 트라우마로 남은 어린 시절의 경험(성적·신체적·정서적 학대 경험)에 대해 질문했다. 질문 대다수가 가정의 안정이 깨진 상황과 주 양육자와 자녀의 상호작용이 손상된 상황을 탐문했다.

다른 연구에 따르면, 빈곤과 건강 악화의 연관성은 낮은 사회경제적 신분으로 생활함으로써 발생하는 만성 스트레스가 건강에 미치는 영향과 주로 관련 있는 것으로 나타났다.

트라우마를 남기거나 불안정한 양육과 그로 인한 안 좋은 건강 사이의 연관성은 직관적으로 이해되지만, 과학이 이 연관성에 책임 있는 생물학적 메커니즘을 밝혀낸 지는 30년밖에 되지 않았다. 이는 생애 초기 프로그램의 해로운 효과를 뒤집을 수 있는 창을 연 것과 같다. 이런 과학적 통찰은 인간의 건강에 폭넓은 영향을 미친다. 더 많은 의사가 이 연관성을 인식하고 환자의 어린 시절을 탐색한다면, 중요한 위험 인자들을 파악해서 환자에게 더 효과적인 치료법을 고안할 수 있을 것이다.

나는 제니퍼에게 몇 년 전에 항우울제인 셀렉사를 복용한 이유를 물었다. 그리고 그녀의 우울증과 불안에 대해 이야기했다.

그러나 제니퍼는 "그건 제 복통하고 상관없어요."라고 주장했다. 나는 이 민감한 주제에 대한 제니퍼의 생각을 바꾸려 하지는 않았다. 하지만 그녀의 만성 소화불량과 심리적 증상 밑에 깔려 있을지 모르는 요인들을 계속해서 조심스럽게 탐색했다.

"어린 시절은 행복했던 것 같아요?" 내가 물었다. 기적처럼 이 질문은 스트레스로 가득한 그녀의 이야기보따리를 풀어헤쳤다. 제니퍼가 어머니의 자궁 속에 있을 때 그녀의 외할머니는 유방암 진단을 받았고, 그 위기는 임신한 제니퍼의 어머니를 고통스럽게 했다. 제니퍼가 어렸을 때 부모님은 몇 년간 부부싸움을 했고, 결국 그녀가 8살 때 험악한 이혼을 끝으로 헤어졌다. 제니퍼의 가족 중에 우울증과 장질환을 겪은 사람은 제니퍼만이 아니었다. 어머니와 외할머니도 평생 우울증과 불안증에 단속적으로 시달렸고, 두 분 모두 늘 '배가 아프거나 불편하다'고 불평했던 걸 제니퍼는 기억하고 있다. 제니퍼의 이야기는 그녀의 뇌와 위장관 증상이 어디에 뿌리를 두고 있을지 귀띔해주었고, 나에게 제니퍼를 도울 수 있으리라는 확신을 주었다.

다른 많은 환자들처럼 제니퍼도 자신의 신체 증상과 정서적 증상이 연관되어 있으리라고는 생각하지 못했다. 더불어 그 증상이 스트레스로 가득했던 자신의 유년기 경험과 관련 있으리라고는, 혹은 그 경험이 자신의 뇌, 장, 장내 미생물의 상호작용을 건강에 해로운 방향으로 이끌었으리라고는 생각하지 못했다. 그러나 점점 더 많은 과학자들이 이런 개념을 현대 의료행위에 통합할 때가 되었다고 말한다.

스트레스 받는 어미 밑에 스트레스에 취약한 새끼

2002년 봄, 미국 애리조나주 세도나에서 열린 소규모 과학 학술대회에서 심지 굳은 의사 두 명이 스트레스 관련 질병의 원인에 관해 논란의 소지가 다분한 견해를 발표했다. 나는 당시 에모리대학교 부속병원의 저명한 정신과 의사였던 찰스 네메로프 Charles Nemeroff와 함께 다양한 만성 질환과 정신질환에 유년기 트라우마가 미치는 역할을 탐구하기 위해 이 학술대회를 마련했다. 아름다운 붉은 사암으로 이루어진 황무지인 세도나의 한적한 환경은 북아메리카 전역 유수의 연구자들과 의사들을 불러 모으는 데 일조했다.

학회 둘째 날, 유명한 캐나다의 정신분석가이며 복부외과 전문의인 지슬랑 디브로드Ghislain Devroede가 단상에 올랐다. 디브로드는 어릴 때 성적 학대를 당한 환자들을 치료하는 전문가로, 정신분석을 통해 억압된 고통과 수치심을 끌어냈다. 그런 치료를 받지 못하면 억압된 감정은 몸에 스며들어 신체 증상을 일으킨다고 그는 주장했다. 그리고 자신이 치료했던 골반통과 만성 변비 같은 소화기장애를 지닌 환자 몇 명의 사례를 들었는데, 그들은 정신분석을 통해 힘겨운 과거를 직면한 후 증상이 사라졌다.

그러나 주요 정신질환의 생물학적 근거에 대한 연구로 명성을 얻은 네메로프는 이를 수용하지 않고 디브로드에게 반박했다. "우리는 정신분석이 아동기 트라우마가 가져오는 정신적·신체적 외상을 치료하는 데 별로 효과적이지 않다고 배웠습니다."

학회장에는 긴장이 감돌았다. 정신분석을 아무리 많이 해도 환자 뇌 속에 있는 유년기 학대의 흔적을 되돌릴 수 없다고 네메로프는 주장했다. 참석한 사람들 대부분은 여기에 동의했다. 우리는 환자들의 치유를 돕기 위해 유년기의 성이나 신경증에 대한 지그문트 프로이트Sigmund Freud의 음침한 사상을 더 이상 궁금해할 필요가 없다.

대신 과학이 우리의 사고를 바꾸었다. 이제 우리에게는 주 양육자와 자녀 사이의 손상된 상호작용을 포함해서 유년기에 스트레스를 받은 경험이 자녀의 뇌에 지속적인 흔적을 남길 수 있다는 견고한 증거가 있다. 또한, 대규모 모집단을 대상으로 한 연구를 통해 이런 변화가 우울증과 불안처럼 스트레스에 민감한 질환의 발병을 유도할 수 있으며, 과민대장증후군 같은 위장관 통증 증후군을 일으키는 데 영향을 줄 수 있다는 사실도 알게 되었다.

그러나 설문 데이터와 심리학 이론으로는 질병을 앓고 있는 개인을 도울 수 없다. 환자의 유년기 프로그램을 되돌리기 위한 새로운 치료법을 개발하려면, 유년기 경험이 다양한 스트레스 상황에 대한 우리의 반응 밑에 깔린 뇌 속 특정 신경회로를 어떻게 바꾸는지 알아야 한다. 그것은 생애 초기에 역경을 겪은 동물 모델을 이용한 기초 연구를 통해서만 알아낼 수 있다.

1980년대에 정신건강의학 연구자들이 스트레스가 쥐, 원숭이 같은 동물들에게 인간에게와 똑같은 생물학적 영향력을 행사한다는 사실을 깨달으면서 돌파구가 마련되었다. 이런 동물실험이 가장 초점을 맞춘 것은 모체와 새끼의 상호작용의 역할이었다. 언어 학대, 정서적 학대, 부부간의 불화 같은 인간에게 고유한 행동과 비교할 때 그런 모체와 새끼의 상호작용은 실험실에서 모델로 구축하기가 쉬웠기 때문이다.

예를 들어, 쥐나 다람쥐 같은 설치류는 인간과 마찬가지로 개체마다 각기 다른 기질을 타고난다. 어떤 개체는 소심하고, 어떤 개체는 사교적이며, 용감무쌍한 탐험가 유형이 있는가 하면, 서식지에서 나오지 않는 개체도 있다. 유전적으로 동일하더라도 새끼를 더 잘 돌보는 쥐들이 있다. 양육을 잘하는 어미쥐는 새끼를 소중히 보살핀다. 등을 구부리고 다리를 바깥쪽으로 벌려 젖을 바꿔 물기 쉽게 해주고, 새끼의 털을 핥아주는 데 많은 시간을 들인다. 양육에 태만한 어미쥐는 새끼가 젖을 물려고 달려들어도 옆으로 그냥 누워있거나 새끼들을 깔고 눕기도 한다. 그러면 새끼들은 젖을 바꿔 빨 수 없고 꼬물거리지도 못한다. 그런데 어미의 젖을 이것저것 바꿔 빠는 것과 꼬물거리는 것은 새끼쥐에게 좋은 신체활동이다.

캐나다 몬트리올에 위치한 맥길대학교의 신경과학자 마이클 미니Michael Meaney는 1980년대 후반에 획기적인 실험을 진행했다. 어미쥐와 새끼의 상호작용이 새끼쥐의 일생에 미치는 영향을 연구한 것이다. 미니의 연구팀은 유전적으로 동일한 어미쥐들을 택해서 젖먹이인 그들의 새끼의 행동을 녹화해서 분석했다. 그리고 새끼들이 자란 다음 양육을 잘한 어미쥐의 새끼들과 스트레스를 받은 어미쥐의 새끼들을 비교했다.

어미가 소중히 돌봤던 새끼는 느긋하고, 스트레스를 덜 받고, 술이나 코카인이 무한정으로 공급되어도 중독적 행동을 덜 하는 성체로 성장했다. 또한, 더 사교적이었고, 더 대담했으며, 새로운 곳을 탐험하려는 의지도 강했다. 반면에 스트레스를 받고 태만한 어미쥐의 새끼들은 불안, 우울증, 중독적인 행동을 하는 쥐와 비슷한 외톨이로 자랐다.

원숭이 어미와 새끼를 연구한 결과도 비슷했다. 일관성 없고 변덕스러우며 때로 새끼를 무시하는 어미 밑에서 자라며 스트레스를 받은 마카크 원숭이(아프리카·아시아산 원숭이의 하나─옮긴이 주) 새끼들은 더 잘 양육된 새끼들보다 소심하고, 순종적이며, 겁이 많고, 덜 사교적이고, 우울증에 걸리기 쉬운 성체가 되었다.

이런 결과들은 어린 시절의 경험이 우리의 건강과 장과 뇌의 대화에 어떻게 영향을 미칠 수 있는지 이해하는 데 있어 패러다임 변화의 시작점이었다.

또 다른 동물 연구에서 에모리대학교의 교수인 신경과학자 폴 플로츠키Paul Plotsky와 마이클 미니는 양육을 잘하는 어미쥐와 양육에 태만한 어미쥐의 새끼들을 연구했다. 새끼들이 자란 후, 연구팀은 그들을 매우 작고 비좁은 칸막이에 몇 분 동안 가둬 스트레스를 주었다. 그 결과, 돌봄을 잘 받은 쥐는 쥐의 스트레스 호르몬인 코르티코스테론corticosterone(인간의 코르티솔에 해당한다.) 농도가 더 낮았다. 또한 몸의 스트레스반응이 격해지지 않도록 혈액과 뇌에서 호르몬 변화가 일어났다. 뇌 발달에 반드시 필요한 성장호르몬을 포함한 몇 가지 호르몬을 분비하는 것이다.

그러는 사이, 어머니의 스트레스 수준과 성인이 된 자녀의 신경계가 스트레스에 대응하는 방식에 밀접한 연관성이 있다는 많은 과학적 증거가 쌓였다. 다양한 실험 조건에서 어미 동물에 스트레스를 가해서 새끼 양육에 영향을 미치게 하자, 스트레스로 어미의 행동이 변하면서 새끼의 뇌가 스트레스 상황에 더 민감하게 반응하고, 성체가 된 후 더 불안을 느끼도록 프로그램되었다. 최초의 스트레스 요인이 무엇이든, 어떤 동물이 실험 대상이든, 결과는 비슷했다. 어미가 더 심한 스트레스를 받을수록 새끼를 대하는 행동이 더 안 좋아졌고, 심지어 새끼를 잘 돌보던 어미가 양육에 태만해지는 경우도 있었다. 스트레스를 받은 어미는 새끼를 난폭하게 대했고, 돌보는 시간도 짧았으며, 털을 핥아주고 안아주는 행동도 줄었다. 심지어 스트레스를 너무 받아서 새끼를 죽여 잡아먹은 어미도 있었다!

어미의 스트레스가 새끼의 행동에 일관되게 부정적인 영향을 미치는 것보다 더 놀라웠던 점은 이런 행동 변화 밑에 깔린 생물학적 메커니즘이었다. 스트레스를 받은 쥐의 뇌는 구조적·분자적 변화를 보였다. 뇌회로 전체와 회로의 연결이 어미의 행동에 따라 다르게 발달했고, 이런 연결에 관여하는 몇 개 신경전달물질의 체계도 변경되었다. 돌봄을 받지 못한 새끼는 스트레스 분자인 부신피질자극호르몬 방출인자를 더 많이 생산했고, 스트레스반응을 통제할 수 있는 체계는 덜 효율적으로 작동했다. 스트레스반응을 통제할 수 있는 체계에는 신경전달물질 GABA(감마-아미노뷰티르산)와 그 수용체를 포함하는 신호전달회로가 포함된다. 이런 변화들 덕분에 강력한 항불안제인 발륨조차 스트레스를 경감시켜 주지 못한다.

불운한 유년기 경험을 지닌 환자들을 매일 만나 대화하다 보니(연구에 따르면 건강한 사람의 최대 40%와 과민대장증후군 환자의 최대 60%가 그런 불행한 경험을 했다), 지난 20년간 내 연구는 변화된 뇌와 장의 상호작용과 유년기의 불행한 경험 사이의 연관성을 이해하는 데 초점이 맞춰져 있었다.

유년기의 스트레스가 과민한 장을 만든다

어미의 양육이 새끼쥐의 뇌를 어떻게 프로그램할 수 있는지에 대한 첫 번째 논문을 발표하고 얼마 지나지 않아, 나는 북미 전역의 생물정신의학자들이 모이는 미국 신경정신약리학회 American College of Neuropsychopharmacology가 주최한 학회에 초대받았다. 그리고 스트레스 메커니즘을 논하는 미니 심포지엄에서 에모리대학교 교수인 신경과학자 폴 플로츠키를 처음 만났다. 플로츠키가 어미쥐의 스트레스가 새끼쥐의 생물학적 특성과 행동을 어떻게 바꾸는지에 대한 연구 결과를 발표하는 걸 들으면서, 나는 바로 그의 연구 결과를 어떻게 현실에 적용할 수 있을지, 더 중요하게는 만성 위장질환을 앓는 내 환자들에게 어떻게 도움을 줄 수 있을지를 궁리했다.

학회가 끝난 직후 나는 우리가 협력할 방법을 알아보기 위해

애틀랜타로 날아갔다. 비가 내리는 무더운 저녁, 식당에서 함께 식사를 하고 그의 집에서 한잔하면서 폴과 나는 몇 시간 동안 이야기를 나누었다. 그는 자신의 연구가 스트레스 관련 장질환에만 국한되지 않고 심신의 과학 전반에 의미가 있다고 했다. 나는 내 환자들의 장질환, 통증, 그 외의 심리적 증상들을 언급했다. "내가 그래요. 그 증상이 다 있어요." 플로츠키가 농담을 던졌다. 나는 내 환자들의 증상이 아동기에 뇌-장 축 프로그램이 설정되면서 유발된 것일 수 있는지 궁금했다. 그래서 플로츠키의 연구실에 머물면서 이 이론을 탐구해보기로 했다.

이 실험을 설계할 때, 나는 제니퍼 같은 과민대장증후군 환자들을 염두에 두었다. 당시 우리는 불운한 유년기 경험이 성인이 되었을 때 불안, 공황발작, 우울증에 걸리기 쉬운 성향을 갖게 한다는 사실을 알고 있었다. 그러나 과민대장증후군과 과거의 성적 학대 경험의 연관성을 주장한 소수의 논문을 제외하면, 이런 경험이 위장관 통증과 배변 습관의 변화를 일으킬지는 누구도 알지 못했고, 이 과정에 장내 미생물군의 변화가 관련 있으리라고도 전혀 생각하지 못했다.

플로츠키가 했듯이 생애 첫 주 동안 어미쥐를 새끼들과 하루 3시간씩 떨어뜨려 놓아서 어미쥐에게 스트레스를 주자, 새끼쥐는 자라서 과민대장증후군 유사 증상을 보였다. 과민대장증후군 환자의 경우, 정상적인 장활동이 복통, 경련, 눈에 보이는 복부 팽창을 일으킬 수 있는데, 이 모든 증상은 대체로 장이 과하게 민감해서 과민 반응하기 때문에 생긴다.

또한 과민대장증후군 환자들 대다수는 불안 수준이 높고, 상당수가 불안장애나 우울증을 앓는다. 우리의 실험에서 어릴 때 제대로 돌봄을 받지 못한 쥐들은 비슷한 증상을 보였다. 이들은 불안감이 더 높고, 장은 더 민감하며, 스트레스를 받으면 토끼 똥 같은 변을 보는데, 쥐에게 토끼 똥은 사람의 설사에 해당한다. 중요한 발표나 입사 면접을 앞두고 화장실로 달려간 경험이 있는 사람이라면 이 느낌을 알 것이다. 그러나 과민대장증후군 환자들과 실험용 쥐들은 그와 같은 스트레스 증상에 항상 시달린다.

놀랍게도, 뇌의 마스터 스위치이며 어린 시절의 스트레스로 인해 증가하는 부신피질자극호르몬 방출인자의 작용을 차단하는 화학물질이 스트레스 관련 행동, 장 과민증, 스트레스로 인한 설사 등 모든 증상을 없앴다. 그런 약물이 언젠가는 과민대장증후군과 스트레스에 민감한 질환을 치료할 수 있을지 모른다. 그러나 뇌-장 축의 부신피질자극호르몬 방출인자 신호전달체계를 표적으로 하는 안전하고 효과적인 약물을 개발하려는 노력은 아쉽게도 아직 성공하지 못했다. 우리 연구팀을 비롯해 많은 과학자들이 이 연구에 매달렸고, 실패 원인을 분석하려 애썼다. 인간의 사연은 애초에 생각했던 것보다 더 복잡한 걸까?

기초과학자들은 쥐 실험을 바탕으로 새로운 약물치료법의 가능성에 대해 늘 즉각적인 결론을 내린다. 그러나 인간의 뇌는 쥐의 뇌보다 훨씬 클 뿐 아니라 쥐의 뇌에는 덜 발달했거나 아예 존재하지 않는 회로와 영역이 인간의 뇌에는 있다. 전전두피질

prefrontal cortex과 앞뇌섬anterior insula이 그 예다. 그래서 나는 동물 실험에서 발견한 획기적 사실을 인간의 의학적 증상을 이해하는 데 적용하고자 한다면, 유년기에 불운한 경험을 한 사람의 뇌를 관찰하는 게 반드시 필요하다고 일찌감치 판단했다.

이 목표를 마음에 새기고 플로츠키와 나는 신경촬영법을 이용해서 살아있는 사람의 뇌를 직접 관찰하기로 했다. 우리는 만 18세 이전에 불운한 경험을 했던 건강한 성인 100명의 뇌를 촬영했다. 방치당했거나, 언어적·정서적·신체적 학대를 당했거나, 부모가 심각한 병을 앓았거나 세상을 떠났거나 이혼했거나, 그 외의 심각한 가정불화를 겪은 경우였다.

그들의 뇌영상을 확인한 후, 나는 불안이나 우울증, 장질환 증상을 전혀 보이지 않는 건강한 성인도 뇌의 구조와 뇌 신경망의 신경활동이 변형된 것을 발견하고 깜짝 놀랐다. 이를 통해 상황의 위험성이나 특정 신체감각의 의미를 평가할 수 있었다. 이소위 현저성체계는 상황의 긍정적이거나 부정적인 결과를 예측하는 데도 중요한 역할을 하며, 직감에 근거한 의사결정에서 필수적인 부분이다.

이 발견은 몇 가지 측면에서 놀라웠다. 우리는 인간의 뇌가 유년기의 불운한 경험에 반응해서 재정렬되며, 이 상태가 평생 지속될 수 있다는 걸 최초로 증명했다. 건강한 성인에게서 이런 변화를 발견했기에 그런 뇌의 변화가 반드시 특정 건강 문제를 일으키는 것은 아니란 점도 확인했다. 이들이 다른 사람들보다 더 걱정이 많고 더 불안해하며, 위험을 피하려는 경향이 더 크더라도, 제니퍼처럼 장질환을 겪지는 않는다. 변형된 뇌 신경망은 단지 과민대장증후군을 포함한 광범위한 스트레스 민감성 질환의 발병 위험을 더 높일 뿐인 걸까? 우리의 연구 결과를 보면 과민대장증후군 환자들은 뇌 신경망이 변형되어 있다. 그것이 심리적 스트레스와 식사에 대한 위장관의 정상적 신호에 과민 반응을 보이게 한다.

스트레스는 어떻게 다음 세대로 전달되는가

세도나 학회에 참석한 강연자 중에는 뉴욕의 마운트 사이나이 아이칸 의과대학의 저명한 신경과학자 레이철 예후다Rachel Yehuda도 있었다. 예후다는 홀로코스트 생존자의 후손이 성인이 되면 자신은 트라우마를 겪지 않았더라도 우울증, 불안, 외상후 스트레스장애 등 정신질환을 겪을 위험이 크다는 획기적인 발견을 발표했다. 이후 몇몇 부가적 연구가 스트레스와 역경의 '세대 간 전이'가 존재한다는 결과를 발표했다. 여기에는 9·11 테러 당시 세계무역센터 건물에서 대피했던 사람들의 후손에 관한 연구나, 제2차 세계대전 동안 네덜란드 기근으로 고통받았던 사람들의 후손에 관한 연구가 포함된다.

말로는 표현할 수 없는 트라우마를 겪은 부모 밑에서 안전하게 지지를 받으며 자란 자녀들이 그런 트라우마를 직접 겪은 사람들에게나 나타나는 행동 변화를 보일 위험성이 어떻게 더 클 수 있을까?

마이클 미니의 쥐 실험을 보면 스트레스를 받고 새끼를 방치하는 어미쥐의 딸들은 자라서 어미가 되면 자신의 새끼쥐에게 똑같은 행동을 한다. 미니의 연구 결과에 따르면 이 영향은 몇 세대에 걸쳐 전해진다. 이는 어미쥐가 스트레스를 받아서 새끼쥐에게 스트레스를 주는 행동을 하면, 그것이 후손에게 전해진다는 뜻이다.

어떻게 그렇게 되느냐가 의문이었다. 미니와 맥길대학교 분자생물학자 모세 시프Moshe Szyf는 이 미스터리를 풀기 위해 몇 년간 신중하게 연구했고, 그 결과는 생물학에 혁명을 일으켰다. 이들은 (등을 구부려서 새끼들이 젖을 잘 물 수 있게 하거나 털을 핥아주는 것과 같은) 어미쥐와 새끼쥐 상호작용의 특정 측면이 갓 태어난 새끼의 유전자를 화학적으로 변경할 수 있다는 사실을 발견했다. 방치당한 새끼쥐의 세포 속에서는 효소가 DNA에 메틸기methyl groups라는 화학적 표지chemical tags를 붙였다. 이런 형태의 유전은 후성後成유전epigenetic inheritance이라고 한다. DNA 위에 표지가 붙어있고 고대 그리스어 접두사 epi−는 '〜 위에'를 뜻하기 때문에 영어로 epigenetic이다. 표지가 달린 유전자는 여전히 동일한 정보를 전달하고 같은 단백질을 생산하므로 후성유전은 유전자를 통한 전통적인 유전과 다르다. 그러나 표지가 붙으면 해당 유전자는 정보를 전달하고 단백질을 생산하는 데 어려움이 있다.

기저에 깔린 생물학을 바라보는 또 다른 관점은 다음과 같다.

인간 유전자의 총체인 인간 게놈(유전체)이 생명의 책이라면 뇌세포, 간세포, 심장세포는 그 책의 각기 다른 부분들이다. 후성유전자 표지는 책갈피로, 뇌세포나 간세포, 심장세포에게 각각 읽어야 할 부분을 알려준다.

양육을 잘 받지 못하면 일부 책갈피의 위치가 바뀌고 강조하는 문단도 변한다. 표지가 붙은 몇몇 유전자는 뇌의 신호전달체계를 바꾸어 성인이 된 딸들 역시 새끼를 제대로 키우지 못하는 어미로 만든다. 그리고 다시 새끼에게 똑같은 유전자 표지가 붙고, 그렇게 세대에 걸쳐 반복된다. 이제 우리는 후성유전적 편집이 우리 뇌의 발달방식을 결정하는 세포와 메커니즘뿐만 아니라 자녀에게 전달되는 유전정보를 가지고 있는 생식세포나 배아세포에도 영향을 미칠 수 있다는 것을 알게 되었다. 후성유전학의 발견은 본성이나 양육이 스트레스와 관련된 질병을 일으키는 정도에 대한 오랜 논쟁을 종식시켰다. 후성유전학은 현대 생물학자들이 유전에 관해 믿었던 모든 것을 뒤집었다.

제니퍼의 어머니와 할머니가 우울증, 불안, 복통 등 제니퍼와 매우 비슷한 증상을 앓았던 게 기억날 것이다. 의사들 대부분은 그것이 이 질병의 유전자가 제니퍼 가족에게 유전되는 증거라고 생각할 것이다. 하지만 워싱턴주 시애틀대학교의 로나 레비Rona Levy가 1만 2천 쌍에 가까운 쌍둥이들을 대상으로 과민대장증후군에서 유전의 역할을 연구한 결과는 그런 단순한 설명에 의문을 제기했다. 같은 유전자를 공유하는 일란성 쌍둥이의 경우 쌍둥이 모두 과민대장증후군을 앓을 가능성이 이란성 쌍둥이보다 높은 게 당연하다. 이 결과는 유전자가 과민대장증후군 발현에 중요한 역할을 한다는 점을 확인해주었다.

그러나 레비는 부모가 과민대장증후군을 앓는다는 사실이 쌍둥이 형제가 과민대장증후군을 앓는다는 사실보다 더 강력한 예측 변수라는 점도 발견했다. 이는 유전자 외의 메커니즘이 임상적 진단의 세대 간 전달에 중요한 역할을 한다는 뜻이다. 다른 해석도 가능하지만(사회적 학습의 역할이라거나), 후성유전적 메커니즘이 과민대장증후군처럼 스트레스에 민감한 질환의 가족력을 설명하는 데도 중요한 역할을 한다고 보는 게 타당하다.

후성유전학은 후천적으로 습득한 특성은 유전적으로 전달할 수 없다는 지배적 신조에만 의문을 품은 게 아니다. 정신건강의학의 신조도 뒤집었다. 지난 한 세기 동안 정신건강의학과 의사들은 무의식에는 유년기의 트라우마, 숨겨진 욕망, 어머니와 자녀 사이에 해결하지 못한 역학과 관련한 감정이 묻혀있다고 믿었다. 정신분석 이론에 따르면, 이 해결하지 못한 문제들은 제니퍼 같은 환자들에게 과민대장증후군 같은 스트레스 관련 질병을 일으킬 수 있을 뿐 아니라 심리적 문제를 일으킬 수 있다.

지금 우리는 프로이트 이론의 많은 부분이 잘못되었다는 걸 안다. 과학은 잘못된 양육을 포함한 유년기의 불운한 경험이 뇌의 스트레스 민감성을 강화할 수 있고, 이 프로그래밍이 여러 세대에 걸쳐 전해져서 뇌질환에 대한 취약성을 지속시킬 수 있다는 견해를 확고하게 지지해준다.

당신 자녀의 뇌-장 축은
스트레스를 받았을까?

초등학생 딸에게 불안증이 있다면? 10대 아들이 시험 전날 스트레스가 심해 담배를 피운다면? 자녀가 과민대장증후군을 앓는다면? 이는 모두 당신이 자녀가 어렸을 때 제대로 보살피지 못해서일까? 아니다. 어머니들은 젖을 먹이고, 쓰다듬고, 다양한 신체 접촉을 통해 자녀를 양육한다. 어미쥐가 배 밑에 새끼들을 품고, 핥아주고, 털을 손질해주는 등 새끼쥐의 뇌를 건강하게 발달시켜 주는 행동과 유사하다.

그러나 인간의 뇌는 쥐의 뇌보다 훨씬 더 복잡하다. 생계를 잇느라 스트레스를 심하게 받은 싱글맘이 키운 사람이나, 최악의 유년기 역경을 극복한 사람들 중에도 행복하고 매우 성공한 삶을 사는 사람은 많다.

인간의 경우, 유년기 스트레스의 부정적 영향으로부터 자신을 보호해줄 수 있는 것이 유전적 요인부터 초기 발달 단계의 완충 효과까지 많다. 어머니 외에 아버지, 조부모, 손위 형제자매 등은 자녀를 지지해주는 안정적 가정 환경에 도움을 줄 수 있으며, 유년기에 겪은 역경을 극복하게 해줄 수 있다. 스트레스체계의 발달이 외부 요인의 영향을 받는 시간은 인간의 경우 최대 20세까지다.

완충 요인이 없더라도 인간은 쥐나 다른 동물과 달리 유년기 스트레스와 트라우마로 설정된 프로그램을 부분적으로나마 바꿀 도구가 여러 가지 있다. 예를 들어, 인지행동치료, 최면, 명상 등 마음에 바탕을 둔 치료법은 우리가 상황과 신체감각을 평가하는 방식을 변화시킨다. 이런 치료법들은 단순한 심리치료가 아니다. 뇌의 감정 생성회로와 스트레스 생성회로에 대한 피질의 통제력을 향상시킬 수도 있다. 그런 치료법들은 뇌의 전전두피질을 강화해서 주의 집중, 감정적 각성, 현저성 평가와 관련한 뇌 신경망의 구조와 기능을 변화시킬 수 있다.

장내 미생물이 스트레스를 받으면?

지금까지는 유년기 경험에 의해 프로그램되는 뇌회로에 초점을 맞춰 이야기했다. 취약한 사람의 경우, 생애 첫 20년 동안 안정적인 환경에서 양육받지 못하면 성인이 된 후의 뇌와 행동의 발달에 변화가 올 수 있다는 점에는 의문의 여지가 없다. 이런 변화는 이 세상과의 첫 번째 부정적 상호작용을 반영하는 초기 신경계 프로그래밍이라고 볼 수 있다.

과민하게 반응하는 스트레스체계는 위험한 환경에 태어난 사람에게는 어느 정도 유리하게 작용할 수 있다는 점도 잊지 말아야 한다. 그러나 진화가 의도하지 않았던 '부작용'인 과민대장증후군으로 평생 고통을 받는 것이 무슨 이점이 있을까? 그리고 그렇게 프로그램된 뇌–장 축이 장 속에 사는 수조 마리 미생물과 우리 인간의 상호작용에 가져오는 결과는 무엇일까?

우리는 유년기에 겪은 역경, 장과 뇌의 교차 대화의 변화, 이런 상호작용에서 장내 미생물 생태계의 역할, 이 사이의 관계를 이해하는 데 큰 진전을 이루었다. 유년기의 스트레스가 뇌와 장뿐 아니라 장내 미생물 생태계에도 중대한 영향을 미친다는 점이 점점 명확해지고 있다.

여러 연구 결과에 따르면 청소년기의 붉은털원숭이는 처음 어미 곁을 떠나면 분리불안 증상을 보인다. 많은 10대들이 대학 진학을 위해 집을 떠날 때와 똑같다. 설사가 일어나는 이유는 스트레스로 장이 더 강하게 수축해서 섭취한 음식물을 더 빠르게 밀어내기 때문이다. 게다가, 스트레스는 다양한 소화액을 장으로 더 많이 분비시킨다. 스트레스로 유도된 이런 장기능 변화는 장내 미생물의 생활 환경에 큰 영향을 미친다. 이에 대응하여 분변성 세균 수는 크게 감소하고, 보호균의 한 속屬인 유산균 수가 가장 줄어든다. 이질균이나 대장균 같은 병원성 미생물이 대담하게 활동하게 되면서 장관감염이 시작된다. 스트레스호르몬인 노르에피네프린 역시 그런 침입자들을 더 공격적이고 끈질기게 만들어준다.

하지만 원숭이를 대상으로 한 실험에서 스트레스의 영향은 일시적이었다. 첫 주가 지날 때쯤 새끼원숭이들이 자립이라는 새로운 환경에 적응하자 장내 유산균 수도 정상 수준으로 회복되었다. 장내 미생물군에 미치는 영향이 일시적이었으니 괜찮은 걸까? 이런 일시적인 장내 미생물군의 변화가 인간의 뇌에 영향을 미칠까?

캐나다 온타리오주 해밀턴에 있는 맥마스터대학교의 프레미슬 버시크Premysl Bercik 교수팀은 최근 연구에서 동물 모델을 이용해 우리의 연구 결과를 확인했다. 어미의 방임 양육이 스트레스에 대한 장의 반응성을 높이며 뇌의 스트레스 회로도 변형시킨다는 것이다. 그러나 어미의 돌봄을 제대로 받지 못한 동물은 불안이나 우울증 유사 행동 등 다른 변화도 보였다는 사실을 기억해야 한다.

버시크 연구팀은 이런 행동 변화를 일으키는 네 장내 미생물군이 특별한 역할을 한다는 사실을 최초로 증명했다. 장내 미생물군과 그 대사산물의 변화에 좌우되는 것은 어미의 방임 양육이 가져오는 '심리적' 영향뿐이었다. 그러나 장의 반응성 변화는 동물의 스트레스반응성 증가와 관련이 있었다.

이 놀라운 발견이 인간을 대상으로 확인된다면, 스트레스 관련 정신질환에서 장내 미생물군의 역할을 온전히 이해하는 일뿐 아니라 제니퍼처럼 불운한 유년기를 보낸 스트레스 민감성 질환 환자의 치료에도 큰 영향을 미칠 것이다. 장내 미생물군을 식이요법과 프리바이오틱스, 프로바이오틱스로 조절해서 변형된 장내 미생물군이 뇌에 미치는 영향을 다소라도 되돌려놓는 것은 통합치료에서 중요한 방법이 될 수 있다.

자궁 속에서 받은 스트레스의 영향

임신했을 때 모체가 받는 스트레스가 태아의 향후 건강을 위태롭게 할 수 있다는 사실은 오래전부터 알려져있었다. 스트레스를 많이 받는 어머니에게서 태어난 아기는 발달 속도가 느리고, 출생 시 몸무게도 적으며, 감염에 더 취약하다. 그러나 어머니의 스트레스로 자녀의 행동과 뇌 발달에 해로운 영향이 미칠 가능성에 대해서는 최근까지도 거의 알려진 바가 없었다.

인간의 동반자인 미생물의 변화에 스트레스가 미치는 영향을 보여주는 증거가 두 가지 있다. 첫째, 원숭이 실험을 보면 모체의 스트레스는 자녀의 장내 미생물군을 변화시킨다. 미국 위스

콘신대학교 매디슨캠퍼스의 신경생물학자 크리스 코Chris Coe는 임신한 붉은털원숭이들을 매 평일 10분 동안 경고등 소리에 불규칙적으로 6주간 노출했다. 이 어미 원숭이들이 받은 스트레스는 대도시에 사는 임신부가 교통체증이나 소음, 출산 며칠 전까지 근무하면서 받는 스트레스에 상응했다. 그 결과, 스트레스를 받은 어미 원숭이의 새끼는 평온한 임신 기간을 보낸 어미 원숭이의 새끼보다 장내에 유익한 균인 유산균과 비피두스균이 훨씬 적었다.

어미가 받은 스트레스가 어떻게 갓 태어난 새끼의 장내 미생물군을 변화시키는지 처음에는 알 수 없었다. 태아의 장 속에는 미생물이 없기 때문이다. 그러나 지금은 스트레스가 임신부의 질내 미생물군을 변화시킬 수 있고, 이는 신생아의 장내 미생물군에 큰 영향을 미친다는 것을 안다. 펜실베이니아대학교의 신경과학자 트레이시 베일Tracy Bale이 이끄는 연구팀은 임신한 쥐들을 여우 냄새가 나는 환경을 포함해 일련의 불편한 상황에 노출해 스트레스를 주었다. 베일 연구팀은 이전에 동일한 산전 스트레스 패러다임이 감정과 스트레스를 조절하는 뇌의 네트워크에서 수컷 새끼에게 주요 신경 발달 변화를 초래한다는 것을 보여주었었다.

스트레스가 동물의 장내 미생물에 미치는 영향에 대해 이미 알려진 것 외에, 과학자들은 스트레스를 받은 어미쥐의 질내 미생물 생태계의 주요 변화, 특히 유산균 수의 감소 현상을 발견했다. 스트레스로 질내 유산균이 감소하면 질내 산도를 변화시킬 수 있고 질 감염에 취약하게 만들 수 있다는 것은 오래전부터 알려진 사실이다. 하지만 질내 미생물 생태계에 스트레스가 미치는 영향이 새끼의 뇌 발달과 행동에 그토록 중요한 이유는 대체 무엇일까?

모체의 질내 미생물군은 태아의 장내 미생물군의 씨앗이 된다. 그래서 스트레스를 받은 쥐들은 장에 유산균이 더 적은 새끼를 낳았다. 스트레스를 받은 어미 원숭이의 새끼가 장 속 유산균 수가 더 적은 것과 마찬가지였다. 이런 스트레스의 영향은 새끼의 장내 미생물 생태계와 뇌회로의 평생 지속될 구조가 형성되는 중대한 시기에 나타나므로 특히나 중요하다.

그러나 어미쥐의 스트레스는 새끼쥐의 장내 미생물에 영향을 미치는 데서 끝나지 않고 새끼쥐의 뇌에도 영향을 미친다! 베일 연구팀은 새끼쥐의 장내 미생물이 생성하는 분자 혼합물을 분석했다. 그래서 새끼쥐의 뇌가 집중적으로 소비하는 에너지를 공급하는 분자에 변화가 생겼으며, 빠르게 발달하는 뇌의 성장을 돕고 특정 뇌영역들 사이에 새로운 연결을 형성하는 아미노산 공급이 감소했다는 사실을 발견했다.

오늘날 임신, 출산, 양육을 경험하는 여성들에게 이 실험 결과가 의미하는 바는 무엇일까? 성인들이 흔히 겪는 불안장애, 우울증, 조현병, 자폐증, 그리고 가장 흔한 과민대장증후군 같은 뇌질환은 이제 신경발달장애로 여겨지는데, 이는 뇌의 기본적인 변화가 생애 초기에, 많은 경우 자궁에서 이미 시작된다는 것을 뜻한다. 앞서 밝혀진 대로 스트레스는 이런 신경 발달 변화에 영향을 주는 주요인이다.

유년기에 겪는 역경이 뇌-장 축에 영향을 미치는 주요 경로는 최소한 두 가지다. 하나는 스트레스반응체계와 뇌-장 축의 후성유전적 변형이고, 다른 하나는 스트레스로 장내 미생물군과 대사산물에 변화가 일어나 뇌에 영향을 미치는 경우다. 이것은 파괴적인 질병의 발생과 궤적에 지속적으로 큰 영향력을 행사하고 싶다면 삶의 초기부터 개입해야 한다는 뜻이다. 성인 환자가 병이 완전히 진행된 상태로 진료실에 오면 대부분 증상에만 집중하는 일시적인 치료만 이루어질 공산이 크다. 치료가 성공하고 효과가 오래 지속되기도 어렵다. 그러나 제니퍼의 사례에서 곧 살펴보겠지만, 성인 환자에게도 더 효과적인 치료 가능성이 있다는 게 과학적으로 밝혀졌다.

건강한 삶의 시작을 위한 미생물과의 첫 만남

연구 일을 시작하기 여러 해 전, 나는 지금도 장내 미생물에 대해 생각할 때면 떠올리게 되는 놀라운 사건을 목격했다. 대학이 겨울방학에 들어갔을 때 나는 한 다큐멘터리 감독을 만나 브라질과 베네수엘라의 열대우림 깊숙한 곳, 오리노코강 상류에 사는 야노마미Yanomami족을 촬영하는 팀에 합류했다.

달이 밝던 어느 날 밤, 나는 함께 지내던 야노마미 가족의 집 가까운 곳에 설치한 해먹에 누워있었다. 정글에서 무슨 소리가 들려와서 나는 잠들지 못했고, 결국 자리에서 일어났다. 그리고 소리에 귀를 기울이다가 주변 숲으로 몇 발짝 걸어 들어갔다. 거기서 나는 열다섯 살짜리 원주민 소녀가 홀로 땅바닥 위에 커다란 바나나 잎을 깔고 쪼그려 앉아 거의 아무 소리도 내지 않은 채 아이를 낳는 모습을 보았다. 아이를 낳은 뒤, 소녀는 어떤 날카로운 물체로 탯줄을 끊었다.

누구의 도움도, 의학 기술의 개입도 없는, 자연 그대로의 출산 장면이었다. 너무나 조용해서 마을의 그 누구도 알아차리지 못한 듯했다. 이 출산 환경은 내가 수련의로 지내며 경험했던 현대적인 병원에서의 출산 장면과는 너무나 거리가 멀었다. 청결하게 소독한 병원도 아니었고, 산모의 질에 있는 미생물을 소독제로 '세척'해줄 산부인과 의사도 없었다. 대신 갓 태어난 야노마미 아기는 산모의 질내 미생물뿐 아니라 산모의 (씻지도, 살균하지도 않은) 손과 흙, 바나나 잎에 있던 온갖 미생물에 노출되었다. 하지만 그 후 몇 주 동안 아기는 완벽하게 건강한 모습으로 부모에게 안겨있었다.

서양에서는 아이의 출산 과정이 매우 다르게 진행되며, 그런 서양 관습의 뿌리는 깊다. 20세기 들어서 프랑스의 소아과 의사 앙리 티씨에Henry Tissier는 인간의 아기는 멸균 환경에서 자라며, 출산 시 산모의 질내 미생물군에 노출되면서 미생물을 최초로 접촉한다고 주장했다. 이 주장은 백 년 넘게 신조처럼 여겨졌지만, 이제는 의심할 이유가 충분하다.

최근 연구에 따르면, 임신 중에 건강한 상태에서도 산모의

(대개는 유익한) 장내 세균이 제대혈(분만 후 산모와 태아를 연결하는 탯줄에서 얻은 혈액—옮긴이 주), 양수, 태변(신생아가 처음 누는 똥—옮긴이 주), 태반에도 존재한다. 출산이 다가오면 질내 미생물군은 크게 변화한다. 미생물 종의 다양성은 감소하고 보통 소장에서 발견되는 유산균 종이 우세해진다. 자연분만으로 태어나는 아기는 이 유산균을 포함한 모체의 질내 미생물군에 노출되며, 이때 아기의 장에서 서식하게 될 미생물의 핵심 공급원이 제공된다.

이런 식으로 어머니의 고유한 질내 미생물군이 자녀의 장내 미생물군의 바탕을 이루며, 이후 삶 동안 자녀의 장을 지배한다. 어머니의 미생물은 또한 신생아에게 대사에 필요한 핵심 요소도 제공해서 아기는 모유에 든 유당과 특별한 탄수화물을 소화할 수 있게 된다.

신생아의 장관에 질내 미생물군이 들어가야 아기가 건강한 삶을 시작할 수 있으므로, 과학자들은 제왕절개 분만이 아기의 미래 뇌 건강을 위태롭게 하지 않을지 연구하고 있다. 브라질이나 이탈리아 같은 일부 국가에서 자연분만보다 제왕절개술로 태어나는 아이들의 비율이 더 높은 것은 놀라운 일이다. 물론 제왕절개술을 시행함으로써 질을 통해 정상적으로 장내 미생물 생태계를 아기에게 프로그래밍하는 것을 '건너뛰는' 일이 뇌 발달에 미칠 장기적 영향은 아직 알지 못하지만. 지금은 제왕절개술로 태어난 아기의 장에는 어머니의 질내 미생물이 아니라 어머니의 피부, 산파, 의사, 간호사, 그리고 분만실의 다른 아기의 미생물이 서식한다는 사실과, 비피두스균 같은 중요 유익균이 장에 정착하는 데는 자연분만으로 태어난 아기보다 오래 걸린다는 사실만 알 뿐이다.

위험한 장내 미생물인 클로스트리듐 디피실균Clostridium difficile은 제왕절개술로 태어난 아기의 장에서 너무 많이 자라서 아기에게 해를 입힐 가능성이 더 높고, 이 아기들은 나이를 먹으면서 비만이 될 가능성이 더 높다. 과학자들은 제왕절개술로 태어난 아이들은 뇌−장 축 변화와 자폐증을 포함한 심각한 뇌질환에 더 취약하다고 의심하고 있고, 이를 입증하기 위한 몇 가지 연구가 진행 중이다.

마지막으로, 마틴 블레이저 연구팀이 쥐를 대상으로 한 연구를 통해, 유년기에 저용량 항생제 복용으로 발생하는 장내 미생물군의 일시적 교란은 성인이 된 후 고지방 식단으로 인해 쉽게 비만해지게 할 수 있다는 사실이 밝혀졌다.

현대인에게 위험이 되어버린 생존을 위한 적응

종의 생존은 진화의 신조 중 하나다. 자연은 모든 종이 이 신조를 따르도록 만들었다. 이것이 인간과 모든 동물이 수백만 년 동안 생존해온 방식이다. 이 장에서 나는 유년기에 받는 스트레스가 인간과 동물의 뇌와 행동에 영향을 미칠 수 있는 몇 가지 메커니즘을 설명했다. 특히 스트레스 환경과 스트레스를 받은 모체가 자녀의 뇌에 지속적인 변화를 일으키는 방식에 초점을 맞췄다. 이런 변화는 다양한 생물학적 경로와 메커니즘을 이용하여 위험한 세상에 대응하도록 자녀의 스트레스반응체계를 설정한다.

자녀와 상호작용하면서 어머니는 자녀의 뇌 속 현저성체계를 수정하고, 이를 통해 자녀의 직감은 성인이 되었을 때 위험한 세상에 대비하는 쪽으로 치우치게 된다. 어머니는 질내 미생물을 바꿔서 자녀의 장내 미생물 생태계도 변화시킨다. 또한, 핵심적인 스트레스반응 유전자에 메틸기라는 표지를 붙여 후손 몇 세대에 전해질 후성유전적 변화를 일으킨다.

왜 진화는 인간을 병들고 불행하게 만드는 체계를 발달시켰을까? 자연이 하나의 목적을 향해 여러 전략을 마련했다면, 그리고 그 전략들이 인간을 포함한 많은 종에서 공통으로 보인다면, 그 전략들이 존재하는 타당한 이유가 있을 것이다.

과학은 모두 한 방향을 가리킨다. 모체가 위험을 인식할 때, 자연이 마련한 전략들은 새끼에게 강한 투쟁-도피 반응을 심어주고, 더 조심스럽고 덜 공격적이며 덜 외향적인 행동을 심어준다. 자기도 모르는 사이에 모체는 자신이 위험하다고 인지하는 세계를 새끼가 살아갈 수 있도록 준비시키는 것이다.

이런 체계는 우리 선조들이 달려드는 사자에게서 도망치거나 주먹싸움에서 경쟁자를 때려눕힐 때는 도움이 되었을 것이다. 이 가설을 증명해줄 과학적 데이터는 없지만, 그 체계는 오늘날 전쟁이나 기근, 자연재해를 겪을 수밖에 없거나 험한 동네에서 자라는 수많은 사람들도 더 회복력 있게, 힘겨운 생활 환경에 더 잘 적응하게 만들어줄 수 있을 것이다.

그러나 상대적으로 안전한 산업화 사회에 사는 우리는 이런 오래된 생물학적 프로그램에 큰 대가를 치른다. 투쟁-도피 체계가 과도하게 활동하고 스트레스호르몬 수치가 계속 높은 상태면 불안장애, 공황장애, 우울증 등 심각한 정신질환으로 이어질 수 있다. 또한 비만, 대사증후군, 심장마비, 뇌졸중 등 스트레스에 민감한 신체질환을 부를 수 있다. 마지막으로, 이 프로그래밍과 관련하여 뇌-장 축이 과민 반응하면 과민대장증후군과 만성 복통 같은 만성 장질환을 일으킬 수 있다.

임신부가 출퇴근 시의 교통체증이나 프로젝트 마감일, 재정 문제, 출산 예정일 며칠 전까지 근무하는 데서 오는 스트레스를 걱정해야 하는지 안 해도 되는지는 아직 알 수 없다. 그리고 분만 전과 도중의 항균제 처리, 제왕절개술을 통한 출산, 젊은 산모의 식단과 스트레스 같은 질 미생물 생태계를 변화시키는 습관이 아이의 건강을 어느 정도까지 위협하는지는 아직 모른다. 또한 자녀의 유년기에 부모가 일으킨 큰 변화가 자폐증, 비만, 기타 질환이 지난 반세기 동안 기하급수적으로 증가한 현상을 설명해줄 수 있을지 어떨지 모른다.

엄마가 임신 기간에 특정 스트레스를 받으면, 그리고 자녀가 자라면서 가족의 일로 고통을 받으면 자녀의 뇌 발달에 해로우며 뇌-장-장내 미생물 축의 구조를 영구적으로 변형시킬 위험이 크다는 것은 분명하다. 나는 태아기나 출생 후의 큰 스트레스, 질을 통하지 않은 출산, 불필요한 항생제 사용, 건강에 해로운 식습관 등을 통해 장내 미생물 생태계의 정상적인 구축이 교란되면 뇌-장 질환에 걸리기 쉬운 토대가 마련될 수 있다고 믿는다.

자녀의 뇌-장 축 변화는 삶의 후반기에 이를 때까지 인지하기 어려울 수 있다. 그때는 돌이키기에 너무 늦을지 모른다. 이런 연관성을 인식하고 기초적인 생물학적 메커니즘을 이해하는 것이 첫걸음이다. 건강에 안 좋은 이런 영향을 최소화하기 위한 전략을 실행하는 것은 어려운 일이다. 그러나 건강한 식단을 유지하고, 임신 중에 간단한 스트레스 감소 기술을 실천하며, 불필요한 항생제 노출을 피하기 위해 경계를 늦추지 않는 것은 대부분의 어머니들이 실천할 수 있는 일들이다.

유년기의 프로그램과 잘 살아가는 법

이제 우리는 태아가 자궁에 있을 때부터 엄마가 경험하는 스트레스가 자녀의 스트레스, 장질환, 불안장애, 우울증에 대한 민감성을 바꿀 수 있음을 안다. 이런 초기 설정은 모체의 행동에만 달려있지 않다. 아이의 행복에 큰 위협이 되는 사건들도 그런 것들에 대한 민감성을 바꿀 수 있다.

이런 사실이 제니퍼의 건강 문제의 뿌리를 이해하는 데 도움이 될 수 있다. 제니퍼가 어머니의 자궁 속에 있을 때 외할머니가 유방암 진단을 받았고, 그래서 어머니가 느끼는 큰 슬픔과 불안을 함께 겪었다. 어린 제니퍼가 가정에서 보살핌을 받아야 했을 때 부모는 심하게 다투곤 했다. 그리고 그녀가 8살이 되자 결국 부모는 이혼했다.

많은 과민대장증후군 환자들은 생애 초기에 큰 스트레스를 겪었다고 보고하며, 제니퍼도 엄청난 스트레스를 겪었다. 그런 스트레스는 제니퍼가 성인이 된 후 불안장애, 우울증, 위장관 증상이 생길 가능성을 높였을 것이다. 제니퍼의 어머니와 외할머니가 그녀와 비슷한 스트레스 민감성 증후군을 앓았다는 사실은 제니퍼가 같은 증상을 보일 취약성을 한층 더 높였다. 아마도 유전이나 후성유전적 메커니즘을 통해, 또는 둘 다를 통해.

요즘 나는 제니퍼처럼 불안이나 과민대장증후군을 비롯한 만성 스트레스 관련 증상을 지닌 환자를 만나면 이 장에서 설명한 뇌와 장 상호작용의 과학을 바탕으로 환자에게 조언한다. "환자분의 유년기 경험이 이런 증상이 나타나는 데 역할을 한 것이 거의 확실합니다. 장질환뿐만 아니라 불안과 우울증도요." 나는 환자가 의사들처럼 자기 증상의 생물학적 특성을 확실하게 이해하기를 바란다.

"이 모든 게 제 생애 첫 몇 년에 결정되었고 가족력이 제가 이 증상에 시달릴 가능성을 높인다면, 저는 평생 이 고통을 안고 살아야 한다는 뜻인가요?" 제니퍼가 다소 괴로운 표정으로 물었다. 나는 뇌-장 축 프로그램이 평생 변하지 않는다는 건 안타까운 일이지만, 인간의 뇌에는 전전두피질이라는 독특한 영역이 있어서 변형된 뇌회로의 기능을 무시하고 새로운 행동을 학습할

능력이 있다고 말해주었다.

새로운 행동을 학습하도록 도와주는 치료법은 몇 가지가 있다. 기존 컴퓨터 프로그램에 새로운 코드(패치)를 추가하면 프로그램의 결함을 무시할 수 있는 것과 같다. 이런 치료법에는 단기 인지행동치료, 최면, 알아차림mindfulness, 마음챙김에 기초한 스트레스 완화법 같은 심신중재법mind-body intervention이 있다. 이런 치료법들은 과민대장증후군 같은 뇌-장 증상을 완화할 뿐 아니라 우울증과 불안과 연관된 증상을 치료하는 데도 도움이 되는 경우가 많다.

최근 연구 결과에 따르면 좋은 소식이 많이 있다. 이런 방법들은 실제로 뇌의 회로를 바꿔서 과도하게 활동하는 감정을 담당하는 뇌의 신경망에 전전두피질이 어느 정도 통제력을 발휘하도록 도울 수 있다. 또한 뇌 현저성체계를 재설정하는 데 도움을 주어서 잠재적으로 위협적인 상황을 평가하는 방식을 개선해준다.

때로 이런 마음 기반 치료법들은 향정신성 약물, 특히 생애 초기에 스트레스를 받은 쥐에서 효과를 보인 항우울제의 도움이 조금 필요하다. 나는 진료 초기에는 거의 항상 매우 저용량의 삼환계 항우울제인 엘라빌Elavil이나 유사 약물을 처방한다. 이 약들은 치료 초기 변연계에서 일어나는 폭풍 같은 불길을 잠재우는 데 도움이 된다. 이 약들은 최소의 부작용에 복통을 완화해주고, 기분이나 정신에 영향을 미치지도 않는다. 환자에게 적합하다면 선택적 세로토닌 재흡수 억제제를 포함한 항우울제를 처방해서 불안과 우울을 잠재우고 정서를 안정시킬 수 있다. 이 약물은 단독으로도 환자의 약 30%에게 상당히 도움이 되지만, 다른 비약물적 치료와 결합하면 성공률이 훨씬 높다.

변형된 뇌와 장 상호작용에서 장내 미생물군의 역할에 대해 과학적으로 밝혀진 내용에 기초하여, 나는 제니퍼에게 프로바이오틱스 섭취를 늘리게 했다. 발효식품, 요구르트, 프로바이오틱스 보충제를 통해 섭취하는 유산균과 비피두스균 같은 유익한 미생물은 장내 미생물 생태계의 다양성을 개선할 수 있다. 발효식품에서 자연스럽게 생기는 프로바이오틱스에 더해, 임상시험에서 유익하다고 입증된 프로바이오틱스 보충제를 소량 섭취하는 것도 권한다.

결국 제니퍼는 내가 추천한 통합치료에 동의했다. 그 치료는 자가이완법과 자가최면법을 포함한 단기 인지행동치료였다. 제니퍼는 발효식품이 풍부한 식단으로 바꾸고, 프로바이오틱스 보충제를 복용했으며, 오랫동안 복용해온 항우울제 셀렉사에 저용량 엘라빌을 추가로 복용했다. 나는 제니퍼에게 약물치료와 비약물치료를 병행해야 나아질 거라고 강조했고, 치료를 잘 따라오면 1년 안에 두 약을 모두 끊을 수 있을 거라고 말했다.

제니퍼의 증상은 완전히 사라지지는 않았다. 하지만 몇 달 후 정기 진료를 받으러 온 제니퍼는 삶의 질과 전반적인 행복감이 50%는 개선되었다고 했다. 복통 발생 횟수가 훨씬 줄었고, 배변이 거의 정상인 상태가 꽤 오랫동안 유지되는 편이었다. 불안감도 훨씬 줄었다고 했다.

진료실을 나서기 전 제니퍼는 내 손을 잡고 눈물을 글썽거리며 말했다. "누군가 더 일찍 이 모든 연관성을 설명해줬다면 얼마나 좋았을까요. 특히 불우했던 내 어린 시절이 불안과 우울증, 과민대장증후군을 안겨주었다는 사실을 말해주었더라면요." 진료실을 나서며 나에게 이렇게 말한 환자는 제니퍼만이 아니다.

어떤 의미에서 제니퍼 같은 사람들은 스트레스로 가득한 어린 시절의 세상에 완벽하게 적응한 상태다. 그들의 뇌, 장, 장내 미생물은 위험에 대비해서 프로그램이 설정되어 있다. 더 많은 의사들이 이 사실을 알면 과민대장증후군을 비롯한 스트레스 관련 질환 환자들을 좌절시키지 않고 도울 수 있을 것이다. 그리고 더 많은 환자들은 더 빨리 도움을 요청하고 마음의 평화를 찾을 수 있을 것이다.

유년기에 형성된 프로그램은 우리에게 결정적인 영향을 준다. 어머니는 우리가 자궁에 있을 때부터 우리의 생존을 위해 본능적이고 생물학적으로 그 프로그램을 설정했다. 그 후, 가족들은 복잡한 세상을 헤쳐나가기 위해 최선을 다하며 살았다. 이 모든 것은 우리의 기본 감정구조에 영원히 남을 흔적을 새기며, 상황에 대처하고 결정을 내리는 데, 그리고 성격을 형성하는 데 영향을 미친다. 이 프로그램이 작동하는 방식을 이해하고 부적합한 소프트웨어에 패치를 붙여 문제를 해결할 수 있다면 우리에게 더는 도움이 되지 않는 과잉 반응을 피할 수 있을 것이다.

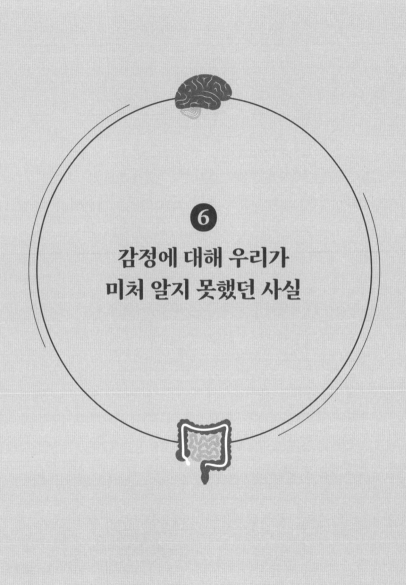

6

감정에 대해 우리가
미처 알지 못했던 사실

이 세상에서 삶을 시작한 순간부터 감정은 우리의 생각을 물들여왔고, 이런저런 결정을 내리는 데 영향을 미쳐왔다. 그리고 위험을 마주쳤을 때 싸우거나 도망가는 선택을 하게 한다. 짝을 찾는 원동력이 되어주고 자녀와의 유대감 형성을 도와준다. 우리의 취향을 만들고, 건강에 영향을 미치며, 열정을 자극한다. 감정은 우리를 '인간으로 만드는 본질'이다.

철학자, 심리학자, 신경과학자들이 수세기에 걸쳐 감정을 탐구하면서, 감정이 어떻게 발생하는지 설명하기 위해 점점 더 정교한 이론을 고안했다. 이 이론들은 감정의 기원을 마음, 뇌, 혹은 몸이라고 했다. 하지만 지난 몇 년간, 감정이 누구도 예상치 못했던 원천에서 발생할 수 있음을 시사하는 과학적 데이터가 등장했다. 다름 아니라 우리 장 속 미생물이 마음, 뇌, 장 사이의 복잡한 상호작용에서 중요한 역할을 한다는 것이다. 이 흥미로운 연구는 장내 미생물이 장반응과 직감에서 하는 역할에 대해, 그리고 우리의 감정, 마음, 생각에 어떤 영향을 미칠지에 대해 패러다임을 깨는 혁신적인 아이디어를 가져다주었다.

장내 미생물군 변화가 불안 증상을 일으킬까?

몇 년 전, 66세 여성 루시를 처음 진료했을 때, 그녀의 상태는 별로 특별해 보이지 않았다. 오랫동안 가벼운 변비와 복부 불편감으로 고생해왔고, 과민대장증후군 진단을 받은 상태였다. 루시의 사연이 궁금해진 것은 불안 증상 때문이었다. 당시 그녀는 2년 전부터 몇 주에 한 번씩 심각한 공황발작을 겪어온 상태였다. 증상은 극심한 공포감, 심장 두근거림, 숨 가쁨, 몹시 불행하다는 기분이었다. 이런 증상은 갑자기 찾아왔고, 보통 20분 안에 가라앉았다. 발작이 거듭되면서, 발작과 발작 사이의 기간에 전반적인 불안 수준도 높아졌다. 위장관 증상으로 나를 찾아오는 환자들 중 공황발작을 경험하는 사람들은 많지만, 루시의 증상을 둘러싼 상황은 매우 이례적이었다.

루시는 약 2년 전에 만성적으로 재발하는 코막힘 증상과 두통이 시작되었고, 부비동염을 진단받았다. 시프로플록사신이라는 항생제를 2주간 처방받았는데, 이 약은 흔히 사용되는 광범위 항생제로, 장내 미생물뿐만 아니라 다양한 병원균을 죽인다. 이 약을 복용하는 2주 동안 그녀는 배변이 잦아지고 변이 묽어졌다. 이런 증상을 억제하고자 프로바이오틱스를 2주간 섭취하자 배변은 평소대로 돌아갔다.

6개월쯤 지난 후 동일한 코막힘 증상과 두통이 재발했다. 의사는 다른 광범위 항생제를 처방했고, 루시는 그 약을 3주 복용했다. 그리고 또다시 배에서 이전과 비슷한 만성적 불편감이 느껴졌다. 여기까지는 증상이 정상 범위를 벗어나지 않았다. 항생제를 복용하는 많은 환자들이 배변 습관에 일시적인 변화를 겪는다. 최적의 장기능에 필수적인 장내 미생물군의 다양성을 항생제가 일시적으로 방해하기 때문이다. 환자들의 보고와 임상 연구를 통해 이런 부작용에 장기간의 위장관 불편감과 과민대장증후군 같은 증상이 포함될 수 있다는 게 밝혀졌다. 그러나 대다수 환자들에게 이런 위장관 문제는 일시적인 현상이다. 그리고 장내 미생물군의 다양성이 낮았던 환자들이 이런 부작용에 더 취약한 것으로 보인다.

나를 찾아왔을 때 루시는 항생제 복용을 중단한 상태였다. 나는 그녀에게 요구르트, 자우어크라우트(sauerkraut, 잘게 썬 양배추를 발효시켜 만든 독일식 양배추 절임—옮긴이 주), 김치 등 여러 종류의 발효식품을 먹고 프로바이오틱스 보충제를 섭취하라고 권고했다. 목표는 루시의 장내 미생물군의 다양성을 높여 본래의 장내 미생물 구조를 회복하는 것이었다. 동시에 자가이완법, 복식호흡, 알아차림 수업 등 불안 증상을 완화하는 방법들을 사용할 것을 강력히 권했다. 발륨Valium, 신경안정제 유사 약물인 클로노핀Klonopin도 처방해서 본격적인 공황발작이 시작될 때 혀 밑에 넣고 녹여 복용하게 했다.

이런 복합적인 치료법 덕에 점차 루시의 배변은 정상화되었고, 6개월이 지나자 공황발작 횟수도 줄어들었다. 마지막으로 루시를 진료했을 때는 가벼운 공황발작을 한 번만 겪은 뒤였고, 더는 클로노핀을 복용할 필요가 없는 상태였다.

루시의 공황발작과 불안감은 위장관 증상을 겪고 몇 주 뒤에 발생했고, 위장관 증상이 개선되자 빈도와 강도가 줄었다. 나는 광범위 항생제를 두 번 연이어 복용한 것이 일시적으로 루시의 장내 미생물군 구성과 기능을 변화시킨 게 아닐까 의심했다. 그래서 과민대장증후군과 유사한 증상을 보였다가 항생제를 끊자마자 증상이 사라졌을 수 있다. 항생제가 장내 미생물군의 변화를 유발하고, 그것이 루시의 불안 증상을 불러왔을까?

장내 미생물이 불안감을 가라앉힐 수 있을까?

몇 가지 임상 사례에서 예외가 보이긴 했지만, 내가 2011년에 진료실에서 루시를 만났을 때는 장내 미생물과 감정의 연관성을 뒷받침할 과학적 증거는 거의 없었다. 그러나 그해 말, 캐나다의 한 연구팀이 동물실험을 통해 장내 미생물이 감정적 행동을 바꿀 수 있는 신경전달물질을 생성한다는 흥미로운 연구 결과를 발표했다.

맥마스터대학교의 프레미슬 버시크 연구팀은 정상 쥐들에게 일주일간 세 종류의 광범위 항생제 혼합제를 투여했다. 그리고 쥐들의 행동과 장내 미생물군 조성을 광범위 항생제를 투여하기 전, 투여 중, 투여 후로 나누어 관찰했다.

그 결과, 연구팀이 예상한 대로 항생제 투여는 쥐의 장내 미생물 조성을 크게 바꾸었다. 특정 종류의 미생물, 특히 유산균 몇 종의 수는 증가하고, 다른 것들의 수는 감소했다. 그러나 버시크는 항생제를 투여한 쥐들이 탐색 행동을 더 활발하게 하는 걸 보고 놀랐다. 보통 쥐들은 어둡고 보호된 장소를 선호하는데, 이 쥐들은 우리나 실험 공간의 밝고 개방된 장소에 더 오래 머물렀다. 쥐는 불안 증상을 말로 표현 못하지만, 이런 행동은 그들이 불안감을 덜 느낀다는 걸 보여주는 것이다. 과학자들 표현에 따르면 '불안 유사 행동'을 덜 보였다.

항생제 투여를 마치고 2주가 지나자 쥐들의 행동과 장내 미생물군 모두가 정상으로 돌아왔다. 이는 이들의 감정적 행동에서 관찰된 변화와 항생제로 인한 장내 미생물군 변화가 관련이 있음을 시사한다. 그러나 뇌는 항생제로 인한 장의 변화를 어떻게 알았을까? 그렇게 장내 미생물에서 뇌로 신호를 전달하는 후보 중 하나가 장과 뇌 사이의 주요 소통 고속도로인 미주신경이었다. 실제로, 미주신경을 절단한 쥐는 항생제로 장내 미생물을 억제했을 때 더 이상 불안감이 감소하지 않았다. 이런 연구 결과는 정상 쥐에서 장내 미생물은 불안감을 억제할 수 있는 물질을 꾸준히 공급하고, 그 효과가 미주신경을 통해 뇌로 전달된다는 것을 시사했다.

장내 미생물은 불안 완화 효과를 가진 어떤 물질을 생산하는 걸까? 이전의 연구 결과를 보면, 특정 미생물들이 신경전달물질인 감마아미노뷰티르산gamma-aminobutyric acid을 생산할 수 있다. GABA라고도 불리는 감마아미노뷰티르산은 신경계에 많이 있는 신호전달분자 중 하나로, 뇌의 감정영역인 변연계를 감독한다. 발륨, 재낵스Xanax, 클로노핀 같은 많은 항불안제가 GABA의 효과를 모방하여 동일한 신호전달체계를 표적으로 한다.

장내 미생물과 GABA, 뇌기능이 연관이 있을지 모른다는 것은 약 30년 전에 후기 간경변증 환자들에서 관찰되었다. 그런 환자들은 대개 정신상태와 주의력이 손상된다. 그런데 GABA 신호전달체계를 막는 약물을 투여하면 인지기능과 에너지 수준이 급속하게 회복된다. 광범위 항생제를 투여하면 뇌기능도 개선되었다. 당시 과학자들은 간경변이 어떻게 뇌에서 GABA의 활성을 증가시킬 수 있는지 설명하지 못했다. 그러나 지금은 변화된 미생물이 장에서 만들어내는 GABA가 뇌의 특정 GABA 수용체로 이동하여 뇌에서 정서체계와 인지과정을 약화시킨다는 사실을 알고 있다. 버시크의 쥐 실험에서와 마찬가지로, 광범위 항생제가 GABA를 생산하는 세균의 수를 감소시키면서 뇌의 GABA 농도가 낮아져 뇌기능을 개선하는 것이다.

이 실험은 장내 미생물이 항불안제 분자를 생성할 수 있다는 사실과 이 물질이 특정 조건에서 뇌에 영향을 미칠 수 있다는 걸 규명했다. 그러나 항생제를 복용한 환자 대다수가 감정 관련 부작용을 겪는다는 증거는 없다. 과연 이 지식을 이용하여 불안장애를 치료할 수 있을까? GABA를 생성하는 미생물을 가지고 프로바이오틱스의 형태로?

유산균과 비피두스균은 장내 세균 중 가장 많이 연구된 유익균으로, 이들의 특정 균주는 GABA를 생산하는 시스템을 가지고 있다. 두 세균의 여러 균주는 시판되는 프로바이오틱스 대부분에 활성균 형태로 들어있고, 발효식품에도 풍부하게 들어있다. 그렇다면, 이런 미생물을 식단에 추가하면 마음이 더 편안해질까? 발효식품을 먹고 프로바이오틱스를 섭취하면 불안장애에 빠지기 쉬운 사람들의 불안 수준을 낮추는 데 도움이 될까?

쥐를 대상으로 한 몇몇 연구가 그것이 가능할 수 있음을 보여주었다. 그중 한 연구에서는 건강한 성체 쥐에게 락토바실러스 람노서스Lactobacillus rhamnosus를 먹였더니 불안 유사 행동이 줄어들었다. 다른 연구에서는 락토바실러스 롱검Lactobacillus longum을 먹였더니 대장염(대장에 만성 염증이 발생하는 질병)에 걸린 쥐의 불안 유사 행동이 눈에 띄게 줄었다. 그런 '사이코바이오틱 psychobiotic('몸과 마음에 모두 관련 있는'이라는 뜻—옮긴이 주)' 효과가 환자에게 나타날 수 있음을 시사하는 몇 가지 임상 증거가 있다.

프로바이오틱스가 인간의 뇌에 미칠 수 있는 영향을 평가하는 방법은 인간을 대상으로 하는 통제된 임상시험뿐이다. 이런 시험에서는 지원자들을 치료제(프로바이오틱스 같은)를 섭취하는 집단과 대조군으로 무작위로 나눈다. 대조군은 위약을 먹는데, 위약은 치료제와 생김새, 맛, 냄새는 똑같지만 아무런 작용을 하지 않는다. 시험 참가자도 연구자도 연구가 끝날 때까지 참가자가 어느 집단에 속하는지 알 수 없다. 이런 맹검 무작위 대조 연구는 의학에서 치료 효과를 평가하는 최적의 표준이다.

2013년, 우리 연구센터에서 커스틴 틸리시Kirsten Tillisch가 이 방식으로 실험을 했다. 36명의 여성을 세 집단으로 나누었는데, 적극 치료 집단은 4주간 하루에 두 번씩 프로바이오틱스의 특정 균주인 비피도박테리움 락티스Bifidobacterium lactis와 스트렙토코커스 써모필러스Streptococcus thermophiles, 락토바실러스 불가리쿠스불가리아젖산간균, Lactobacillus bulgaricus, 락토코쿠스 락티스Lactococcus lactis가 풍부하게 들어있는 요구르트를 섭취했다. 이것들은 우유를 요구르트로 발효시킬 때 흔히 사용하는 균주다. 두 번째 집단은 발효하지 않아 프로바이오틱스가 함유되지 않은 유제품을 섭취했다. 이 유제품은 맛, 질감, 외양에서 프로바이오틱스가 풍부하게 들어있는 요구르트와 구별되지 않았다. 그리고 세 번째 집단은 요구르트나 유제품을 전혀 섭취하지 않았다.

4주간의 연구를 시작할 때와 끝낼 때, 연구팀은 실험 대상자들에게 전반적인 행복감과 기분, 불안 수준, 배변 습관에 대해 질문했다. 그다음 틸리시는 모든 여성 참가자의 뇌를 MRI로 촬영하면서 타인의 얼굴 표정을 보고 감정을 판단하는 능력을 평가했다.

이 과제는 분노, 공포, 슬픔의 표정을 짓는 세 사람의 얼굴을 보고, 세 얼굴 중 어느 두 개가 같은 감정을 나타내는지를 빠르게 버튼을 눌러 답하는 것이었다. 사람은 인종, 국적, 언어와 관계없이 아주 짧은 순간에도 타인의 감정을 알아챌 수 있다. 이 능력은 인간에게 아주 기본적이며 선천적인 감정적 반사반응으로, 동물의 감정반사 행동과 관련이 있을 수 있다. 이 과제를 할 때는 감정을 만들어낼 때 필요한 복잡한 뇌의 신경망을 동원하지 않으므로 실험 대상자는 슬픔이나 분노 같은 감정을 느끼지 않는다.

프로바이오틱스가 들어있지 않은 유제품을 먹은 여성들과 비교하면, 프로바이오틱스를 4주간 섭취한 여성은 감정 인지 과제를 하는 동안 뇌의 여러 영역 사이에 연결성이 떨어졌다. 이 결과는 쥐를 대상으로 한 연구 결과가 인간에게도 적용된다는 사실을 보여주었다. 구체적으로 말해서, 장내 미생물을 조작하면 감정 관련 작업을 수행하는 동안 인간의 뇌기능을 상당히 변화시킬 수 있다는 것이다. 아주 기본적인 감정반사 수준에서는 그러하다.

요구르트의 프로바이오틱스는 실험 대상자의 뇌와 어떻게 의사소통을 한 걸까? 처음에는 규칙적인 프로바이오틱스 섭취가 장내 미생물군 조성을 변화시키고, 그것이 다시 뇌에 영향을 미칠지 모른다고 생각했다. 그러나 연구 참가자들의 대변 속 미생물 조성을 분석하자, 섭취한 프로바이오틱스 유기체가 존재한 것 외에는 장내 미생물의 유형과 수에 프로바이오틱스 섭취가 미친 영향은 발견되지 않았다. 즉, 요구르트 섭취는 장내 미생물의 종류를 바꾸지 않았다. 하지만 이전 연구에 따르면, 동일한 프로바이오틱스 치료법으로 장내 미생물이 생성하는 대사산물을 변화시킬 수 있다. 그러므로 프로바이오틱스에 자극받아 생성된 대사산물 일부가 혈류를 통해 혹은 미주신경신호의 형태로 뇌에 도달해 뇌의 감정적 반응을 변화시켰다고 추측하는 것이 합리적이다.

미생물과 뇌의 의사소통에는 장의 세로토닌 함유 세포도 개입할 가능성이 있다. 최근 특정 장내 미생물이 이런 세포에서 세로토닌의 생성을 자극하여 장내 세로토닌 농도를 변화시키고 우리의 감정, 통증 민감도, 행복을 조절하는 장-뇌 신호에 크게 영향을 미칠 수 있음이 밝혀졌다. 이것이 확인되면 미래의 뇌-장 질환 치료에 미칠 영향은 실로 폭발적일 것이다.

자연발효식품에 들어있거나 유제품이나 과일주스에 풍부하게 함유된 특정 프로바이오틱스는 중요한 신경전달물질인 세로토닌의 농도를 조절할 수 있다. 그 프로바이오틱스를 섭취함으로써 기분, 통증 민감도, 수면 등 필수 기능에서 중요한 역할을 하는 제어 시스템을 미세 조정할 수 있을 것이다.

위에서 소개한 실험의 대상자들은 신체적·심리적 증상이 없는 건강한 사람들이었으므로, 특정 프로바이오틱스가 일으킨 변화가 대상자들의 불안 수준에 영향을 미쳤는지는 추측만 할 수 있을 뿐이다. 하지만 실험 대상자들이 분노, 슬픔, 공포를 나타내는 표정을 볼 때 감정을 담당하는 뇌 신경망의 반응성이 낮아졌다. 따라서 특정 프로바이오틱스가 부정적 문제에 대한 감정 반응을 약화시킬 수 있다는 걸 알 수 있다.

이 발견에 나는 깜짝 놀랐다. 불과 몇 년 전만 해도 요구르트를 매일 먹는 게 뇌에 영향을 미칠 거라고 생각한 사람은 없었을 것이다. 이 연구 결과는 우리 연구팀에게 건강과 질병에서 뇌가 어떤 기능을 하는지, 어떻게 우리 마음을 건강하게 유지할지에 대한 새로운 시각을 열어주었다.

과학자들이 뇌 건강에서 영양의 역할을 연구하고 장내 미생물군이 할 수 있을 역할을 밝히기 시작한 것은 몇 년이 되지 않았다. 이 새로운 견해는 빠르게 발전하는 과학을 바탕으로 어떤 음식이 감정적·정신적 행복에 유익한지에 대한 우리의 생각을 크게 바꿀 것이다. 더불어 미래에 불안장애와 우울증의 치료에도 영향을 미칠 것이다.

장내 미생물이 우울증도 개선할까?

우울증을 겪어본 적 있다면 얼마나 슬프고 무기력하고 절망적인 기분이 되는지 알 것이다. 그것이 보통 우울증을 묘사할 때 얘기하는 증상이다. 그런데 다른 증상들도 떠올릴 수 있을 것이다. 불안했는가? 짜증이 났는가? 잠을 잘 자지 못했는가? 집중하기 힘들었는가?

불안장애 환자들도 같은 증상을 겪는다. 우울증 진단을 받은 사람의 절반 가까이가 불안 증상을 겪고, 만성적으로 불안한 사람들은 많은 수가 우울증 증상을 보인다. 그리고 우울증 치료제, 특히 선택적 세로토닌 재흡수 억제제는 불안 증상을 가라앉히기도 한다. 불안장애와 우울증은 사촌 관계라 할 수 있다.

프로바이오틱스 섭취를 포함한 여러 방법으로 쥐의 장내 미생물군을 조작하면 불안 유사 행동을 완화할 수 있었다. 그렇다면 쥐의 우울증도 완화할 수 있을까? 아일랜드의 코크에 있는 유니버시티칼리지의 교수인 정신과 의사 존 크라이언John F. Cryan은 이 가설을 뒷받침하는 논문을 몇 편 발표했는데, '멜랑콜리한 미생물melancholic microbes'이라는 신조어를 만들어 인간의 기분을 변화시키는 장내 미생물의 특성을 언급했다.

크라이언 연구팀은 한 연구에서 실험용 쥐들에게 프로바이오틱스인 비피도박테리움 인판티스Bifidobacterium infantis를 먹였는데, 이것은 어미가 갓 낳은 새끼에게 처음으로 전해주는 세균주 중 하나다. 그러고 나서 쥐가 싫어하는 행동이자 스트레스체계를 활성화하는 행위인 헤엄을 치게 했다. 이렇게 하면 염증성 분자의 일종인 사이토카인의 혈중 농도가 올라간다(인간에게도 같은 반응이 일어난다.). 쥐들에게 프로바이오틱스를 먹이자 혈액과 뇌의 변화를 완화하는 듯 보였다. 비록 그들의 '우울한' 행동까지 바꾸지는 못했지만.

또 다른 연구에서는 비피두스균의 특정 균주가 실험을 통해 유발된 쥐의 우울증과 불안 유사 행동을 완화하는 것으로 보였다. 흔히 사용되는 항우울제인 렉사프로의 효과와 비슷했다.

이런 연구 결과로 프로바이오틱스가 인간의 우울증에도 도움이 된다고 말할 수 있을까? 예비적 임상 결과에 따르면 일부 우울증 환자들에게는 도움이 되는 듯하다. 프랑스 연구팀은 무작위 맹검 실험에서 건강한 성인 남녀 55명에게 유산균과 비피두스균을 포함한 프로바이오틱스를 한 달 동안 매일 먹게 했다. 프로바이오틱스를 섭취한 집단은 대조군과 비교할 때 정신적 스트레스와 불안이 조금 개선되었다. 영국 연구팀의 연구에서는 건강한 성인 124명에게 다른 유산균 종을 섭취하게 했다. 연구를 시작할 때 우울감이 컸던 사람들은 이 실험 후 기분이 크게 개선되었다.

이런 연구들은 좋은 출발점이긴 하다. 그러나 프로바이오틱 미생물이 우울증을 개선하거나 불안감을 가라앉히거나 정신 건강에 영향을 미칠 수 있다는 확고한 증거를 얻기 위해서는 더 섬세하게 설계한 대규모 임상시험 결과가 필요하다. 그때까지 우리는 장내 미생물에 제공하는 먹이에 더 신경을 씀으로써 뇌-장-장내 미생물의 대화에 긍정적 영향을 줄 수 있을 것이다. 이어지는 장들에서 더 자세히 살펴보겠지만, 우리가 먹는 음식은 장 건강에 큰 영향을 미치고, 그 결과 장-뇌 상호작용을 개선할 쉽고, 즐겁고, 비용도 적게 드는 방법을 제공할 것이다.

만성 스트레스가 뇌와 장에 미치는 영향

불안장애, 우울증, 과민대장증후군, 그 외 뇌질환이나 뇌-장 질환 환자들은 대부분 스트레스 상황에 민감하다. 그래서 스트레스를 받으면 흔히 위장관 증상이 악화한다. 장내 미생물은 뇌의 스트레스 회로 반응성을 결정하는 데 중요한 역할을 한다. 또한 스트레스체계의 매개 물질(예컨대 스트레스호르몬인 노르에피네프린)이 장내 미생물의 행동을 크게 변화시켜 더 공격적이고 위험한 존재로 바꿀 수 있다.

장내 미생물이 우리 감정에 미칠 수 있는 영향에 대한 단서 중 하나는 무균쥐를 대상으로 한 실험에서 나왔다. 정상적인 환경에서 동물들은 음식, 공기, 돌보는 사람들, 자신의 배설물 등을 통해 미생물에 노출된다. 그러나 무균 동물은 미생물이 전혀 없는 완벽한 무균 환경에서 태어나고 자란다. 과학자들은 새끼쥐를 제왕절개술로 분만한 후 곧바로 공기와 먹이, 물이 모두 살균되는 고립된 공간으로 옮겨 무균쥐를 키운다.

무균 세계에서 이 쥐들이 자라고 나면 과학자들은 그들의 행동과 생물학적 특성을 연구한 다음 유전적으로 동일하지만 정상적 조건에서 자란 동물들과 비교한다. 그 결과 두 집단의 행동이나 뇌의 생화학이 다르다면, 이것이 장내 미생물군에 의해 일어난 현상이라고 간주할 수 있다.

무균쥐가 처음 사육되고 얼마 지나지 않아 연구자들은 성체가 된 무균쥐가 스트레스호르몬인 코르티코스테론(앞서도 언급했지만 인간의 스트레스호르몬인 코르티솔에 해당하는 호르몬이다)을 더 많이 생산하는 걸 보고 스트레스 자극에 과잉 반응한다는 사실을 발견했다. 과학자들이 유익한 미생물군을 어린 무균쥐의 장에 이식하자, 스트레스에 대한 과잉 반응을 억제할 수 있었다. 그러나 성체 쥐에 장내 미생물군을 이식했을 때는 그런 효과가 나타나지 않았다. 이 실험 결과는 장내 미생물이 어린 나이에 뇌의 스트레스반응 발달에 영향을 줄 수 있다는 것을 보여주었다.

한 배에서 난 새끼쥐들을 태어나자마자 두 집단으로 나눈 뒤한 집단은 무균 환경에서, 다른 집단은 보통 환경에서 키우면 두집단은 놀라울 정도로 달라진다. 무균 집단은 통증에 덜 민감하고, 또래들과 어울릴 때 사회성이 떨어진다. 게다가, 뇌와 장의 생화학적 메커니즘과 분자 메커니즘이 정상 쥐와 다르게 변형된다. 예를 들어, 스웨덴 카롤린스카 의과대학의 스벤 페테르손 Sven Pettersson 교수가 이끄는 연구팀은 무균쥐가 정상적으로 자란 쥐보다 불안 유사 행동을 더 적게 보였으며, 운동 조절과 불안 유사 행동에 연루된 신경–세포–신호전달 뇌영역에 관련된 유전자 발현이 달라졌음을 보여주었다.

반면에 무균쥐가 어릴 때 장내 미생물군에 노출되면 이런 생화학적 이상을 나타내지 않았다. 페테르손 연구팀은 장 속에 서식하는 미생물군은 뇌에 있는 생화학적 신호전달 메커니즘을 움직이게 해서 감정적 행동에 영향을 미친다고 결론 내렸다.

우리는 한동안 스트레스가 장내 미생물군의 구성을 일시적으로 바꿀 수 있으며, 특히 스트레스를 받은 동물의 대변에 있는 유산균 수를 감소시킨다고 알고 있었다. 그러나 다른 연구에서 얻은 데이터를 보면, 스트레스의 영향은 미생물군 구성의 일시적 변화를 넘어서는 듯 보인다. 스트레스를 받으면 분비되는 노르에피네프린은 심장박동을 빠르게 하고 혈압을 높이는 것으로 알려져왔다. 그러나 최근에 이 스트레스호르몬은 장 속으로도 분비되어 장내 미생물과 직접 소통할 수 있다는 사실이 밝혀졌다. 몇몇 연구소는 노르에피네프린이 세균성 병원균의 성장을 촉진하여 심각한 장관감염, 위궤양, 심지어 패혈증까지 일으킬 수 있음을 밝혀냈다. 병원균의 성장을 촉진하는 것 외에도 병원균의 유전자를 활성화해 더 공격적으로 만들고 장내 생존율을 높인다. 특정 장내 미생물은 스트레스를 받는 동안 장 속을 떠다니는 노르에피네프린을 더 강력한 형태로 변형해서 다른 미생물에 미치는 영향을 강화할 수도 있다. 스트레스가 심할 때 장관감염에 걸리면 심각한 문제에 빠질 수도 있다는 뜻이다.

스트레스와 장관감염의 관계가 임상적으로 어떤 영향을 주는지 보여준 환자 중 한 명이 스톤 씨였다. 스톤 씨는 로스앤젤레스에 사는 50세 여성으로, 스트레스로 가득했던 길고 험난한 이혼 과정을 거쳐 25년간의 결혼생활을 막 끝낸 참이었다. 기업체 간부로 과중한 업무에 시달리면서 일주일에 80시간씩 일했고, 출장도 자주 다녔다. 위장관 증상으로 고생한 기억은 없었지만, 평생 불안증이 수시로 찾아왔고, 만성 요통과 두통으로 고통을 받았다. 심각한 스트레스에 시달렸고, 그 사실을 스스로도 잘 알고 있었다.

자신에게 휴식을 주기 위해서 스톤 씨는 멕시코의 카보산루카스로 휴가를 떠났다. 첫 이틀은 그녀가 바랐던 대로였다. 호텔 수영장에서 느긋하게 평화를 만끽했다. 셋째 날에는 경치 좋은 바하 해변 마을의 해산물 식당에 갔다. 그러나 그 뒤로 남은 날들은 심한 복통, 복부 팽만감, 메스꺼움, 설사에 시달리며 호텔 방을 거의 나서지 못했다.

로스앤젤레스로 돌아오자 증상이 나아지긴 했지만 스톤 씨는 병원을 찾았다. 주치의는 먹는 물 속 세균으로 인해 발생하는 장염인 여행자 설사로 진단했다. 병원에 갔을 때는 이미 진정된 상태였고 대변에서도 감염성 세균이 검출되지 않았으므로 의사는 그녀에게 항생제는 처방하지 않았고 증상은 며칠 내로 사라질 거라고 말했다.

그러나 불행히도 증상은 사라지지 않았다. 몇 주 동안 지속적인 복부 팽만감, 불규칙한 배변, 몇 차례의 위경련에 시달리다가 스톤 씨는 나를 찾아왔다. 대변에서는 여전히 감염성 세균이 검출되지 않았고 위장 증상을 경험한 적도 없다고 했으므로 나는 그녀에게 대장내시경 검사를 권했다. 내시경 검사 결과도 정상으로 나오자, 나는 '감염 후 과민대장증후군'으로 진단했다.

이 질환은 세균성 위장염이나 바이러스성 위장염에 걸린 환자의 약 10%에서 발생한다. 이전에 몸의 다른 곳이 불편하거나 통증이 있던 사람, 처음 걸렸던 감염성 위장염이 통상보다 오래 지속된 사람, 만성적으로 심한 스트레스를 받을 때 위장관감염에 걸리는 사람에게 자주 나타난다. (보통 몇 달이 지나면 증상은 사라지고 표준 과민대장증후군 치료법으로 치료할 수 있다.)

이런 위험 인자를 가진 사람들은 여행자 설사의 가장 흔한 원인인 장독성 대장균 같은 병원균에 감염되면 감염 후 과민대장증후군 유사 증상을 겪을 가능성이 크다. 이는 매우 타당한 것이, 만성 스트레스는 장 속 대장균을 포함한 많은 병원균의 성장을 촉진하며 더 공격적으로 만들기 때문이다. 또한 장 속 자율신경계가 스트레스 신호를 방출하여 대장 내벽 점막층의 두께를 줄이고 장 누수성을 높여 미생물이 장의 방어전략을 우회하여 면역체계에 더 쉽게 접촉하게 한다. 이런 일련의 일들로 인해 장의 면역 활성화가 더 오래 지속되며 증상도 더 오래간다.

알다시피 모든 스트레스가 나쁜 건 아니다. 만성적이거나 재발하는 스트레스와 달리 급성 스트레스와 그로 인한 각성상태는 시험을 치르거나 강연을 하는 등 어려운 과제를 수행할 때는 도움이 된다. 또한 장관감염에 대한 방어를 강화하여 장 건강에 도움이 된다. 예컨대 스트레스 관련 뇌신호에 반응해서 위산 생성을 늘려 음식을 통해 침입한 미생물이 장에 도달하기 전에 사멸될 가능성을 높인다. 또한 장에 신호를 보내 체액 분비를 늘리고 병원균이 든 내용물을 배출하게 한다. 마지막으로, 디펜신이라는 항균성 펩타이드 분비를 증가시킨다. 이 모든 반응이 위험할 수 있는 침입자로부터 위장관을 방어하고 감염 기간을 단축하기 위한 것이다.

급성 스트레스가 장과 장내 미생물을 보호하는 효과가 있더라도 너무 자주 반복되면 골칫거리가 된다. 만성 스트레스가 되기 때문이다. 만성 스트레스는 위장관감염의 위험을 증가시키고, 감염이 해소된 뒤에도 증상으로 오랫동안 고통받게 만들 수 있다. 과민대장증후군이나 주기성 구토증후군처럼 스트레스에 민감한 질환을 앓고 있는가? 그렇다면 만성 스트레스에 빠지지 않거나 벗어나기 위해 노력해야 한다. 만성 스트레스가 증상을 심각하게 만드는 주범 중 하나이기 때문이다.

긍정적 감정은 장내 미생물에 어떤 영향을 미칠까?

만성 스트레스가 뇌-장-장내 미생물의 상호작용에 미치는 해로운 영향은 많이 알려져있다. 그러나 스트레스 외의 다른 감정, 특히 긍정적인 감정도 장내 미생물에 영향을 미칠까? 기쁨이나 행복감은 유익한 장반응을 끌어낼까?

우리는 이 긍정적 감정들과 그 감정들의 뇌 속 운영체계가 어떻게 특정 화학신호에 의해 작동될 수 있는지 살펴보았다. 행복할 때는 엔도르핀, 배우자나 자녀에게 친밀감을 느낄 때는 옥시토신, 무언가를 갈망할 때는 도파민이 분비된다. 이런 화학적 스위치가 뇌의 각 운영체계를 작동시키면 수축, 분비, 장내 혈류의 특징적 패턴과 함께 장반응이 일어난다.

나는 긍정적 감정과 관련된 이런 장반응 중 일부는 장내 미생물에 보내는 독특한 화학적 메시지의 배출과도 관련 있지 않을까 생각한다. 이미 세로토닌, 도파민, 엔도르핀이 장 속으로 분비된다는 사실이 알려져있으니 이들이 긍정적인 장-장내 미생물 신호의 후보로 적합할 것이다. 뇌에서 장내 미생물로 전달되는 이런 감정 관련 신호는 미생물의 행동을 인간의 건강에 도움이 되고 장관감염으로부터 인간을 보호하는 방식으로 바꿀 수도 있다. 행복이나 애정과 관련된 신호는 장내 미생물의 다양성을 증가시키고, 장 건강을 개선하며, 장관감염과 기타 질병으로부터 인간을 보호한다고 입증될지 모른다.

장내 미생물에 감정이 미치는 다른 영향

지금까지 우리는 이 흥미로운 이야기의 극히 일부분만을 알고 있었다. 이제야 우리는 장내 미생물이 우리가 먹는 음식에 든 정보를 어떻게 분자 신호로 바꾸어 뇌를 포함한 장기와 조직tissues에 영향을 미치는지 이해하기 시작했다. 혈류에 있는 수천 가지 대사산물의 최대 40%를 장내 미생물이 만든다는 사실도 안다. 긍정적인 감정이든 부정적인 감정이든 특정 감정에 대응하여 일어나는 장반응은 장내 미생물이 음식에서 생성하는 대사산물의 혼합체를 극적으로 변화시킬 수 있다. 다시 말해서, 감정으로 인해 일어나는 장반응은 장내 미생물이 우리 몸에 보내는 분자 신호를 크게 바꿀 것이다.

과학자들이 오랫동안 무시했던 인간의 장 속 수조 마리 세균은 인간의 감정으로부터 영향을 받을 뿐 아니라 인간의 장은 물론이고 사고와 감정에 강력한 영향력을 행사한다는 걸 모두가 알게 될 것이다.

장내 미생물이 인간의 행동을 바꿀 수 있을까?

장내 미생물이 인간의 감정에 영향을 미칠 수 있다면, 그리고 감정과 직감이 인간의 행동을 결정짓는다면, 장내 미생물이 인간의 행동을 바꿀 수 있다는 결론도 논리적으로 가능하다. 만일 장내 미생물이 인간의 행동을 바꾼다면, 장내 미생물이 비정상적으로 섞여있는 경우 비정상적 행동을 유발할 수 있을까? 만일 그러하다면, 비정상적 장내 미생물을 건강한 미생물로 대체하면 장의 문제뿐 아니라 행동도 개선될 수 있을까?

조나단과 그의 어머니는 그럴지도 모른다고 믿었다. 두 사람이 내 진료실을 찾았을 때 조나단은 25세였다. 그는 자폐스펙트럼장애 진단을 받았고, 그 외에 강박장애와 만성 불안 진단도 받은 상태였다. 자폐스펙트럼장애 환자 중 많은 수가 그렇듯 조나단도 복부 팽만감, 통증, 변비를 포함한 다양한 위장 문제로 고통을 받고 있었다.

조나단의 복부 팽만감은 광범위 항생제를 몇 차례 처방받은 후 훨씬 더 심해졌다. 조나단의 위장관 증상이 심해졌을 때 변화된 장내 미생물군이 어떤 역할을 했을지 몰랐다. 많은 자폐스펙트럼장애 환자들과 마찬가지로 조나단도 글루텐 배제 식단이나 유제품 배제 식단 등 여러 식단을 시도했지만 지속적인 효과는 없었다. 그가 매일 먹는 평범하지 않은 식사도 도움이 되지 않았다. 그건 놀라운 일도 아니었다. 조나단은 과일과 채소의 질감과 향을 싫어해서 거의 먹지 않았다. 대신 그의 식단은 대부분 팬케이크, 와플, 감자, 면류, 피자, 단백질바 등의 정제 탄수화물에 약간의 고기와 닭고기로 구성되어 있었다.

인터넷 검색을 통해 조나단은 건강 관련 쟁점들을 잘 알고 있었고, 장내 미생물에 대해서도 잘 알고 있었다. 해로운 장내 세균과 기생충이 위장관에 미치는 영향에 대한 글을 읽은 조나단은 자신의 장 증상이 장 속 기생충의 악행과 관련 있다고 확신했다. 그는 이런 공포증과 강박증을 치료하기 위해 인지행동치료를 시작한 상태였는데, 그 치료에는 싫어하는 음식에 노출되는 일도 포함되어 있었다. 이는 조나단에게 상당한 불안감과 스트레스를 일으켰다. 나는 그런 스트레스가 위장 증상을 악화시킨 게 아닐까 하는 의심이 들었다.

나는 '미국 장 프로젝트American Gut Project'에 조나단의 대변에 들어있는 미생물군에 대한 자세한 분석을 의뢰했다. 미국 장 프로젝트는 크라우드 펀딩을 통해 계획된 연구 프로젝트로, 수천 명의 일반인에게서 대변 표본을 얻어 식단과 생활방식이 어떻게 인간의 장내 미생물군을 형성하는지 연구한다.

최근 몇 년간의 일련의 연구에 따르면, 자폐스펙트럼장애 환자들은 그 장애 증상이 없는 사람들과 장내 미생물의 혼합이 다를 수 있는 걸로 나타났다. 예컨대 후벽균이라는 세균 집단과 박테로이데테스Bacteroidetes라는 세균 집단이 더 적다. 과민대장증후군 환자들도 비슷한 양상을 보인다.

조나단의 대변을 분석한 결과 그도 같은 양상을 갖고 있었고, 프로테오균과 방선균Actinobacteria이라는 세균은 평균 미국인보다 적었다. 그러나 그는 평범하지 않은 식습관을 갖고 있었고, 불안과 스트레스로 고통받았으며, 과민대장증후군 유사 증상을 보였으므로, 그의 장내 미생물군 구성이 달라진 원인이 자폐스펙트럼장애인지, 과민대장증후군인지, 특이한 식습관인지 알 방법이 없었다.

무엇보다도, 조나단과 어머니는 조나단의 심리 증상과 위장 증상을 개선하기 위해 미생물 생태계를 바꾸려면 대변 미생물 이식술을 고려해야 할지 프로바이오틱스를 섭취해야 할지 알고 싶어 했다. 그런 질문을 한 것은 최근의 한 동물 대상 연구가 자폐증 커뮤니티에 알려지면서 그 실험적 치료법에 대해 환자들의 희망이 부풀고 있기 때문이었다.

자폐스펙트럼장애 진단을 받은 환자의 최대 40%는 위장관 증상을 겪는데, 대부분 바뀐 배변 습관과 복통, 복부 불편감이다. 이런 환자들 중 다수는 과민대장증후군 진단 기준도 충족한다. 또한, 자폐스펙트럼장애를 지닌 사람들은 장-장내 미생물-뇌 축에 다른 이상이 있다. 이들은 흔히 뇌와 장 사이의 신호 전달분자인 세로토닌의 혈중 농도가 높다. (세로토닌의 90% 이상이 장에 저장되어 있고, 세로토닌을 함유한 장세포는 미주신경 및 뇌와 긴밀하게 소통한다는 사실을 기억하자.) 그리고 이 환자들의 경우 장내 미생물군 구성이 바뀌며, 혈액 속 일부 대사산물도 달라진다.

지금까지의 동물 연구 중 특히 큰 영향력을 미치는 연구가 캘리포니아공과대학교의 사르키스 매즈매니언Sarkis Mazmanian과 일레인 샤오Elaine Hsiao의 연구다. 이 연구팀은 임신한 쥐에게 바이러스 감염을 모방하고 면역체계를 활성화하는 물질을 주입했다. 이런 어미쥐에서 태어난 새끼들은 불안 유사 행동, 정형적 반복 행동(동물이 같은 자리에서 빙글빙글 도는 등 극심한 스트레스를 받았을 때 보이는 무의미한 이상 행동—옮긴이 주), 손상된 사회적 상호작용 등 자폐스펙트럼장애 환자들과 유사한 행동을 보인다. 이런 이유로 소위 모체 면역 활성화 모델maternal immune activation model은 자폐증에 유효한 동물 모델이다.

매즈매니언과 샤오 연구팀은 이 실험에서 새끼쥐들이 장과 장내 미생물군에서 변화를 보인다는 것을 발견했다. 장내 미생물군 구성의 불균형, 장 누수의 심화, 장 기반 면역체계의 더 큰 관여 등의 변화였다.

연구진은 자폐스펙트럼장애를 지닌 어린이들의 소변에서 이전에 확인된 대사산물과 밀접한 관련이 있는 특정 장내 미생물의 대사산물을 확인했다. 이 대사산물을 면역체계가 활성화되지 않은 어미에서 태어난 건강한 새끼쥐에 주입했더니, 면역체계가 활성화된 어미쥐에서 태어난 새끼들과 같은 이상 행동을 보였다.

가장 흥미로운 것은 비정상 쥐의 대변을 정상적으로 행동하는 무균쥐에게 이식했을 때 이식받은 쥐도 비정상적으로 행동했다는 점이다. 이는 병 걸린 쥐의 대변을 이식하면 그 대변이 대사산물을 생성하고, 그 대사산물은 뇌에 도달해서 건강한 쥐의 행동을 바꿀 수 있다는 걸 강하게 시사했다. 자폐스펙트럼장애를 지닌 사람들에게 가장 중요한 사실은 병 걸린 쥐를 인간 장내 세균인 박테로이데스 프라길리스Bacteroides fragilis로 치료함으로써 자폐 유사 행동 몇 가지를 없앨 수 있다는 점이다.

세심하게 설계된 이 연구는 과학계뿐만 아니라 자폐스펙트럼장애 아동의 부모들과 이 파괴적인 장애의 치료법을 개발하려는 기업들 사이에서도 많은 관심과 흥분을 불러일으켰다. 조나단과 어머니도 그중 하나였다. 두 사람은 조나단의 심리 증상과 위장 증상을 개선하기 위해 대변 미생물 이식술을 받아야 할지, 그냥 프로바이오틱스를 복용해야 할지 물었다.

나는 조나단에게 자폐스펙트럼장애 환자들을 대상으로 진행 중인 몇 가지 연구가 몇 년 안에 그 질문에 답할 수 있을 거라고 말했다. 그런 치료법으로 자폐스펙트럼장애 환자의 일부만이라도 증상이 개선된다면 엄청난 과학적 돌파구가 될 것이다.

그 연구 결과가 나오기 전이라도 조나단의 증상을 완화할 수 있도록 권할 방법이 몇 가지 있었다. 조나단의 위장 증상에는 여러 요인이 작용한다는 것을 기억하는 게 중요하다. 첫째, 그는 음식을 맛보다는 식감을 기준으로 선택하기 때문에 식물성 식품이 상당 부분 배제된 식사를 한다. 둘째, 가공식품을 많이 먹는다. 셋째, 그의 높은 불안 수준과 스트레스 민감성은 위장의 수축과 소화액 분비를 변화시키고 장 누수를 증가시킨다.

나의 계획은 조나단의 뇌와 장을 모두 치료하는 것이었다. 우리 영양사는 조나단의 식단을 더 균형 잡힌 식단으로 서서히 바꿀 수 있도록 도와주었다. 과일, 채소, 다양한 발효식품(발효 유제품, 프로바이오틱스가 풍부히 든 음료, 김치, 자우어크라우트, 여러 종류의 치즈 등)이 포함된 식단으로, 모든 식품에 다양한 종의 유산균과 비피두스균이 들어있었다. 조나단의 변비를 치료하기 위해서는 저용량의 대황 뿌리나 알로에 베라 제제 같은 약초 완하제를 권했다. 마지막으로 복식호흡 같은 자가이완 운동을 가르쳤고, 공포증과 불안감을 해결하기 위해 인지행동치료를 계속할 것을 강력하게 권고했다.

두 달 뒤 조나단이 다시 왔을 때, 위장 증상은 상당히 개선된 상태였다. 먹을 수 있는 음식 종류도 늘었고, 배변도 정상적으로 할 수 있었다. 장 속의 사악한 기생충에 더 이상 집착하지 않았다. 그 대신 자신이 먹는 음식이 장내 미생물의 행동에 어떤 영향을 미칠 수 있는지, 음식과 미생물의 상호작용이 위장 증상을 어떻게 개선할 수 있는지 이해하는 데 더 관심을 갖고 있었다.

감정의 생성에 대한 이론의 역사

장내 미생물의 복잡성, 장감각, 뇌에 미치는 영향에 대해 그 누구도 알지 못하던 19세기, 저명한 학자 두 사람이 감정에 대한 최초의 포괄적 이론을 정립했다. 미국의 철학자이자 심리학자, 의사였던 윌리엄 제임스William James와 덴마크의 의사 카를 랑게Carl Lange가 그 주인공이다. 두 사람은 1880년대 중반, 몸의 감각을 인지적으로 평가할 때 감정이 생긴다고 주장했다. 즉, 심장이 빠르게 뛰거나, 위가 꾸르륵거리거나, 대장이 경련하듯 수축하거나, 숨 가쁘게 호흡하는 등 인간의 기관이 격렬하게 활동할 때 생기는 내부수용감각정보로부터 감정이 생긴다고 했다. 제임스-랑게 정서 이론the James-Lange theory of emotion이라 불리는 이 이론은 심리학자들 사이에서는 유명하다. 물론 오늘날에는 감정이 전적으로 몸의 감각에서만 발생한다고 믿는 사람은 거의 없다.

1927년, 하버드대학교의 유명 생리학자 월터 캐넌Walter Cannon 은 광범위한 실증적 데이터를 가지고 제임스-랑게 이론을 반박하고, 뇌를 기반으로 하는 이론을 제안했다. 이 이론은 편도체와 시상하부 같은 특정 뇌영역이 환경의 자극에 반응해 활성화하면서 정서적 경험을 생성한다는 것이었다. 지금은 편도체나 시상하부가 감정을 만들어내는 데 필수적이라는 걸 안다. 하지만 캐넌의 시대에는 뇌영상이라는 강력한 도구를 사용할 수 없었으므로 그는 뇌의 화학 및 신경 매개 피드백 시스템을 알 수 없었다. 게다가 이 내부수용감각 체계에서 장과 장내 미생물이 중요한 역할을 한다는 사실도 전혀 알 수 없었다.

그 후 안토니오 다마지오Antonio Damasio와 버드 크레이그Bud Craig 등 현대 신경과학자들이 감각요소와 실행요소로 구성된 뇌-몸 연결고리에 대한 해부학적 근거를 갖춘 이론을 제시했고, 비로소 인간 감정의 생성과 조절에 대한 통합적 개념이 등장했다.

버드 크레이그는 신체에서 뇌로 전해지는 정보, 즉 내부수용감각정보를 전달하는 경로를 신경해부학 측면에서 폭넓게 연구했다. 이런 연구를 바탕으로 그는 모든 감정은 밀접하게 연결된 두 요소인 감각요소(직감 포함)와 행동요소(장반응 포함)를 가지고 있다고 주장했다. 감각요소는 위장관을 포함하여 신체의 다양한 부분에서 나오는 수많은 신경신호로부터 뇌섬피질insular cortex에 형성되는 신체의 내부수용감각 이미지다. 이 이미지는 늘 행동, 즉 운동반응으로 연결되고, 이 운동반응은 뇌의 다른 영역인 대상피질cingulate cortex을 통해 몸으로 되돌아간다. 이렇게 몸과 뇌 사이에 순환고리가 형성된다. 크레이그의 이론에 따르면 모든 감정의 목적은 유기체 전체의 균형을 유지하는 것이다.

신경학자이자 저술가인 안토니오 다마지오는 저서 『데카르트의 오류: 감정, 이성, 그리고 인간의 뇌(Descartes' Error: Emotion, Reason, and the Human Brain, NUN, 2017)』에서 소개한 신체표지 가설somatic marker hypothesis(뇌는 특정 상황에 신체가 보인 반응을 기억하고, 이후 비슷한 상황에서 그 신체반응이 자동 활성화되어 의사결정에 영향을 미친다는 가설—옮긴이 주)을 세 권의 책을 통해 잘 정리했다. 다마지오의 이론에 따르면, 인간에게는 뇌에서 몸으로, 다시 뇌로 이동하는 신호로 구성된 소위 신체고리가 있다. 특정 감정상태에 반응하는 몸에 대한 정보는 몸상태(근육의 긴장, 빠른 심장박동, 얕은 호흡 같은)에 대한 풍부하고 무의식적인 기억으로 저장된다. 다마지오의 이론에서는 이 과정에서 위장관의 중요한 역할이 거의 언급되지 않는다. 하지만 그의 선구적인 연구와 저술은 인간의 감정에 관한 생물학적 이해를 근본적으로 변화시켰다.

다음 장에서 더 자세히 설명할 뇌 속 '숨겨진 섬'인 뇌섬피질은 이런 신체표지정보를 검색한다. 인간의 뇌는 생생한 감정을 느꼈을 때의 기분과 그런 감정을 느끼게 만든 동기를 담은 편집된 동영상을 검색할 수 있다. 긴 뇌-장 연결고리를 거치지 않고 기억에 저장된 동영상을 이용하여 혐오, 행복, 갈망의 상태를 만들 수 있다는 뜻이다. 따라서 성인이 되어 감정을 느낄 때, 뇌는 몸에서 실제로 일어나고 있는 일을 묘사하는 감각을 느낄 필요가 없다. 그 대신, 감정 동영상 라이브러리에 접속하여 감정을 만들어낸다. 이 도서관의 동영상은 유아기나 청소년기에 진짜 장반응으로 기록됐을 수 있다. 예를 들어, 장의 수축은 분노라는 감정과 연결되어 기록된다. 이는 장감각으로 뇌에 보고되고, 도서관에 구역질, 행복, 포만감, 공복 등의 장감각으로 저장된다. 이런 장감각에는 평생 즉각적으로 접속할 수 있다.

지난 10여 년간 장내 미생물군과 이들의 장, 뇌와의 상호작용에 관한 이해가 급격히 증가하면서, 이런 현대적 이론을 확장하고 장내 미생물군을 확장된 정서 이론의 세 번째 필수 요소로 편입해야 했다. 이 이론은 우리의 뇌 기반 정서회로가 대부분 유전적으로 결정되고, 태어날 때부터 존재하며, 생애 초기에 후성유전적으로 변형된다고 가정한다. 그러나 감정과 장반응이 완전히 발달하려면 뇌-장-장내 미생물 체계를 훈련하고 미세하게 조정하는, 평생에 걸친 광범위한 학습과정이 필요하다. 개인의 고유한 발달사, 생활방식, 식습관이 모두 감정생성체계를 미세하게 조정하며, 고도의 개인정보를 저장하는 방대한 데이터베이스를 뇌에 만든다.

이 과정에서 장내 미생물군이 중요한 역할을 하여 매우 개인적인 감정 패턴을 만들어내게 한다는 사실이 밝혀졌다. 장내 미생물군은 주로 대사산물을 통해 인간의 감정에 작용한다. 장에는 미생물 유전자가 8백만 개 정도 있는데, 이는 인간 유전체(게놈)의 유전자 수보다 400배 정도 많은 것이다. 더 놀라운 점은, 인간들은 90% 이상의 유전자를 공유하기 때문에 유전적으

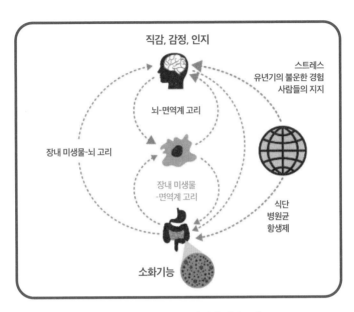

직감, 감정, 인지

스트레스
유년기의 불운한 경험
사람들의 지지

뇌-면역계 고리

장내 미생물-뇌 고리

장내 미생물
-면역계 고리

식단
병원균
항생제

소화기능

그림 5. 장내 미생물-뇌 축과 외부 세계의 밀접한 연결고리

장-뇌 축은 몸 안의 조절고리(면역계와 내분비계)에 관여할 뿐 아니라 우리 주변 세계와도
밀접하게 연결되어 있다. 뇌는 다양한 심리사회적 영향에 반응하고, 장과 장내 미생물은
우리가 먹는 음식, 약, 감염성 유기체에 반응한다. 전체 체계는 몸속 정보와 외부 세계의
방대한 정보를 통합하는 슈퍼컴퓨터 역할을 하면서 최적의 소화기능과 뇌기능을 만들어
낸다.

로 거의 차이가 없다. 하지만 인간 장내 미생물 유전자의 종류는 크게 다르며, 두 개인이 공유하는 장내 미생물 유전자의 비율은 5%에 불과하다. 장내 미생물 생태계는 인간의 뇌−장 감정생성 체계에 완전히 새로운 차원의 복잡성과 가능성을 더한다.

장내 미생물은 우리가 감정을 느끼는 데 중심 역할을 하는 것으로 보인다. 따라서 스트레스, 식단, 항생제, 프로바이오틱스 등 미생물의 대사활동을 변경하는 요소는 모두 감정생성회로의 발달과 반응을 조절할 수 있다. 예를 들어, 전 세계 서로 다른 지역에 사는 사람들에게서 보이는 정서의 차이가 식단과 장내 미생물 기능의 차이와 관련 있을 수 있을까? 새롭게 제시된 정서 이론이 옳다면 이 질문의 답은 '그렇다'이다. 그런 연관성을 입증하기 위해서는 연구가 더 필요하지만, 다음과 같이 말할 수 있다. 감정이 인간의 장과 몸에서 완전히 분리된 가상의 뇌에서 만들어질 수 있지만, 그런 뇌는 감정 경험의 레퍼토리가 매우 빈약할 것이다. 우리가 느끼는 감정의 강도, 지속 시간, 고유성을 결정하는 데 중요한 역할을 하는 것은 다름 아닌 장과 장내 미생물이다. 나는 그렇게 느낀다.

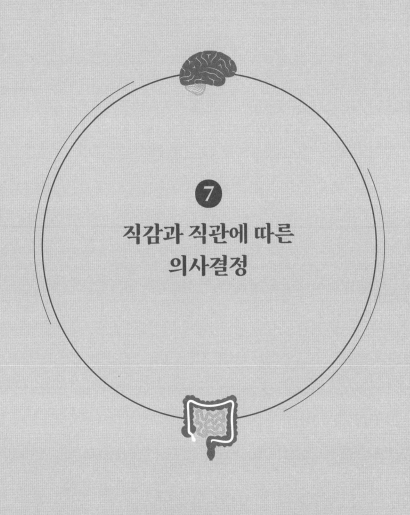

7

직감과 직관에 따른
의사결정

우리가 살면서 내리는 결정은 대개 신중하게 고민한 결과인 논리에 근거를 둔다. 한편, 분석하거나 이유를 생각하지 않고 선택하기도 한다. 그런 선택은 의식적인 자각 없이 이루어지는 경우가 많다. 보통 무얼 먹을지, 어떤 옷을 입을지, 어떤 영화를 볼지 정할 때 그런 선택을 한다.

2002년에 노벨 경제학상을 공동 수상한 심리학자 대니얼 카너먼Daniel Kahneman은 베스트셀러인 저서 『생각에 관한 생각(Thinking, Fast and Slow, 김영사, 2012)』에서 직관적인 의사결정은 '우리가 하는… 많은 선택과 판단의 비밀스런 창조자'라고 말했다. (합리적으로 사고하는 게 아니라) 직관이나 직감을 바탕으로 자신에게 최선의 결정을 내릴 수 있다고 생각하는 것은 인간의 핵심적 특성이다.

중요한 일일수록 직감을 따르는 인간

사실 그런 비합리적 의사결정은 내 삶에서도 중심적 역할을 해왔다. 17살 때 나는 수업이 끝나면 바이에른 알프스에 있는 부모님의 제과점에서 일했다. 제과점이 위치한 곳은 목가적인 분위기에, 스키장과 하이킹 코스가 있고, 이탈리아에서 차로 몇 시간밖에 걸리지 않았다. 제과점은 증조할아버지께서 1887년에 개업하셨고, 그 후로 가족들이 계속 이어왔다. 10대 때 나는 제과점에 행사가 있을 때마다 페이스트리와 케이크, 초콜릿을 만들었다. 색다른 모양과 크기의 예쁜 초콜릿을 만드는 게 특히 좋았다. 제과점에서 일하면서 특정 계절이나 특별한 날과 연관된 향이 무엇인지 알게 되었고, (스스로 전혀 의식하지 못한 채) 음식과 장, 뇌 사이의 복잡한 대화를 연구하는 내 미래 경력의 토대를 마련했다.

대학을 결정해야 할 시기가 되자, 나는 우리 집안의 5대 제과장이 될지 과학과 의학을 공부할지를 놓고 여러 달 고민했다. 한편으로는 안정적이고 수익성 좋은 가업을 물려받아 친밀한 마을 공동체에서 가족과 친구들과 어울려 아름다운 풍경 속에서 자유롭게 살고 싶었다. 자랑스러운 집안 전통을 내가 이어갔으면 하는 아버지의 기대도 있었다. 다른 한편으로는 완전히 다른 방향으로 마음이 끌렸다. 전통과 반복되는 일상에 거부감이 들었고, 책을 읽는 것이, 특히 심리학, 철학, 과학 분야 책을 읽는 것이 너무 좋았다. 인간의 마음에 대한 과학적 토대에 채워지지 않는 호기심이 있었다. 두 방향의 장단점을 적은 목록을 보면서도 어느 한쪽을 선택하기 힘들었던 나는 처음으로 직감을 따르기로 했다.

결국 나는 아버지의 큰 실망 속에 가업을 뒤로한 채 뮌헨에서 공부를 시작하기로 결심했다. 몇 년 뒤에 의과대학을 졸업했을 때, 나는 또 다른 직감을 따라 독일 대학교의 교수 자리를 버리고 집에서 더 먼 곳으로 떠났다. 모두가 탐내는 뮌헨대학병원에서의 수련의 과정을 거절하고 로스앤젤레스에 있는 궤양연구교육센터로 갔다. 그곳은 장과 뇌의 대화를 연구하려는 전 세계 과학자들을 자석처럼 끌어들이고 있었다. 연구실에서 첫 며칠을 보내고 나자, 내가 선택한 새 일, 도축장에서 가져온 돼지 내장에서 다양한 분자를 정제하고 실험하는 일이 고향에서 초콜릿을 만드는 일만큼 매력적이지 않음이 분명했다.

하지만 내 연구가 미칠 영향력이 장에만 국한되지 않는다는 사실을 서서히 깨달으면서 나는 내가 선택한 일에 매료되었다. 우리가 돼지 내장에서 분리한 신호전달분자는 뇌에서도 발견되었고, 다양한 식물, 동물, 외래 개구리는 물론 세균까지 수많은 생물이 서로 대화하는 데 사용되었다. 과학 용어로는 이를 영역 간 신호전달interkingdom signaling이라고 한다. 그때 나는 뇌와 장의 의사소통이라는 분야가 내 평생의 연구 주제가 되리라고는 생각하지 못했다.

직감은 내 삶에 큰 영향을 미쳤다. 하지만 나의 경우에는 위험이 그렇게 크지는 않았다. 삶의 초년기에 나는 다른 길을 선택할 기회가 많았고, 무엇을 선택하든 행복했을 수 있다. 그러나 다른 사람들에게는 직감에 따른 결정이 생사를 가르는 문제가 될 수도 있다.

1983년 9월 26일, 소련 방공부대의 젊은 당직 장교 스타니슬라프 페트로프Stanislav Petrov는 모스크바 외곽 벙커에 주둔해있었다. 때마침 소련의 인공위성들이 오류를 일으키면서 미국에서 발사한 탄도 미사일 5기가 소련으로 날아온다는 경고를 발령했다. 경보음이 시끄럽게 울리고 화면에 '발사'라는 단어가 점멸했지만, 페트로프는 경보가 잘못된 거라고 판단하고 미국 측 공격을 확인하지 않았다. 페트로프가 그런 상황을 위해 마련된 (그의 동료 군인들이라면 따랐을) '합리적' 절차에 따라 행동했다면 그의 보복 공격은 미국의 보복으로 이어져 수백만의 목숨을 앗아갔을 것이다.

페트로프는 자신이 그런 결정을 내리게 된 합리적인 이유 몇 가지를 이야기했다. 그중 하나가 미국이 고작 미사일 5기로 공격하지는 않을 거라는 믿음이었다고 했다. 미국이 공격한다면 수백 기의 미사일은 날아올 거라는 것이다. 그리고 미사일 탐지 시스템이 신형이어서 페트로프는 아직 그 시스템을 완전히 신뢰할 수 없었다고 했다. 마지막으로, 당시 지상 레이더가 공격을 탐지하지 못했다는 점도 한 가지 이유였다.

시간이 흘러 (소련 치하이던 1983년과 달리) 모든 걸 솔직하게 말해도 안전한 상태가 된 2013년, 한 인터뷰에서 페트로프는 당시 경보가 잘못된 거라고 확신하지 못했으며 그저 자신의 '직감'에 따라 결정을 내렸다고 고백했다.

전 세계 사람들이 직감에 따른 결정을 비슷하게 표현한다. 정치 문제든, 개인적 문제든, 직업 문제든, 결혼 상대든, 지원할

대학이든, 구입할 집이든, 결정해야 할 게 무엇인지는 상관없는 것 같다. 대통령들도 수백, 수천만 명에게 영향을 줄 수 있는 전쟁과 평화의 문제에 대해서도 여러 자문가의 조언을 듣고 선택 사항들을 신중하게 비교한 뒤, 결국 직감에 따라 결정한다. 중요한 문제일수록 인간은 직감을 따른다.

직감과 직관은 동전의 양면으로 볼 수 있다. 직관은 즉각 떠오르는 통찰력이다. 논리적 사고나 추론 없이도 즉시 이해할 수 있는 일이 있다. 뭔가 수상한 낌새를 알아차릴 때도 있다. 처음 보는 사람에게 바로 유대감을 느낄 때도 있다. TV에 나오는 카리스마 넘치는 정치인이 거짓말을 하고 있다는 확신이 느껴질 수도 있다. 직감은 우리가 접근할 수 있는 광범위하고 지극히 개인적인 지혜를 반영하며, 우리는 가족, 고액의 상담료를 받는 조언자, 자칭 전문가나 소셜미디어의 조언보다 직감을 더 신뢰한다.

직감이란 무엇일까?

그렇다면 직감은 정확히 무엇일까? 직감의 생물학적 바탕은 무엇일까? 직감이 생겨날 때 장에서 발생하는 신호들이 하는 일은 무엇일까? 다시 말해서, 장감각은 언제 정서적 감정으로 변하는 걸까?

이 중 몇 가지 답은 신경해부학자 버드 크레이그의 뛰어난 연구에서 찾을 수 있다. 크레이그는 뇌와 몸의 의사소통을 매개하는 회로에 대한 이해를 발전시켜온 인물이다. 최신 저서『기분이 어떠신가요?: 신경생물학적 자아로 내부수용감각을 느끼는 순간(How Do You Feel? An Interoceptive Moment with Your Neurobiological Self)』에 제시된 그의 아이디어는 인간의 뇌가 장과 장내 미생물의 이야기를 듣는 방식, 그리고 그 반대의 경우에 대한 내 연구에 큰 도움이 되었다.

우리 뇌가 장감각의 형태로 24시간 받아들이는 광대한 정보를 가지고 주관적인 직감을 구축하는 신경생물학적 과정, 그것이 우리가 깨어있을 때, 맛있는 식사 후에, 단식을 견뎌야 할 때 어떤 기분을 느끼는지에 대한 주관적인 경험의 토대다. (장내 미생물군의 수다를 포함해서) 장에서 보내는 내부수용감각정보의 지속적 흐름이 직감을 만들어내는 데 중요한 역할을 하며, 그렇게 함으로써 인간의 감정에 영향을 미치리라는 증거가 점점 증가하고 있다.

직감을 포함한 느낌은 뇌의 현저성체계를 이용하는 감각신호다. 현저성은 환경 속 존재가 중요하거나 눈에 띄어서 사람의 주의를 끌고 관심을 잡아두는 정도를 가리킨다. 책을 읽고 있는데 벌이 머리 주변을 윙윙거리며 난다면 책보다 벌에 더 주의가 끌릴 것이다. 벌에게 쏘일 수 있기 때문이다. 그러면 벌이 책보다 현저성이 높은 것이다. 밖에서 내리치는 천둥과 번개도 현저성이 높아서 벌만큼 책에서 주의를 돌리게 할 수 있다. 반면에 작은 소리로 깔리는 배경음악이나 바깥에서 조용히 부는 산들바람 소리는 현저성이 낮아서 우리 주의를 별로 끌지 못한다. 뇌의 현

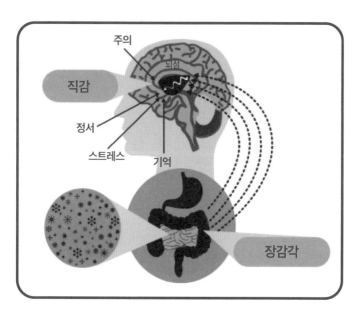

그림 6. 뇌가 장감각으로 직감을 구축하는 방식

장과 장내 미생물군에서는 화학신호, 면역신호, 기계신호가 발생하며, 장 내벽에 넓게 퍼져있는 수용체에 의해 암호화되어 신경 경로(특히 미주신경)와 혈류를 통해 뇌로 전해진다. 가공되지 않은 이 정보는 뇌섬피질 뒷부분에 도달한 다음 뇌의 여러 체계와 함께 처리되고 통합된다. 우리는 이 정보의 일부만을 직감의 형태로 인식한다. 직감은 장에서 생성되지만, 기억, 주의, 정서 등 영향을 주는 많은 요소와의 통합으로 만들어진다.

저성체계는 신호가 우리 몸에서 오든 외부 환경에서 오든, 그것이 우리의 주의 집중 과정과 의식에 파고들 때까지 해당 신호의 타당성을 평가한다.

장감각과 관련하여 현저성이 높은 사건(구역질, 구토, 설사 등)은 대개 불편한 기분을, 때로는 통증을 동반한다. 그래서 주의를 기울이고 무언가 조치를 취해야 할 일이 일어났음을 알려준다. 그러나 직감은 만족스러운 식사 후의 포만감이나 이완된 상태에서 위장에서 느껴지는 기분 좋은 감각 등 긍정적인 장감각과도 연관될 수 있다. 우리 뇌가 뭔가를 현저하다고 평가하는 역치에는 많은 요인이 영향을 미친다. 유전자, 유년기 경험, 현재 감정상태(불안할수록 현저성 역치가 낮다), 신체감각에 대한 알아차림, 평생 획득한 감정적 순간에 대한 방대한 기억 등등.

하지만 소화계에서 생기는 신호의 측면에서 볼 때, 대부분의 경우 인간의 현저성체계는 의식적 자각 수준 밑에서 작동한다. 매일 수조 개의 감각신호가 장에서 생겨나 뇌의 현저성 신경망에서 처리되지만, 대부분 우리의 주의를 끌지 못한다. 그것들은 잠재의식에 스며드는 것에 만족하면서 표면 아래 남아있다.

현저성체계는 이들 신호 중 어떤 것이 의식적으로 인식되는 직감이 될지를 어떻게 결정할까? 이 과정에서 중요한 역할을 하는 뇌영역이 뇌섬피질이다. 뇌섬피질은 뇌의 현저성 신경망의 중추다. 뇌섬insula은 알려진 것처럼 측두피질temporal cortex 아래 '숨어있는 섬' 같은 위치 때문에 이런 이름이 붙었다. 패러다임의 전환을 가져온 신경과학자 버드 크레이그의 개념과 풍부한 과학적 데이터에 기초한 이론에 따르면, 뇌섬의 여러 영역은 내부수용감각정보를 기록하고, 처리하고, 평가하고, 반응하는 것으로 보인다. 현재 우리가 이해하는 바에 의하면, 우리 몸에 대한 기본 이미지는 뇌의 가장 낮은 부분, 즉 뇌간brainstem에 위치한 핵 네트워크에 처음 암호화된다. 이 정보의 많은 양은 거기서 뇌섬피질 뒷부분으로 이동한다. 여기서 우리가 인식하는 이미지는 우리 몸의 모든 세포의 상태를 비추지만 육안으로는 거의 볼 수 없는 거친 흑백사진과 비슷하다.

사실 우리 뇌는 이 정보에 대한 우리의 논평에는 별 관심이 없다. 따라서 이 거친 이미지의 목적은 우리의 시각적 즐거움이 아니다. 거기 담긴 정보는 주로 정보가 시작된 신체 부위(우리의 경우 위장관)에 대한 뇌의 일상적이고 안정된 상태에 대한 피드백과 관련이 있다. 이론적으로는 미국 국가안보국National Security Agency이 데이터를 다루는 방식과 같다. 완벽한 세상이라면 현저성의 벽이 뚫리지 않는 한 국가안보국이 저장한 정보에 접속하는 사람은 아무도 없을 것이다. 그런 일이 일어나면 보안요원들은 접속자의 전화, 인터넷, 이동 패턴 등을 철저히 조사해야 할 것이다.

뇌섬의 이미지는 그 후에 정제되고 편집되고 채색된다. 배우들이 영화를 촬영한 뒤에 프로필 사진을 찍고 편집하는 과정과 비슷하다. 크레이그의 말대로 신체의 내부수용감각 이미지를 훨씬 더 세련된 이미지로 '재표현'하는 것은 전문 사진술에서 사용하는 과정에 비유할 수 있다. 사진작가가 포토샵을 사용하듯, 뇌는 정서적·인지적·의식적 도구와 지난 경험의 기억을 동원해서 이미지의 현저성과 질을 정제한다. 편집이 진행될수록 뇌의 주의 집중 신경망은 더 활성화되고, 우리는 이미지를 더 잘 인식하게 되며, 이미지를 동기 부여가 된 상태와 연관 짓게 된다. 즉, 생성되는 느낌에 대한 반응으로 무언가 하고자 하는 충동과 연관 짓게 된다. 그곳은 내장의 감각들과 미각 경험이 도달하는 뇌 영역으로, 음식을 먹고 싶거나 배설하고 싶은 욕구, 쉬거나 달리고 싶은 욕구, 에너지를 아끼거나 쓰고 싶은 욕구를 느끼게 한다.

이 과정이 일단 뇌섬피질 앞부분에 도달하면, 이미지는 우리 전신의 상태를 묘사하며 우리가 자아감각에 연결되어 있다는 의식적 감정의 특징을 모두 갖춘다. 그래서 몸상태가 좋거나, 구역질이 나거나, 목마르거나, 배고프거나, 배부르거나, 편안하거나, 몸이 불편하거나 하다고 느끼게 된다. 신경생물학적 관점에서 보면 이것이 진짜 장의 느낌, 직감이다. 이 과정에서 뇌섬이 중심적 역할을 하지만, 이 작업을 뇌섬 혼자서 해낼 수는 없다. 뇌의 내부수용감각 신경망의 다른 부분들과 밀접한 상호작용을 통해 해낸다. 이 신경망에는 뇌간에 있는 몇 개 핵과 대뇌피질의 여러 영역이 포함된다.

그런데 뇌는 평생 축적한 수많은 직감으로 무얼 하는 걸까? 오랜 진화를 통해 엄청나게 복잡한 정보 수집 및 처리 시스템을 만들어놓고 수집된 정보를 버리게 할 리가 없다. '직감의 도서관'은 1년 365일 매시간, 매초 수집한 우리에 대한 엄청난 양의 개인적이고 눈에 띄는 정보로 이루어져 있다. 이 정보는 기하급수적으로 불어나는 데이터베이스에 저장되며, 회사나 정부기관이 만든 정보수집체계와 유사하다는 게 현재의 과학적 인식이다. 우리 뇌에서 수집된 데이터는 매우 개인적인 경험, 동기, 경험에 대한 정서적 반응 등이며, 이는 태어날 때부터, 심지어 자궁에서부터 우리 뇌가 쌓아온 것이다. 사람들은 대부분 이 과정에 관심이 없고 그 영향력에 대해서도 생각하지 않는다. 하지만 이 과정이 직감에 기반한 의사결정과 관련이 깊다는 걸 곧 알게 될 것이다.

이렇게 저장된 정보는 우리가 평생 경험해온 수많은 긍정적·부정적 감정상태를 나타낸다. 예를 들어, 정서적 기억은 우리가 내렸던 의사결정의 부정적 결과, 즉 내가 마닐라에서 겪었던 끔찍한 복통과 연관될 수 있다. 이 데이터베이스에는 입사 면접을 앞두고 겪는 초조한 감정이나 크게 분노하거나 실망했을 때 배가 뭉치는 듯한 느낌이 보관된다. 그런 느낌은 맛있는 식사가 주는 기쁨이나 낭만적 연애의 열정적 기분, 혹은 권한을 부여받았을 때의 기분과도 연관될 수 있다.

직감을 느끼는 개인차

여러분이 내부수용감각과 정서지능의 관계를 관찰하기 위한 실험의 참가자라고 상상해보자. 실험 참가자는 뇌 스캐너에 누워 헤드폰을 쓰고 왼손 중지를 심장박동을 측정하는 패드에 올려놓는다. 오른손은 버튼 두 개가 있는 다른 패드 위에 올려놓는다. 뇌 스캐너가 뇌의 활동을 모니터하는 동안, 실험 참가자는 헤드폰을 통해 연속적으로 10번 울리는 기계음 삐 소리를 몇 세트 듣는다. 10번의 삐 소리 한 세트를 들을 때마다 버튼을 선택해야 한다. 삐 소리 속도가 심장박동 속도와 일치하는 것 같으면 한쪽 버튼을, 아닌 것 같으면 다른 버튼을 누른다. 이 실험을 반복하는데, 때로는 삐 소리와 심장박동이 일치하고 때로는 일치하지 않기도 한다. 차이를 구별할 수 있을까?

몇 년 전 이 실험을 여성 9명과 남성 8명을 대상으로 실시했을 때, 4명이 삐 소리와 심장박동이 언제 일치하고 일치하지 않는지에 대해 확신을 가지고 대답했다. 그들은 매번 차이점을 정확히 구별할 수 있었다. 대상자 중 2명은 심장박동을 전혀 느끼지 못했다. 심장박동이 삐 소리와 일치하는지 어떤지 전혀 감을 잡지 못했고, 임의로 추측할 수 있을 뿐이었다. 나머지 대상자들은 이 두 집단 사이에 속했다.

모든 실험 참가자의 뇌 스캔 영상은 뇌의 몇 영역, 특히 우측 전두뇌섬frontal insula이 활발하게 움직이는 현상을 보여주었다. 자신의 심장박동을 특히 잘 파악한 사람들이 우측 전두뇌섬에서 최고의 활성을 나타냈다. 또한 이들은 공감 수준을 조사하는 표준 설문에서도 가장 높은 점수를 기록했다. 즉, 자신의 심장박동을 잘 인식할수록 인간의 감정과 직감을 더 잘 느낄 수 있다. 본능적으로 더 잘 인식할수록 감정적으로 더 민감하게 느낄 수 있는 것이다. 이 연구는 심장에서 오는 감각에 초점을 맞춰 진행됐지만, 장감각의 인식에도 똑같이 적용되리라는 데는 의심의 여지가 없다.

직감의 기초가 되는 유아기의 배고픔

직감과 도덕적 직관의 기원은 아주 흥미로운데, 하고많은 것 중에서 음식과 관련이 있다. 배고픔은 생존과 관련되는 초기 감정이며, 이후 삶에서 경험하는 모든 직감의 기초가 된다. 거기에는 옳고 그르다는 감각도 포함된다.

한 가지 이야기를 통해 설명해보자. 나와 아내는 최근 주말에 친한 친구 몇 명을 집에 초대했다. 그들의 성인 딸과 생후 7개월 된 손녀 라일라도 함께 왔다. 라일라는 거의 종일 옹알이를 했다. 아기는 대체로 기분 좋아 보였지만, 배고프거나 피곤할 때, 잠들기 직전에는 미소가 사라졌다. 생후 7개월의 장-뇌 축은 발달 중인 상태로, 특히 뇌 전체가 발달하면서 현저성 신경망이 형성되는 시기다. 그리고 장내 미생물군은 만 3세가 되어야 자리를 잡는다. 라일라의 현저성 신경망은 배고픔과 관련된 장감각에 맞춰져있었고, 이로 인해 라일라는 모유나 우유를 먹고 싶어서 세차게 울었다. 일단 배가 차면 불쾌하던 라일라의 장 감정은 편안하고 즐거운 감정으로 빠르게 대체된다. 이런 장 감정은 포만감과 관련한 새로운 장감각으로 촉발된 것이다.

여기서 말하고자 하는 요점은 이것이다. 배고픔과 관련한 직감은 태어나면서 시작되고, 좋은 것과 나쁜 것에 대한 초기 신호를 구성한다. 비어있는 위장에서 생성되는 직감은 음식에 대한 억제할 수 없는 갈망을 자극하는, 어쩌면 신생아가 느끼는 최초의 부정적 감정의 원형일 수 있다. 마찬가지로, 프리바이오틱스와 프로바이오틱스가 풍부한 모유를 배부르게 먹은 뒤의 포만감은 아기가 느끼는 최초의 긍정적 감정일 수 있다. 그 외에 긍정적 직감으로는 내부수용감각의 일부인 어머니와의 부드러운 접촉과 따뜻함, 안심이 되는 소리 등이 있다.

장에서 뇌로 전달되는 신호인 직감은 이런 초기 경험에서 핵심적 역할을 하며, 이어서 좋은 것과 나쁜 것을 구분하는 능력으로 확장된다. 위장이 비어있으면 그렐린이라는 호르몬이 분비되어 배고픔을 느끼게 한다. 이 감각은 강력한 동기 부여 추동과 짝을 이루어 다른 나쁜 직감들의 기초가 된다.

직감은 맛있는 식사를 배부르게 한 뒤에 느끼는 따뜻한 기분, 복식호흡을 훈련할 때 명치에서 느껴지는 기분 좋은 감각, 제과점에서 흘러나오는 초콜릿향 등 긍정적인 감각과도 연관될 수 있다.

유아기에 포만감이나 배고픔을 주기적으로 느끼는 것은 좋든 나쁘든 이후에 직감으로 나타나는 선과 악이라는 도덕적 판단의 토대를 마련할 수 있다. 다시 말해서, 장은 유아기에 우리의 욕구가 잘 충족되었는지 그렇지 못했는지를 기록했다. 배고픈 상태로 한 시간 동안 울면서 방치된 아기가 인식하는 세상은, 우는 즉시 안아서 달래주고 젖을 먹인 아기가 인식하는 세상과 무척 다르다. 따라서 최초의 직감은 '세상이 어떤 곳인지, 이 세상에서 살아남으려면 어떻게 해야 할지'에 대한 모델이 된다.

위대한 정신과 의사였던 프로이트는 동기를 부여해주는 일차적 힘에 대한 이론을 정립할 때 이를 직감했다. 그는 심리적·성격적 발달을 소화관의 "입구와 출구'에 대한 유아의 집착과 연결했다. 이것이 바로 프로이트의 유명한 심리 발달 단계 중 '구강기'와 '항문기'다. 그러나 그는 감정의 중요한 역할을 간과했다. 뇌가 소화관 전체와 그곳에 사는 미생물에서 나오는 감각정보를 바탕으로 만들어내는 감정 말이다. 우리는 감정이 큰 기여를 하고 있다는 사실을 이제야 인정하기 시작했다.

|||||||||||||||||||||||||||||||||||

장내 미생물은 이런 초기의 '좋은' 기분과 '나쁜' 기분을 형성하는 데 어떻게 기여할까? 인간의 몸에는 인간세포 수를 모두 합친 것보다 더 많은 수의 미생물이 산다는 점을 상기하자. 미생물이 살지 않는 곳은 없다. 피부, 치아 사이, 침, 위장, 그리고 직감과 가장 관련 있는 곳인 위장관 등 어느 곳에나 미생물은 존재한다. 인간의 장은 1천여 종 이상의 미생물이 서식하는 곳이며, 다양한 수준에서 인간의 뇌와 대화한다.

생후 3년 동안 발달하는 장내 미생물 생태계에 관해 새롭게 등장하는 증거를 바탕으로 몇 가지 흥미로운 추측을 할 수 있다. 동물실험 결과를 볼 때, 장내 미생물은 전 세계 아기들의 감정상태와 발달에 영향을 미친다. 울음부터 옹알이까지 모두.

어떻게 영향을 미칠까? 일부는 발륨 유사 물질이 들어있는 모유와 관련이 있다. 모든 유아의 장내 미생물은 모유 속 복합탄수화물을 최적으로 대사하도록 적응되어 있다. 이에 가장 적합한 미생물 가운데 하나가 GABA의 대사산물을 만드는 특정 유산균 균주다. 이것은 불안감을 줄이는 약인 발륨과 동일한 뇌 수용체에 작용하는 물질이다. 내생적內生的 발륨을 만들어냄으로써 미생물은 아기들 뇌의 감정생성체계를 진정시키는 데 도움이 될 수 있고, 배고픔이 주는 고통을 경감시켜 기분이 좋아지게 한다.

인간의 모유는 복합당도 함유하고 있는데, 복합당은 아기의 장내 미생물군을 발달시키는 데 필수요소일 뿐 아니라 아기가 젖을 먹을 때 행복감을 느끼는 데에도 도움이 된다. 갓난 새끼쥐에게 설탕물을 먹이면, 장과 입에 있는 단맛 수용체가 뇌에서 처리되어 감각을 생성한다. 그러면 통증 민감도를 낮추는 내생적 오피오이드opioid(아편과 비슷한 작용을 하는 합성 진통제·마취제—옮긴이 주) 분자를 분비하여 새끼쥐의 기분이 좋아진다. 인간의 아기도 마찬가지일 것이다.

직감과 직관에 특화된 인간의 뇌

인간을 특별하게 만드는 게 무엇인지에 대해서는 여러 가지 의견이 있겠지만, 흔히 다음과 같은 주장을 듣게 될 것이다. 직립

보행을 한다, 뇌가 크다, 언어를 사용한다, 최상위 포식자다, 엄지손가락이 나머지 손가락들과 마주 볼 수 있다, 등등.

직감과 직관적 의사결정과 관련한 인간 뇌의 특징은 두 가지가 있다. 전두뇌섬의 크기와 복잡성, 그리고 밀접하게 연결된 전전두피질이 인간을 다른 모든 종과 가장 확연히 구분해준다. 전두뇌섬과 전전두피질은 현저성 신경망의 허브이며, 직감이 만들어지고 저장되며 검색되는 장소다. 앞뇌섬의 상대적 크기라는 면에서 인간과 가장 가까운 동물은 유인원 중 일부로, 특히 특정 종의 고릴라다. 그 뒤로 고래, 돌고래, 코끼리를 들 수 있다. 모두 감정적·사회적·인지적 뇌를 갖추었다고 인정받지만, 애니멀 플래닛 방송Animal Planet(미국의 동물 전문 방송국—옮긴이 주)에서의 인기는 이 순서와 일치하지는 않는다.

하지만 인간 뇌에 고유한 특징이 또 하나 있다. 아마 여기에 대해서는 들어본 적이 없을 것이다. 우측 앞뇌섬과 관련 구조물들 안에는 유인원, 코끼리, 돌고래, 고래에게서만 발견되는 특별한 세포가 있다. 바로 방추신경세포von Economo neuron(간단하게 VENs라고도 부른다)로, 오스트리아의 신경학자 콘스탄틴 폰 에코노모Constantin von Economo가 1925년에 처음 관찰했다. 이 신경세포는 크고, 뚱뚱하고, 다른 신경세포들과 연결도가 높아서 빠르고 직관적인 판단을 내릴 수 있게 해준다.

순간적인 판단을 내릴 수 있는 것은 뇌에 방추신경세포가 있기 때문이다. 방추신경세포를 간단히 직관세포라고 부르기로 하자. 아기가 태어나기 몇 주 전, 태아의 뇌에 아주 적은 수의 직관세포가 생긴다. 연구 결과를 보면 아기가 태어날 때 직관세포의 수는 약 2만 8천 개이지만, 만 4세가 되면 18만 4천 개로 늘어난다. 성인이 되면 직관세포의 수는 19만 3천 개에 이른다. 성체 유인원은 보통 7천 개의 직관세포가 있다.

직관세포는 우뇌에 더 많다. 좌측 전두뇌섬에 있는 직관세포 수보다 우측 전두뇌섬에 있는 직관세포 수가 30% 정도 더 많다. 직관세포는 현저성 신경망에서 뇌의 다른 영역들로 정보를 빠르게 전달하려고 만들어진 것처럼 보인다. 직관세포는 세로토닌처럼 장을 기반으로 한 특정 신호전달분자 수용체뿐 아니라 사회적 유대, 불확실한 조건에서의 보상에 대한 기대, 위험 감지에 대한 뇌 화학물질 수용체도 갖고 있다. 이 모든 것은 직관을 만드는 요소다. 블랙잭을 할 때 운이 바뀔 것 같다는 생각이 든다면, 그 순간 이 세포들이 움직이는 것이다.

캘텍의 신경과학자이며 방추신경세포 연구의 선두 주자인 존 올맨John Allman에 따르면, 우리는 누군가를 만나면 그 사람이 어떻게 생각하고 느끼는지에 대한 정신적 모델을 만든다. 직감, 고정관념, 잠재의식적 인식의 데이터베이스를 토대로 그 사람에 대해 빠르게 직관을 갖게 되는 것이다. 이 직관은 수초 후, 수시간 후, 혹은 수년 후, 더 느리고 더 합리적인 판단으로 대체된다.

우리가 빠르게 결정을 내릴 때는 전두뇌섬과 전측대상anterior cingulate이 활성화한다고 한다. 이 두 영역은 우리가 통증이나 공포, 구역질, 그 외 많은 사회적 감정을 느낄 때도 활성화한다. 뭔가가 웃긴다고 느낄 때도 이 영역의 세포들이 활성화하는데,

동물에게도 직감이 있을까?

인간인 우리는 당혹감, 죄책감, 수치심, 자존심 같은 사회적 감정을 당연한 것으로 여긴다. 그리고 동물들, 특히 우리와 함께 사는 동물들도 그런 감정을 느낄 거라고 생각한다. 개를 사랑하는 사람들은 자신의 반려견이 인간과 같은 방식으로 애정, 슬픔, 질투심, 분노 같은 감정을 경험한다고 믿는다.

그러나 뇌를 해부해보면 동물은 그런 감정을 경험할 수 없다. 동물의 뇌는 인간의 뇌와 다른 회로를 갖고 있다. 인간의 자기 감정에 대한 인식은 앞뇌섬, 앞뇌섬과 대뇌피질의 여러 영역, 특히 전전두피질과의 상호작용을 통해 이루어지는 독특한 현상이다.

개도 뇌섬이 있지만 전두 쪽이 제대로 발달하지 못했다. 장을 포함해서 개의 몸 내부에서 생성되는 감각들은 전두뇌섬이 아닌 뇌 기저부와 하부 피질의 감정중추에서 통합된다.

개를 비롯한 반려동물들도 감정이 있지만 자기 감정을 스스로 인식하지 못한다. 따라서 그들의 감정 표현이 아무리 인간적으로 보이더라도 인간과는 다르다. 받아들이기 힘들더라도 그게 사실이다.

변화하는 상황에서 내린 직관적 판단을 다시 측정하기 위해서라고 추측된다. 유머는 불확실성을 해소하고 긴장을 완화하며 신뢰를 형성하고 사회적 유대감을 높여주는 역할을 한다.

방추신경세포를 포함한 빠른 의사소통체계는 복잡한 사회조직 속에 사는 포유류가 직관적 의사결정을 통해 급변하는 사회상황에 빠르게 반응하고 적응할 수 있도록 진화한 것으로 본다. 방추신경세포는 사회적 행동, 직관, 공감에 일정 역할을 하기 때문에, 그 세포에 이상이 있으면 타인에 대한 공감 및 상호작용능력 손상 등 자폐스펙트럼장애 증상이 생길 수 있다는 주장도 있다. 현재로서 이런 추측을 뒷받침할 직접적인 과학적 증거는 없지만, 뇌에 방추신경세포가 발달한 것은 뇌로 보내는 신호를 포함하여 생애 첫 몇 년 동안 장내 미생물군의 구성 및 기능 변화와 관련 있다고 생각할 수 있다.

변화한 장−뇌 의사소통은 오랫동안 자폐증의 일부 유형과 관련이 있었다. 그리고 최근에 실시한 자폐증 쥐 모델을 이용한 실험들에서 장내 미생물에서 뇌로 보내는 신호전달체계의 변화가 쥐들에게 자폐증 유사 행동을 일으킬 수 있음을 밝혀냈다.

감정기억의 데이터베이스

어떤 감정을 느낀 순간의 기억이 뇌에 유튜브 동영상처럼 저장되어 있다고 상상해보자. 이 동영상은 그 순간의 시각 자료뿐

여성의 직감이 왜 더 뛰어날까?

환자들을 진료한 경험에 따르면, 여성들이 남성들보다 직감을 알아듣고 직관적인 결정을 내리는 데 더 능숙한 것 같다. 성별에 따른 감정 처리와 만성 통증질환 유병률의 차이에 대한 관심이 커짐에 따라, 미국 국립보건원에서 자금을 지원하여 여러 연구를 진행했다. 고통스럽고 감정적인 자극에 대한 뇌반응의 남녀 차이를 확인하기 위한 연구들이었다.

다양한 정치적 이유와 편의적 이유로 여성과 남성의 생물학적 차이에 대한 연구는 거의 이루어지지 않았다. 약에 대해서만이 아니라 감정이나 통증 같은 자극에 대해서 여성 뇌와 남성 뇌가 동일하게 반응한다고 자동적으로 가정하기 때문이다.

그러나 우리 연구팀과 다른 연구팀들의 연구 결과를 보면, 여성은 복통 같은 신체감각과 슬픔이나 공포 같은 감정에 맞춘 뇌의 현저성과 감정적 각성체계에 남성보다 더 민감한 경향이 있다. 이 같은 차이는 여성이 월경, 임신, 출산처럼 생리적으로 고통스럽거나 불편한 상태의 기억을 저장한다는 사실과 관련이 있을 것이다.

여성의 뇌는 남성의 뇌보다 더 광범위한 신체표지 도서관을 갖추고 있어서 고통스러운 경험이 예상될 때 참고할 정보가 많다. 현저성체계 역시 고통스러운 기억들로부터 남성의 체계보다 더 많은 정보를 얻을 수 있다.

만 아니라 그 순간의 감정적 요소, 신체적 요소, 주의를 끌었던 요소, 동기 등이 함께 저장된다. 우리는 그 사건이 일어났던 날짜나 특정 상황은 거의 기억하지 못한다. 수십억 개의 이런 동영상, 혹은 '신체표지'는 우리 뇌 속 소형 서버에 간직되고, 동기가 된 상태의 '주석이(링크가) 달린다.' 부정적인 표지에는 불쾌한 기분과 회피하려는 동기가 달리고, 긍정적인 표지에는 행복한 기분과 이를 추구하려는 동기가 달린다.

직감에 따라 결정을 내릴 때, 뇌는 구글 검색을 하듯 방대한 양의 감정적 순간을 저장한 동영상 도서관에 접속한다. 다시 말해서, 특정 결정이 가져올 수 있는 모든 긍정적·부정적 결과를 고려하는 시간 낭비를 할 필요가 없다는 뜻이다. 어떤 행동을 해야 할 때, 뇌는 주어진 반응이 어떤 기분이 들게 할지를 앞서 경험했던 유사 상황의 감정기억을 바탕으로 예측한다. 그런 다음 기분 나쁘게 할 가능성이 있는 반응, 즉 불안하고, 고통스럽고, 아프고, 슬픈 등등의 반응을 피하도록 이끈다. 그리고 편안하고, 행복하고, 보살핌을 받는 등의 좋은 기억과 연결된 반응으로 이끈다. 이 메커니즘은 결정을 더 빨리 내리게 해줄 뿐 아니라, 지난 일을 다시 경험하는 심리적 부담 없이 과거의 교훈으로부터 혜택을 얻게 해준다. 고통스럽고 불쾌한 경험을 계속 다시 해야 한다면 미쳐버리고 말 것이다.

직감에 따른 결정은 항상 옳을까?

우리가 직감에 대해 알고 있거나 합리적으로 의심하는 것이 모두 사실이라면, 직감에 근거한 결정은 최선의 결정이어야 하지 않을까?

그렇기도 하고 아니기도 하다. 직감은 생각보다 우리가 경험하고 학습한 것에서 영향을 많이 받지만, 동시에 트라우마가 될 만한 경험, 기분장애, 광고 메시지 등 다양한 외부 요인에 의해 쉽게 오염된다.

예를 들어, TV 방송은 우리의 직감을 직접 건드리는 상업광고로 가득하다. 목적이 우리가 햄버거를 먹게 하는 것이든, 다이어트를 하게 만드는 것이든, 약을 먹게 하는 것이든. 정교하게 계획된 광고들은 직감과 경험이 저장된 우리의 도서관으로 힘들이지 않고 스며들어서, 암묵적인 보상 약속을 포함한 이미지를 제시하며 우리의 관심을 끈다.

예컨대 땅콩버터 브랜드인 지프Jif의 광고 문구는 '까다로운 엄마라면 지프를 선택하죠.'다. 자녀의 건강에 대해 까다로운 것은 대부분 부모가 지닌 직감이며, 칭찬할 만하다. 광고업자들과 다른 영향 요인들은 우리가 바쁘다는 점을 이용해서 그런 직감을 빼앗을 수 있다. 소비자는 정보를 통합하거나 단순화할 수 있다. '자녀에게 먹일 음식을 고를 때는 까다롭고 싶다.'라는 직감에 근거한 욕망은 뇌 속에서 '까다로운 엄마라면 지프를 선택하죠.'라는 광고 문구와 결합하여 '지프를 선택하라.'는 명령을 만

결정을 내릴 때
직감을 어떻게 활용할까?

포도주를 구입하는 의사결정 전략에는 3가지 유형이 있다.
첫 번째는 선형적이며 합리적인 유형으로, 포도주 시음 강의에서 배운 내용(특정 포도 품종의 생산이 가장 좋았던 해, 첨가한 당의 양, 생산 연도 등)이나 유명 포도주 마스터가 평가한 글을 바탕으로 결정한다.
두 번째로, 장감각 전문가들은 포도주의 냄새를 맡거나 맛을 보면서 엄청나게 많은 수의 맛과 향(초콜릿에서부터 산딸기, 계피까지)을 감지하는 타고나거나 훈련한 능력에 따라 결정을 내린다.
마지막은 직관적 유형인 직감 전문가들의 전략이다. 이들은 평생에 걸쳐 포도주 소비와 관련한 방대한 감정적 기억의 도서관을 축적해왔다. 토스카나나 프로방스의 아름다운 작은 마을에서 포도주를 즐긴 순간들이나 좋은 친구들과 맛있는 식사를 함께 하며 소박한 적포도주를 마신 기억들이다. 혹은 주변에 펼쳐졌던 라벤더밭의 향기나 식당 야외 테라스에 앉아있던 사람들을 급히 안으로 대피시킨 폭풍우의 기억일 수도 있다. 이런 즐거운 경험을 통해 저장된 직감은 실제 포도주의 맛(장감각)뿐만 아니라 상황(아름다운 풍경)과 감정(편안하고 행복하고 사랑에 빠진 상태)도 포함한다.
이 세 유형이 어떤 포도주를 살지 결정하는 것을 지켜보면, 합리적인 유형은 인터넷에서 검색을 하고, 가격, 생산 연도, 그 외 포도주에 대해 알게 된 정보를 신중하고 논리적으로 따져볼 것이다. 감각 전문가들은 포도주 시음실로 가서 최고의 풍미와 향을 찾아낼 것이다. 직관적 유형은 포도주가 생산된 특정 지역에 대한 기억이나 좋은 사람들과 포도주를 함께 마셨던 기억에 주로 영향을 받을 것이다.

들어내고, 이것을 직감으로 착각하게 된다.

따라서 문제는 자신의 직감을 믿을 수 있느냐가 아니라 어떤 것이 진짜 직감인지 정확히 알아보는 법을 배우는 것이다. 복잡한 사회를 헤쳐나갈 수 있도록 직감에 근거한 직관적인 의사결정을 내리는 회로가 진화하긴 했다. 그러나 오늘 우리가 직면한 과제는 우리에게 의미 있는 것이 무엇인지를 장을 통해 이해하는 일이다.

직감에 기반하여 예측하고 결정하는 능력은 진화의 부산물이다. 목숨을 위협받는 상황이 가득한 위험한 세상에서, 나쁜 결과의 가능성을 높게 가정하는 편향은 생존에 상당히 유리할 수 있다. 그러나 물리적 위협이 대부분 심리적 스트레스로 대체된 선진 세계에서 그런 시스템은 적응하지 못하게 되었다. 그 결과 부정적으로 편향된 직감에 기반한 결정은 주로 불행과 안 좋은 건강이라는 결과로 나타난다.

이를 보여주는 좋은 사례가 앞서 소개했던 프랭크다. 프랭크는 고객과의 점심 약속은 늘 억지로 가야 했다. 낯선 식당에서 어떤 일이 벌어질지에 대한 뇌의 예측이 너무 큰 불안감과 위장 증상을 일으켜 그 자리에 집중할 수 없었기 때문이다. 이런 현상을 파국화catastrophizing라고 하는데, 파국화는 뇌가 최악의 결과 (이 경우에는 심각한 소화기 증상)가 일어날 거라고 직감에 기반한 (잘못된) 예측을 하는 것이다. 프랭크는 약속이 잡힌 걸 알게 되면, 장차 식당에서 일어날 일에 대한 직관적이고 부정적으로 편향된 예측이 시작되어 이성적으로 상황을 평가하지 못했다.

파국화는 부정적인 자극에만 주의가 집중되는 우울증이나 만성 통증 환자에게도 일반적인 특징이다. 이들 중에는 행복해질 수 있는 긍정적 직감에 따르는 의사결정능력을 완전히 잃어버린 사람들도 있다.

꿈을 통해 직감에 접속하다

우리 뇌에 저장된 동영상 조각들을 이어 붙여 만든 직감에 기초한 다큐멘터리를 볼 수 있다면, 상당히 흥미롭고 대단히 개인적인 선명한 색감의 전기 영화를 볼 수 있을 것이다.

그런 일은 공상에 불과하다. 그런데 우리 마음속 동영상 도서관을 살짝이라도 들여다볼 방법은 없을까? 험한 세상을 살아가느라 바쁜데 자기 감정의 전기 영화를 보면 마음이 너무 심란해질 것이다. 그런 영화를 보기에 적절한 때는 일이나 가족, 연인, 친구에게 신경 쓰지 않고, 몸은 잠시 오프라인 상태여서 아무리 끔찍한 장면이 재생되어도 움직이지 않는 '밤'일 것이다. 실제로 이때 우리 머릿속에서 감정의 영화가 상영된다. 우리가 잠들어 있을 때, 더 구체적으로 말하자면 우리가 꿈을 꿀 때.

꿈을 꾸는 것은 영화를 보는 것 같을 때가 많다. 인간의 뇌가 뛰어난 영화감독이라는 데에는 많은 이들이 동의할 것이다. 가장 생생한 꿈은 렘REM, rapid eye movement, 급속 안구 운동수면 상태에서 꾼다. 렘수면 동안은 호흡이 더 빨라지고 불규칙해지며 얕은 숨을 쉰다. 눈은 여러 방향으로 빠르게 움직이고 뇌는 몹시 활발하게 움직인다. 개인과 특별한 관련성이 있는 영화가 더 자주 재생되고, 더 생생한 색감과 감정적인 형식으로 펼쳐진다.

잠자는 실험 대상자의 뇌영상을 연구한 결과, 렘수면 상태에서 활성화되는 뇌영역에는 이미지를 경험하는 데 필수 영역인 시각피질뿐 아니라 뇌섬과 대상피질의 현저성 신경망 영역, 편도체를 포함한 몇 가지 감정 생성 영역, 기억 관련 영역인 해마와 안와전두피질 같은 기억 관련 영역들도 포함된다는 것이 증명되었다. 동시에 전전두피질과 두정피질 등 인지 조절과 의식적 자각에 관여하는 영역들과 수의운동(의지에 따른 근육의 움직임—옮긴이 주)을 관장하는 영역들은 활동을 멈춘다. 그러면 우리 몸은 마비된다. 그래서 도망치고 싶거나 타인에게 주먹을 날리고 싶을 때도 침대에서 떨어질 걱정 없이 검열받지 않은 영화를 볼 수 있다. 희귀한 수면장애가 없는 한, 꿈을 실제 행동으로 옮길 수는 없다.

흥미롭게도, 잠이 들어 몸을 움직일 수 없을 때, 뇌-장-장내 미생물 축은 그 어느 때보다 활발하게 움직인다. 이동성 운동 수축파는 우리가 잠든 사이에 활동하면서 장내 미생물의 환경을 급격하게 변화시킨다. 어쩌면 장내 미생물의 대사활동 환경까지 변화시킬 수도 있다. 이동성 운동 수축파는 2장에서 설명했듯 위장관을 강력하게 수축하며 소화액을 분비하는 것으로, 위장관에 음식물이 없으면 90분마다 한 번씩 장을 쓸고 지나간다.

현재 지식에 비춰볼 때, 이 수축파는 장에서 많은 신호전달분자가 방출되는 현상과, 다수의 장-뇌 소통채널을 통해 이 정보를 뇌로 전달하는 현상과 관련 있을 수 있다. 이 점을 입증하는 과학 연구가 이뤄지지는 않았다. 하지만 이 과정에서 모든 신경 활성물질이 분비되면서 장과 장내 미생물이 뇌로 전달하는 신호가 폭발적으로 늘어나는 현상이 우리의 꿈에 정서적 옷을 입힌다고 해도 나는 놀라지 않을 것이다.

꿈을 꾸는 게 왜 중요할까? 한 가지 이론은 렘수면 동안 꿈을 꾸면 감정기억의 다양한 측면을 통합하고 강화하는 데 도움이 된다는 것이다. 나중에 설명하겠지만, 꿈 분석은 직감에 접촉하고 직감을 믿는 법을 배우는 한 방법이다. 그 외에도 꿈의 역할과 중요성에 대해서는 여러 가설이 있지만, 꿈의 기능 중 하나가 하루 동안 축적한 직감의 형태로 감정기억을 공고히 하는 것이라는 생각은 많은 과학적 데이터와 맞아떨어진다. 예를 들어, 최근의 연구 결과는 장내 미생물이 보내는 신호를 포함한 장-뇌 축이 렘수면 및 꿈의 상태 조절에 중요한 역할을 한다는 것을 시사한다. 그러니 다음에 저녁을 늦게 먹고 바로 잠자리에 들거나 밤중에 깨서 냉장고를 뒤질 때는, 그 행동이 여러분 머릿속의 야간 영화 상영과 뇌 속 데이터베이스의 업데이트에 미칠 영향을 생각하는 게 좋을 것이다.

25년 전, 삶의 방향을 결정해야 하는 문제로 심리적 압박을 받았을 때, 나는 운 좋게도 몇 년간 융 심리학 방식의 정신분석을 받을 수 있었다. 카를 구스타프 융Carl Gustav Jung은 스위스 취리히에 있는 부르크횔츨리 정신병원의 유명한 정신과 의사이자

프로이트와 동시대인이었다. 융은 분석심리학analytical psychology
의 창설자로, 집단 무의식, 우리의 행동을 이끄는 보편적이고 타
고난 무의식적 이미지의 패턴('원형'), 내향성과 외향성 같은 상
반된 심리적 경향을 통합하는 심리과정인 개성화라는 개념 등을
창시했다. 융은 꿈의 분석을 인간 무의식에 접근하는 핵심 전략
으로 생각했다. 나는 꿈의 분석이 직감에 접촉하고 직감을 신뢰
하는 법을 배우는 것과 관련이 깊다고 생각한다.

　나는 꿈의 분석에 대해 융이 쓴 글에 매료되어 있었지만, 치료
사가 이전 진료 후에 꾼 꿈에 대해 묻는 말에 답할 준비가 늘 되
어있지는 않았다. 나는 미래에 대해 가장 합리적인 결정을 내리
는 데 도움을 받고자 치료를 시작했지만, 치료사는 내면을 계속
들여다보며 꿈에서 해답을 찾도록 이끌었다.

　매주 상담을 받으러 갈 때, 일기장에 적어놓은 꿈 하나 없이
약속 장소로 차를 몰고 가서 상담 중에 나눌 이야기가 없어 겁을
먹었던 때도 있었다. 그러나 몇 달이 지나자 빈도와 세부 내용,
강렬한 정도를 기억할 수 있는 꿈이 계속 늘어났다. 매일 밤 만
나는 '내면의 영화'의 아름다움과 줄거리, 복잡함에 실로 경탄했
다. 가장 정교했던 꿈은 강렬한 감정과 관련된 것이었는데, 개인
적 의미가 가장 큰 꿈이었다.

　치료사가 있든 없든, 매일 아침 꿈을 기록한 후 되새겨보는 일
을 계속하자 서서히 내 감정기억의 데이터베이스에 접속할 수
있게 되었다. 그리고 중요한 결정을 내릴 때 친구나 동료의 조언
에 의존하기보다는 꿈에 반영되어 있는 나의 내적 지혜를 신뢰

하게 되었다.

꿈의 분석이 직감에 접근하는 유일한 방법은 아니다. 융의 정신분석보다 덜 번거롭고 비용도 적게 들면서 직감에 귀 기울이도록 훈련하는 방법들이 있다. 에릭슨 최면Ericksonian hypnosis이 그중 하나다. 밀턴 에릭슨Milton Erickson은 유명한 최면치료사로, 최면을 일으킬 수 있는 이야기를 의식적이고 이성적인 (좌측) 뇌와 모든 것을 아는 무의식적이고 현명한 (우측) 뇌에 번갈아 들려줌으로써 환자들을 무아지경에 빠뜨리는 데 대가였다. 최면 유도 과정에서 대상자는 무의식적 측면을 점점 더 신뢰하게 되며, 합리적이고 선형적인 사고 메커니즘을 통해 사물을 통제하려는 걸 포기하게 된다.

최면은 뇌가 외부에 주의를 집중하던 상태에서 자기성찰 모드로 빠르게 전환하여 무아지경 상태를 유도하는 방법이지만, 그게 다가 아니다. 에릭슨 최면을 반복하면 환자가 최면상태가 아닐 때 중요한 결정을 내리는 방식도 변화한다. 에릭슨 최면요법을 정기적으로 받은 사람들 중 많은 수가 시간이 지나면서 내면의 지혜를 신뢰하고 그에 따라 결정을 내리게 된다.

직감에 기초한 의사결정능력을 향상시키려면?

우리는 일상에서 '직감'이라는 단어를 자주 사용하지만, 엄청난 과학적 증거가 이 용어에 생물학적 근거를 제공한다는 건 알지 못할 것이다.

장과 뇌 사이 대화의 질, 정확도, 토대가 되는 편향은 개인마다 다르다. 어떤 장감각은 매우 정확하게 기록되며 잠재의식에서 재생된다. 이런 영화는 의식에 도달하는 경우는 거의 없어도 우리 배경 정서에서 중요한 역할을 할 수 있다.

장에서 오는 신호에 더 민감하여 모든 신호를 인식하는 사람들도 있다. 이들은 늘 자기 '위가 민감하다'고 느끼거나 어머니에게서 아기 때 배앓이를 자주 했다는 얘기를 들었을 수 있다. 어떤 사람들은 이런 과민성을 안고 사는 법을 배우고 그것을 자기 성격의 일부로 받아들인다. 이들은 음식이나 약물에 더 민감하고, 불안하면 속이 불편해진다. 이 부류에 들어가는 또 다른 사람들은 과민대장증후군 같은 흔한 위장관장애를 겪는데, 장에서 이상 신호가 뇌로 계속 과하게 전달되고, 전달받은 신호를 바탕으로 부적절한 장반응이 일어나기 때문이다.

직감에 귀 기울이고, 장에 기초한 기억이 직관적 의사결정에서 행하는 역할을 이해하고, 식사든 약물 복용이든 우리가 장내 미생물의 활성에 영향을 주기 위해 하는 모든 일이 우리의 감정과 미래에 대한 예측에도 영향을 미친다는 점을 명심하면 장-장내 미생물-뇌 축의 어마어마한 잠재력을 충분히 활용할 수 있을 것이다.

직감에 기초한 의사결정의 중요성을 고려할 때, 이 놀라운 능력을 훈련하고 최적화할 공식적인 방법이 없다는 건 놀라운 일이 아닐 수 없다. 학교에서도 가르치지 않고, 많은 부모들이 자녀에게 직감에 귀 기울이라고 말해주지 않는다. 대신 논리적으로 사고하는 것의 중요성만을 강조한다(물론 논리적 사고는 충동적인 청소년들이 익혀야 할 귀한 기술이다).

현대 사회의 신조는 이 세상은 선형적이고 예측 가능하며, 세상에 대한 정보가 충분하면 최선의 결정을 내릴 수 있다는 가정 하에 합리적 결정을 내려야 한다는 것이다. 직관적 의사결정의 생물학적 토대를 더 잘 이해하고, 의사결정 기술을 향상하는 데 정신적 에너지를 투자하는 게 가치 있는 목표라는 걸 받아들이면, 직감을 바탕으로 의사결정을 하는 능력을 향상시킬 수 있는 여러 가지 전략이 분명 생길 것이다.

Part **3**

튼튼한 장과 함께
건강하고 행복하게 사는 법

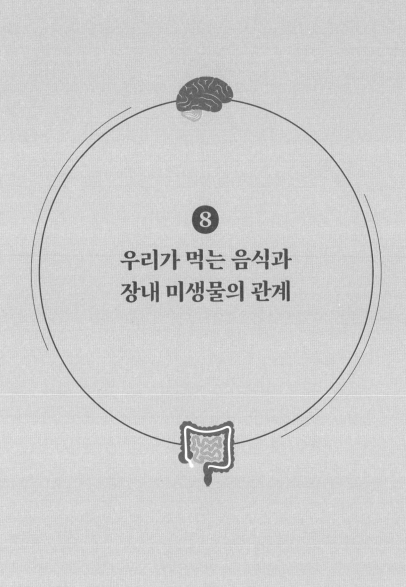

8

우리가 먹는 음식과
장내 미생물의 관계

세계 어디서나 음식은 인간관계에서 중심을 차지한다. 명절이나 생일, 기념일 같은 특별한 날이면 가족이나 친구들이 식탁에 둘러앉아 웃으며 이야기를 나눈다. 저녁 식사를 하면서 새로운 사람들을 만나 친구가 되고, 때로는 친구 이상의 관계가 되기도 한다. 조찬 모임을 하고, 오찬을 베풀고, 포틀럭 파티(각자 음식을 가져오는 파티—옮긴이 주)로 저녁을 함께 한다. 인간의 삶에서 중요한 일들은 대개 함께 밥을 먹으면서 일어난다.

그런데 현대에 접어들어 사회가 빠르게 굴러가면서 인간의 식습관도 변했다. 가족과 모여 앉아서 하던 식사는 패스트푸드, 냉동식품, 가공된 간식, 버튼만 누르면 주문할 수 있는 식사로 바뀌었다. 지난 수십 년간 많은 미국인들은 인간 존재의 중심인 식사가 심각하게 자연스럽지 않아진다고 느꼈다. 그런 추세에 대한 반발로 자연주의 식당, 농산물 직거래 장터, 슬로푸드 운동 등이 등장했는데, 이는 현대화를 거치며 우리가 잃어버린 것을 찾고자 하는 깊은 열망을 드러낸다. 인간의 생명 유지에 좋고 자연스러우며 건강한 것을 찾아내고자 하는 열망이다.

자연스럽고 건강한 식단을 되찾을 수 있을까?

우리가 잃어버린 건강한 식사를 어떻게 되찾을 수 있을까? 과학을 들여다보는 데서 시작할 수 있다. 수백만 년 동안 우리 인간의 소화계, 장내 미생물, 뇌는 우리 몸에 좋은 음식을 찾고, 수확하고, 준비하는 본능적 능력을 연마하며 함께 진화했다. 그리고 그 긴 세월의 대부분은 사냥과 채집을 해야 음식을 구할 수 있었다. 먼 옛날 수렵채집인들의 식단이 현대의 우리를 올바른 방향으로 이끌 수 있을까?

동시에 인간은 엄청나게 다양한 음식을 먹고 살 수 있다는 사실을 기억해야 한다. 탄자니아의 수렵채집인들이 손으로 딴 덩이줄기 식물, 베리류, 과일부터, 고기를 좋아하는 이누이트가 먹는 물개, 고래, 일각돌고래까지, 전통문화는 많은 세대에 걸쳐 다양한 음식과 함께 발전해왔다. 이와 반대로 농업인들은 밀, 옥수수, 쌀 등의 주식과 채소를 먹었고, 그 외에 가축에서 얻을 수 있는 약간의 고기, 우유, 치즈, 요구르트 등을 먹었다. 인간의 소화계는 융통성이 있어서 인간은 매우 다양한 기후 조건과 환경에 맞는 먹거리를 찾을 수 있었다.

이런 위업에 대해서는 인간의 위장관과 신경계의 연산능력이 세운 공로를 어느 정도 인정해야 한다. 수백만 년 동안 진화하면서 장은 우리가 먹고 마시는 모든 것을 감지하고, 인식하고, 암호화하여 호르몬 패턴과 신경자극으로 바꾸어 뇌의 조절중추로 보내는 능력을 완벽히 갖추었다. 하지만 앞에서 살펴보았듯, 그

공은 소장에서 흡수할 수 없는 다양한 음식물을 처리하는 장내 미생물에게도 상당 부분 돌아가야 한다.

종합하면, 인간의 장내 미생물은 믿을 수 없을 정도로 다양하고, 놀라울 정도로 적응력이 뛰어나며, 수백만 년에 걸쳐 진화하면서 인간의 소화과정에서 없어서는 안 될 연결고리가 되었다.

오늘날 북아메리카에서는 자연 그대로의 식품을 섭취하기가 어렵다. 대부분의 식품에는 감미료, 유화제, 조미료, 색소가 가득 들어있다. 여기에 지방, 설탕, 활성 글루텐이 추가되어 열량이 가득 찬 인공적인 식단에서 벗어나기 쉽지 않다.

우리가 먹는 음식은 미생물의 활동에 영향을 미친다고 했다. 그렇다면, 인간의 몸이 진화하던 그 긴 세월 동안 섭취했던 음식을 지금 먹는다면 장내 미생물군은 정확히 어떤 모습이 될까? 우리 조상들의 미생물은 우리에게 무엇을 알려줄까? 조상들의 미생물이 어떤 것이었는지 알 수는 있게 될까?

사실, 알 수 있다. 우리 조상들의 진짜 식단에 대해 더 알게 되면 인간의 몸과 마음에 가장 좋은 식단이 어떤 것인가에 대한 끝없는 논쟁의 답을 얻을 수 있을지 모른다. 고지방/고단백질 식단, 저탄수화물 식단, 과일과 채소 함량이 높은 잡식 식단, 극단적인 채식 식단, 절충안인 지중해 식단까지, 어떤 식단이 인간에게 가장 좋은 식단인지 알 수 있을지 모른다. 그 과정에서 인간의 뇌, 장, 장내 미생물이 조화롭게 공생했던 시절을 엿볼 수 있을 것이고, 인간이 진화하면서 먹어온 음식을 엿볼 수 있을 것이다.

그렇게 하는 한 가지 방법이 아직 선사시대 생활방식을 따르며 살아가는 사람들을 연구하는 것이다. 이들의 식단은 수만 년 전에 인간이 진화하면서 섭취했던 식단과 크게 다르지 않다. 바로 이 세상에 아직 남아있는 원시농업인, 혹은 수렵채집인인 말라위 사람들과 야노마미 사람들 이야기다.

야노마미족 식단에서 배울 수 있는 것

40여 년 전, 나는 야노마미족과 그들의 식습관을 가까이서 관찰하는 대단히 흥미로운 경험을 한 적이 있다. 아마존 열대우림에 속한 베네수엘라 정글 속, 오리노코강 상류에 있는 야노마미족 보호구역에 갔을 때의 일이다.

2013년 미국 메릴랜드주 베데스다에서 열린 장내 미생물 생태계에 관한 학술대회에 참석했을 때, 나는 뜻밖에 열대우림의 경험을 떠올렸다. 학회의 제목은 '인간 장내 미생물 생태계 과학: 미래에 대한 비전'이었다. 학회 발표자 중 한 명은 생태학자이자 미생물학자인 마리아 글로리아 도밍게스-벨로Maria Gloria Dominguez-Bello였는데, 출산방식이 신생아의 장내 미생물군에 미치는 영향에 대한 획기적인 논문을 발표해 세계적으로 유명한 인물이었다. 도밍게스-벨로는 아메리카 원주민(남아메리카 토착민)과 북아메리카의 도시에 사는 사람들을 비롯한 여러 집단의 장내 미생물군 조성을 비교 연구한 연구팀의 일원이기도 했다.

오리노코 강변에 사는 원주민들의 모습을 담은 도밍게스-벨로의 첫 번째 슬라이드를 보았을 때 나는 내 눈을 믿을 수가 없었다. 독특한 생김새와 수도승 같은 머리 모양을 한 이 키 작고 아름다운 사람들은 1972년, 내가 한 다큐멘터리 영화의 카메라 보조로 야노마미족을 촬영하러 탐험을 떠났던 기억을 떠올리게 했다. 그때 나는 대학교 1학년이었고, 한 학기를 휴학하고 그 독특한 모험에 참여하기로 결정하는 데는 긴 시간이 걸리지 않았다.

당시 나는 완전한 규모조차 밝혀지지 않았던 장내 미생물은 말할 것도 없고 인류학이나 의학에 대해서도 별로 아는 게 없었다. 내가 그 탐험에 참여한 주요 동기는 순수한 모험심과 다큐멘터리 제작에 참여한다는 사실이 지닌 매력이었다.

탐험을 준비하면서 나는 야노마미족의 독특한 식습관 하나를 알게 되었는데, 바로 소금을 전혀 먹지 않는다는 사실이었다. 몇몇 연구에서는 야노마미족의 낮은 나트륨 섭취를 고혈압과 그 합병증에 사실상 걸리지 않는 현상과 관련짓기도 했다. 그러나 수십 년간의 임상 실습과 뇌, 장, 장내 미생물의 복잡한 대화에 관한 연구를 통해, 야노마미족의 식단에는 훨씬 더 흥미로운 점들이 있으며, 그것이 야노마미족의 건강에 영향을 줄 뿐 아니라 마음과 행동에도 영향을 미칠 수 있다는 것을 나는 깨달았다.

내가 이 개인적인 이야기를 꺼낸 이유는 야노마미족이 수만 년 전 우리 조상들의 선사시대 생활방식을 계속 이어온 지구상에 몇 안 남은 부족 중 하나이기 때문이다. 야노마미족의 식습관과 장내 미생물군을 연구하면 우리 조상들의 시대, 즉 인간과 미생물이 처음 공생관계를 시작한 시대로 거슬러 올라갈 수 있는 창이 열린다. 이 연구는 인간의 장내 미생물이 어떻게 진화해왔으며 현재 인간의 행복에 어떤 영향을 미칠 수 있는지에 대한 단서를 줄 수 있다.

나는 촬영팀 두 사람과 함께 야노마미족 마을에서 두 달간 살았다. 그동안 그들의 일상을 관찰하고 경험할 수 있었는데, 음식을 채집하고 요리해서 먹는 과정도 볼 수 있었다. 그들이 매일 먹는 음식을 보고 직접 먹어보기도 했다. 그들의 고유한 정서적 행동도 경험했다. 아버지와 갓난아기의 다정한 상호작용에서부터, 중요한 부족 행사에서 일어나는 폭력적이며 의식적인 주먹다짐, 다른 부족과 전쟁을 하기 위한 준비 등이었다.

처음에 야노마미족은 촬영팀인 우리와 친밀감을 느끼기 위해 부족민 전체가 우리의 머리와 얼굴, 가슴, 팔을 쓰다듬는 길고 요란한 의식을 진행했다. 그러나 우리가 잠을 잘 해먹hammock을 지정해준 뒤에는 우리를 거의 무시했다. 하지만 아이들은 달랐다. 아이들은 카메라를 포함하여 우리 배낭에 있는 물건들에 관심이 많았고, 가지고 놀고 싶어 했다. 그래서 우리는 부족의 일상을 지켜보고 촬영할 특별한 기회와 그들의 활동, 특히 음식을 찾고 수확하는 활동을 관찰할 귀중한 기회를 얻을 수 있었다.

야노마미족은 음식을 구하는 일에 엄격한 분업체계를 갖고 있었다. 남자들은 새, 원숭이, 사슴, 멧돼지, 맥(최소한의 체지방을 가진 야생동물을 모두 이렇게 불렀다)(맥(tapir)은 원래 중남미와 서

남아시아에 사는, 돼지와 비슷하게 생겼으나 코가 뾰족한 동물—옮긴이 주)을 사냥하는데, 여기에는 그들 시간의 최대 60%까지 소요될 수 있다. 종종 남성 몇몇이 이른 아침에 활과 화살을 챙겨 샤보노(야노마미족의 전통 오두막—옮긴이 주)를 나갔다가 저녁 늦게 사냥감을 잡아 돌아오는 것을 볼 수 있었다. 야노마미족은 기름이나 동물성 지방을 사용하지 않으므로 사냥한 동물의 고기는 튀기지 않고 구워 먹었다. 여성들은 고기를 손질해서 가족 구역 내의 기둥에 걸어두는데, 여기에는 원숭이 머리와 뱀, 개구리, 새의 고기 조각들과 바나나의 한 종류인 플라타노도 걸려있었다.

이렇게 저장된 음식을 가족들이 먹는 모습은 흔히 볼 수 있는 광경이었고, 나는 종종 간식 시간에 초대받기도 했다. 숲에는 야생동물이 많았지만 야노마미족의 식단에서 동물성 식품이 차지하는 비율은 아주 낮았다. 게다가 야노마미족은 가축은 애완동물로 키우므로, 그리고 새의 알은 영적 목적과 의식에만 사용하므로 절대 먹지 않는다고 가이드가 알려주었다.

여성들은 채소나 과일을 키우는 일을 하며 고구마의 한 종류와 플라타노, 담배 등을 재배했다. 우리는 먹을 것을 채집하러 숲으로 먼 길을 떠나는 그들을 따라가 곤충의 유충, 흰개미, 개구리, 꿀, 식물을 채집하는 모습을 촬영했다. 오염되지 않은 깨끗한 강에서 물고기를 잡는 일은 남성과 여성이 함께 했다. 식량을 구하는 일은 열대우림 속을 오랫동안 걷거나 달리는 것을 포함하는 광범위한 신체 운동이다. 덥고 습한 환경에서 야노마미족이 움직이는 속도에 맞춰 따라가는 것은 쉬운 일이 아니었다.

야노마미족은 숲의 어마어마한 다양성에 의존하여 살아가고, 환경의 높은 다양성은 이들의 장내 미생물군의 다양성에 반영된다. 과일과 채소를 주식으로 하는 것 외에 야노마미족은 식물을 다양한 목적으로 활용한다. 식물 유래 독물을 독화살을 만들 때 써서 그걸로 낚시나 사냥을 하고, 수백 가지 식물, 열매, 씨앗을 채집해서 식품, 약, 환각제 등으로 사용한다. 또한 음식을 발효시켜서 자연스럽게 미생물을 섭취한다.

우리는 이들이 나무를 파서 만든 카누 속에서 대량의 플라타노를 으깨어 퓌레로 만든 뒤 자연 발효시켜 알코올성 음료로 만드는 과정도 보았다. 이 음료를 많이 마신 야노마미족 남성은 눈에 띄게 취한 행동을 했다. 아마도 야노마미족은 수세기 동안의 시행착오를 통해 음식이나 약용 식물의 화합물이 어떻게 특정 신호를 보내 인간의 뇌와 장에 영향을 주는지 알게 되었을 것이다.

전체적으로 볼 때 야노마미족의 식단은 식물성 식품이 풍부했고 가끔 고기가 보충되었다. 하지만 북아메리카 육류 공급의 대부분을 차지하는 가공육이나 지방이 많은 소고기나 돼지고기가 아니라 지방이 적고 건강한 야생동물의 고기였다.

야노마미족은 현재 책장과 방송 전파를 뒤덮고 있는 영양 전문가들의 주장과 거리가 먼 삶을 살지만, 채소와 과일이 풍부하고, 이따금 생선과 지방이 적은 고기가 올라가며, 식품첨가물이나 보존제가 쓰이지 않는 야노마미족의 식단은 마이클 폴란 Michael Pollan이 『잡식동물의 딜레마(The Omnivore's Dilemma, 다른세상. 2008)』에서 던진 유명한 충고, "너무 많이 먹지 말고, 주로 식물을 먹어라."를 충실히 지키고 있다.

수렵채집인이 되라는 말이 아니다. 건강해지기 위해 모두가 구석기 시대의 식단을 먹어야 한다는 것도 아니다. 야노마미족은 성장이 저해된 상태이며(숲에서 수렵채집인으로 사는 데 적응한 것이다), 기대수명은 우리에 비해 한참 뒤떨어지고, 전쟁과 부상으로 인한 사망률도 높다. 동시에, 이들의 생활방식을 관찰하면 인간의 건강을 증진시키는 데 있어서 식이요법과 장내 미생물의 서로 얽혀있는 역할에 대해 배울 독특한 기회를 얻을 수 있을 것이다.

고지방 식단이 장내 미생물에 미치는 영향

저지방 식단, 즉 다양한 식물성 식품이 풍부하게 들어있고 고기는 적게 든 식단이 장내 미생물군의 건강에 도움이 될 수 있을까? 그리고 현대 북아메리카인들의 식단은 인간의 장내 미생물군을 더 나쁘게 변화시켰을까? 과학자들이 이 문제에 대한 답을 밝혀내기 시작한 것은 몇 년 되지 않았다.

몇 년 전, 타냐 야쓰넨코Tanya Yatsunenko와 마리아 글로리아 도밍게스-벨로, 그리고 워싱턴대학교의 제프리 고든Jeffrey Gordon이 이끄는 미생물 생태계 전문가팀이 야노마미족과 같은 지역에 사는 아마존 원주민인 과히보스족, 아프리카 남부에 있는 국가인 말라위의 농촌 지역 사람들, 북아메리카 도시 거주자들의 장내 미생물 구성을 평가했다.

연구팀은 균유전체학metagenomics이라는 현대적 방법을 이용했다. 대변 표본에서 장내 미생물을 추출하여 유전물질DNA을 정제한 후, 자동분석기술을 이용하여 세균 유전자를 식별하는 방법이었다. 그 결과, 아마존 원주민과 말라위 부족민의 장내 미생물군 구성은 비슷하지만 북아메리카인들의 장내 미생물군은 크게 다르다는 사실이 밝혀졌다. 우리 북아메리카인들과 아주 다른 지리적·문화적 환경에서 사는 이들 원시 부족민들의 생활방식과 식습관이 우리와 무척 다르다는 걸 생각할 때, 이런 결과는 별로 놀랍지 않아 보인다.

말라위 사람들과 남아메리카 원주민은 유전적으로 다르고 생활하는 환경도 매우 다르다. 아마존 열대우림은 일 년 내내 일정한 기후를 유지하지만, 말라위는 건조한 사바나 지역으로서 건기와 우기가 뚜렷이 구별된다. 그런데 어째서 이 두 집단의 장내 미생물군은 유사할까? 이 두 전통사회 사람들은 매우 다양한 식물성 식품을 먹고 직접 사냥한 지방이 적은 고기를 가끔 섭취하는 비슷한 식습관을 가진 것으로 드러났다.

실제로, 말라위 사람들과 아메리카 원주민은 식물성 식품을 많이 먹고 동물성 식품은 적게 먹는 사람들이 보이는 유사한 장내 미생물 패턴을 갖고 있었다. 후벽균에 비해 박테로이데테스균이 많고, 박테로이데테스균 중에서도 프레보텔라균과 박테로이데스균의 비율이 높은 경향을 보인다. 서아프리카 국가인 부르키나파소의 시골 어린이들과 이탈리아 피렌체시市의 어린이들을 비교한 연구나, 탄자니아 동부 열곡裂谷에 사는 하즈다 수렵채집 부족의 성인들과 이탈리아 볼로냐시市의 성인들을 비교한 연구에서도 이런 연구 결과가 확인되었다.

그러나 세 집단 사이의 차이는 특정 미생물 그룹이 더 많다는 사실만이 아니었다. 훨씬 더 걱정스러운 것은, 이 연구 결과 전형적인 북아메리카 식단을 먹고 사는 사람들이 원시시대 생활 방식을 고수하는 사람들에 비해 장내 미생물 다양성이 많게는 30% 정도 감소했다는 사실이다. 그런데 여기 우려되는 지점이 있다. 이런 현대인들 장내 생태계의 급격한 변화는 1970년 이후 지구의 생물 다양성이 30% 감소했다는 사실과 비슷하다는 점이다.

지구의 생물 다양성 감소는 많은 부분 야노마미족이 살고 있는 아마존 열대우림에서 일어났다. 그러나 생물 다양성 감소는 아열대 다우림의 식물과 동물에만 일어나지는 않는다. 전 세계에서 일어난다. 그래서 생태학자들은 생물 다양성 감소가 다양한 생태계에 미치는 영향을 보여주는 수학 모델을 만들었다. 생물 다양성의 감소는 산호초에 사는 해양생물에도, 북아메리카 대륙의 꿀벌과 왕나비에도 영향을 미친다.

생태학자들이 우리 주변 생태계의 쇠락을 연구해 얻은 이 통찰을, 우리 장 속의 생물 다양성이 감소하는 결과를 이해하는 데 이용할 수 있을까? 자연계의 방대한 다양성이 질병에 대항하는 회복력을 제공하듯, 숙주 안의 미생물 종과 그 대사산물이 다양하고 풍부하면 감염, 항생제, 변동성 높은 영양 공급, 발암성 화학물질, 만성 스트레스 등에 저항할 수 있는 더 큰 회복력을 갖게 된다.

물론 북아메리카에 사는 사람들이 모두 똑같은 음식을 먹고 살지는 않는다. 농경시대와 선사시대의 식단을 먹고 사는 사람들과 마찬가지로, 채식주의자들은 포화지방과 콜레스테롤 섭취가 적고 과일, 채소, 통곡물, 견과류, 콩류, 식이섬유, 피토케미컬(식물에서 자연스럽게 생기는 화학물질)을 많이 섭취한다.

식물성 식품 함량이 높고 동물 유래 성분, 특히 지방 함량이 적은 식단을 섭취하면 건강에 상당히 이롭다는 과학적 증거는 상당히 많다. 예를 들어, 채식을 하는 사람들은 비만, 대사증후군, 관상동맥질환, 고혈압, 뇌졸중 등의 유병률이 감소할 뿐 아니라 암에 걸릴 위험도 낮아진다는 것이 많은 연구를 통해 입증되었다. 그런데 안타깝게도, 그런 식단이 뇌 건강에도 이롭다는 증거는 아직 거의 없다.

야쓰넨코팀의 연구에서 성인들 사이에 장내 미생물의 다양성과 비율에 차이가 나타난 것이 인상적이었지만, 연구진은 그 차이가 성인 피험자의 생활방식에만 좌우되는 게 아니라는 것을 발견했다. 그 차이는 태어나고 첫 3년 사이에 이미 뚜렷하게 나타나서 성인이 된 후까지 지속되었다. 아기가 성인의 다양한 식사를 접하기도 전인 생애 초기에 장내 미생물군에 차이가 생기는 건 무엇 때문일까?

골든 타임: 2살 반에서 3살 사이

음식은 인간의 장과 뇌의 건강과 장과 뇌의 상호작용에서 핵심 역할을 하며, 이 긴밀한 관계는 우리가 태어나는 순간 시작된다. 누구나 건강한 성인이 되기를 바라지만, 야쓰넨코팀의 연구 결과는 우리가 무엇을 먹고 어떤 프로바이오틱스를 선택할지 스스로 결정하기 훨씬 전에 음식이 장내 미생물군에 미치는 중대한 영향이 이미 시작된다는 것을 상기시킨다. 생애 초기에 음식이 장내 미생물군에 미치는 영향은 우리가 성인이 됐을 때 장내 미생물군의 다양성과 질병에 대한 회복력의 토대를 형성한다. 이 과정에서 오류가 일어나면 비만에서 과민대장증후군까지 광범위한 건강 문제가 생길 위험성을 높일 수 있다.

아기의 장내 미생물군은 출산 시에도 형성되지만, 아기가 어머니에게서 받아먹는 음식 역시 장내 미생물군 형성 과정에서 중요한 역할을 한다. 코넬대학교의 미생물학자 루스 레이Ruth Ley 연구팀은 건강한 남자 아기에게 공급되는 초기 영양이 장내 미생물군에 미치는 영향을 강조했고, 출생부터 만 2살 반까지의 기간을 총 60회로 나누어 분석했다.

아기에게는 출생 후 4개월 반 동안 엄마 젖만 먹였다. 처음에 레이 연구팀은 아기의 장내 미생물군에 우유에 든 탄수화물의 소화를 촉진하는 세균 종, 주로 비피두스균과 일부 유산균이 풍부하다는 것을 발견했다. 이것은 놀랍지 않았다. 그러나 아기가 유동식이나 고형식을 시작하기 전에, 식물이 함유한 복합탄수화물을 대사할 수 있는 프레보텔라균 같은 장내 미생물이 등장했다. 이는 아기가 고체로 된 음식을 실제로 먹어보기도 전에 아기의 장내 미생물군이 그런 음식을 소화할 준비를 하고 있다는 뜻이다.

어머니는 생후 9개월까지 모유 수유를 계속했고, 점차 쌀 시리얼과 완두콩으로 만든 이유식을 단계적으로 먹인 다음 일반 음식을 먹였다. 일단 아기가 고형식을 먹게 되자 장내 미생물군은 식물에 든 탄수화물을 발효하는 미생물 종으로 다시 바뀌었다.

태어난 후 첫 몇 개월 동안은 아기의 장 속에 상대적으로 적은 수의 미생물 종이 살았지만, 열이 나거나, 음식에 완두콩이 들어가거나, 귀에 염증이 생겨 항생제 치료를 받으면서 아기의 장내 미생물 공동체는 급격한 변동을 겪었다. 시간이 갈수록 장내 미생물은 다양해졌고, 아기가 만 2살 반이 되자 장내 미생물군은 안정되었고 성인과 거의 비슷한 모습을 갖추었다.

이 연구와 다른 여러 연구를 볼 때, 생후 2살 반~3살 때 평생 유지될 장내 미생물군이 형성되는 것은 분명해 보인다. 아이의 몸은 각종 장내 세균이 악기를 하나씩 맡아 연주하는 교향악단을 조직하는 것과 같다. 처음에는 연주자들이 시험 연주를 한다. 일부는 고용되고 일부는 고용되지 않지만, 아직 남은 자리가 많다. 하지만 2살 반 정도 되면 오케스트라는 자리가 다 차고, 연주자들 대다수는 평생직장을 찾은 상태다. 상황과 공급되는 음식에 따라 이 오케스트라는 다양한 곡들을 연주할 수 있다.

모유는 아기의 뇌와 장에도 영향을 준다?

최근에 뇌, 장, 장내 미생물의 관련성에 대해 많은 것이 알려지면서, 나는 베네수엘라 정글에서 아기를 낳던 야노마미족 10대 소녀와, 그 소녀와 갓난아기가 상호작용하던 모습을 가끔 떠올린다. 나는 어린 엄마가 어깨끈으로 가슴과 배에 아기를 안고 하루 종일 젖을 먹이면서 부족의 다른 여성들과 함께 식량을 채집하는 모습을 꾸준히 지켜보았다.

아기는 무척 건강해 보였고, 내가 목격한 모습과 과학자들이 알아낸 사실에 따르면 아기의 장과 장내 미생물군은 건강하게 출발했다. 미생물은 수도 많고 종류도 다양했다. 아기는 태어난 후로 계속 자연환경 속 방대한 미생물에 노출되었고, 엄마가 주는 음식의 독특한 성분에도 노출되었다.

지금은 아기가 먹는 음식이, 특히 모유가 아기의 장을 건강한 미생물로 채우는 데 도움을 준다는 게 잘 알려져있다. 그런데 모유의 성분은 엄마가 먹는 음식에 결정적으로 좌우된다. 최근 연구들에 따르면, 아이를 양육하는 엄마의 식사가 아기가 성인이 된 후 대사질환이나 비만에 걸릴 위험에 큰 영향을 미친다. 이 중 많은 부분은 아기의 장내 미생물군이 초기에 설정될 때 이루어진다.

엄마들은 모유가 아기에게 최고의 음식이라는 걸 예전부터 알았지만, 최근의 장내 미생물 과학은 모유가 그렇게 건강에 이로워지는 뜻밖의 메커니즘을 발견했다. 모유에는 아이의 발달에 필수적인 영양소가 모두 들어있고, 그 외에 특정 장내 미생물 집단들을 먹일 수 있는 화합물인 프리바이오틱스가 들어있다. 구체적으로 올리고당이 들어있는데, 올리고당은 당 분자가 3개에서 10개 정도 연결된 복합탄수화물이다. 올리고당은 유익균의 성장을 선택적으로 촉진하여 아기의 장내 미생물군을 형성하는 데 필수요소다. 이 탄수화물을 모유올리고당HMO이라 부르는데, 인간 모유 중 세 번째로 많은 성분이며(유당, 지방 다음—옮긴이 주), 지금까지 150개 이상의 모유올리고당 분자가 확인되었다.

모유올리고당이 흥미로운 점은 인간의 장이 모유올리고당을 소화할 수 없는데도 여성의 몸이 이것을 만든다는 사실이다. 모유올리고당은 아기의 위산에도 끄떡없고, 췌장이나 소장의 효소에도 소화되지 않은 채 온전한 형태로 장내 미생물 대부분이 사는 소장의 끝과 대장에 도달한다. 목표 지점에 도달하면 모유올리고당은 유익한 미생물, 특히 비피두스균 종에 영양을 공급하는데, 비피두스균 종은 모유올리고당을 부분적으로 짧은사슬지방산과 기타 대사산물로 분해할 수 있다. 이런 분해 산물은 잠재적 병원체보다 유익한 미생물이 자라기 좋은 환경을 조성한다.

모유 성분 연구의 세계적 전문가 중 한 명인 캘리포니아대학교 데이비스캠퍼스UC Davis의 데이비드 밀스David Mills가 지적했듯, 모유올리고당은 철저히 아기의 장내 미생물의 먹이가 되기 위해 진화한 유일한 식품이다. 분명 진화는 이 분자가 아기의 장내 미생물군 설정을 돕는 동시에 병원성 박테리아로부터 보호하도록 설계했다. 이를 달성하는 한 가지 방법은 비피도박테리움 인판티스(모유올리고당을 소화하는 데 전문인 미생물)가 지배종이 되도록 해서, 제한된 영양소를 두고 경쟁함으로써 잠재적으로 해로운 박테리아가 자라지 못하게 하는 것이다.

또한 모유올리고당은 그런 병원체들에 대해 직접적인 항균효과가 있어서 아기가 미생물에 감염되는 사태를 줄여준다. 따라서 모유올리고당은 건강한 아기의 장내 미생물군을 발달시키는 데 필수적이다. 그리고 아기의 장내 미생물군의 다양성이 아직 낮고 감염에 효과적으로 방어할 준비가 아직 안 되어있는 시기에 장내 감염을 일시적으로 막아준다.

진화는 몸속에 미생물이 거의 없는 태아를 미생물로 가득 찬 세계로 아름답고 매끄럽게 이동시켰다. 먼저 어머니의 질에 있는 고유한 미생물 환경을 이용해서 미생물이 없는 갓난아기의 장에 미생물을 주입한다. 그다음 모유 속 특정 분자를 가지고 이 미생물이 아기의 장에서 성장하게 한다. 그래서 아기가 자라면서 자신만의 고유한 장내 미생물군을 구성할 수 있게 한다.

야노마미족과 두 달을 지내면서 나는 엄마들이 갓난아기뿐만 아니라 걸음마를 배울 나이의 아이에게도 젖을 물리는 것을 보았다. 야노마미족은 다른 많은 전통 수렵채집 사회에서 그러하듯 생후 1년이 지나면서부터는 모유 외에 플라타노도 먹이긴 하지만, 사실 꼬박 3년 동안 아이에게 젖을 먹인다. 그 시간 동안은 아이의 장내 미생불군만 형성되는 게 아니다. 아이의 뇌도 형성된다. 뇌는 청소년기까지 계속 발달하지만 생후 첫 몇 년의 발달이 특히 중요하다. 모유 수유가 장, 장내 미생물, 뇌의 대화를 변화시켜 중요한 뇌회로와 시스템의 건강한 발달을 촉진할 수 있을까?

모유를 먹고 큰 아기를 장기간 연구한 결과를 보면 가능할 것으로 보인다. 몇몇 종단 연구(시간 경과에 따른 변화를 알아보는 연구—옮긴이 주)에서 모유를 먹인 아기들이 성인이 될 때까지 인지능력과 지적 능력을 추적했다. 종단 연구는 여러 해에 걸쳐서 주기적으로 연구 대상자들에 대한 측정값을 구하는데, 그 결과는 특정 과정이 어떻게 발달하는지를 영화처럼 보여준다. 가장 중요하게, 종단 연구는 원인과 결과를 밝힐 수 있다. 모유를 먹인 아기를 대상으로 한 여러 종단 연구에서 아기에게 모유를 더 오래 먹일수록 아기의 뇌가 더 커지는 것으로 나타났다. 뇌가 큰 것은 인지 발달이 향상되는 것과 관련 있는 특성이다.

모유 수유는 아기의 정서적·사회적 발달도 향상시킬 수 있다. 독일 라이프치히의 막스 플랑크 인간 인지 및 뇌과학 연구소Max Planck Institute for Human Cognitive and Brain Sciences 연구팀은 최근 연구에서 모유 수유를 해온 생후 8개월 아기들을 대상으로 타인의 몸짓언어를 보고 그 사람의 감정을 인지하는 능력을 시험했다. 기쁜 표정이나 두려워하는 표정의 사진을 아기들에게 보여주었는데, 결과는 극적이었다. 모유를 더 오래 먹은 아기들이 더 짧은 기간 모유를 먹은 아기들보다 기쁨을 나타내는 몸짓언어에 더 많이 반응했다. 기쁨이나 화 같은 기본 감정을 얼굴 표정과 몸짓언어로 인식하는 것은 아기들의 정서적·사회적 발달에 중요한 기본 도구를 제공한다.

모유 수유는 이런 기술을 학습하는 뇌영역을 구체적으로 어떻게 변형시키는 걸까? 독일의 한 연구 결과를 보면 이는 부분적으로 옥시토신의 작용을 통해 이루어진다. 부드러운 손길, 수유, 아이 돌보기, 영양소가 일으키는 특별한 장감각 등 다양한 감각 자극은 뇌의 옥시토신 분비를 자극한다. 옥시토신은 젖을 먹이는 엄마의 뇌와 아기의 뇌에서 모두 분비되는데, 엄마의 경우는 옥시토신 분비가 젖이 나오도록 자극한다. 옥시토신은 협력관계와 유대감을 촉진하므로, 수유하는 동안 옥시토신이 분비되는 것은 엄마와 자녀의 유대감을 향상시킨다고 볼 수 있다. 후속 연구에서 장기간 모유 수유의 긍정적 효과는 아기의 유전적 구성에 달려있는 것으로 보고되었다. 즉, 옥시토신의 신호전달 체계에 특정 유전적 변이가 있는 아기들만 긍정적 효과를 누리는 것으로 나타났다.

모유 수유와 감정반응도의 관계에 대한 연구는 그 자체로 흥미롭긴 하지만 모유 수유의 어떤 측면이 뇌의 옥시토신 분비를 자극하는지는 설명할 수 없었다. "모유 수유는 단순히 모유를 먹는 것 이상이다."라고 토비아스 그로스만Tobias Grossmann과 동료들은 썼다. 뇌의 옥시토신 분비를 자극하는 것은 아기가 엄마의 젖을 먹으면서 엄마 젖을 빨고(엄마의 옥시토신 분비를 자극한다) 유당을 섭취(뇌에서 오피오이드 유사 분자의 분비를 자극할 수 있다)하면서 오랫동안 신체 접촉을 하는 긍정적 경험이었을까? 아니면 아기의 장내 미생물군이 정기적으로 장에 들어오는 모유올리고당에 반응해서 생성하는 발륨 유사 아미노산이며, 아기의 뇌에 아무 문제가 없다는 신호를 주는 GABA 같은 대사 산물이었을까?

UCLA의 우리 연구팀이 프로바이오틱스가 풍부한 요구르트를 규칙적으로 섭취한 성인 여성 지원자들을 대상으로 뇌영상 연구를 했다. 프로바이오틱스는 위에서 설명한 그로스만의 연구에서 모유를 먹는 아기가 영향을 받은 감정적 뇌영역 중 일부의 활동에 영향을 미쳤다. 그리고 매우 최근의 연구에서, 특정 뇌영역의 부피와 장내 미생물군의 일반적인 구성 사이에 상관관계가 있다는 것을 알아냈다. 뇌와 장내 미생물의 관계가 생애 초기, 뇌구조와 장내 미생물군 구성이 아직 발달하고 있을 때 발전하는 것이 가능할까? 오늘날 우리가 알고 있는 바에 따르면, 모유올리고당이 유아의 장 속 대사기관으로 전달되는 양과 기간이 이 과정에서 중요한 역할을 할 수 있다.

식단을 바꾸면 장내 미생물도 바뀔까?

식단을 바꾸면 장내 미생물이 사는 환경을 근본적으로 바꿀 수 있다. 그러나 장 안에는 수조 마리의 미생물이 살고 있고, 많은 미생물이 빠르게 번식할 수 있다. 이것은 이론적으로는 자연선택이 빠르게 작용하여 잘 적응한 미생물은 번성하고 나머지 미생물은 수가 확 줄거나 멸종한다는 뜻이다.

가능한 경우는 또 있다. 기존의 장내 미생물은 유전자 발현을 변형해서 새로운 필수 기능을 활성화하고 더 이상 필요 없는 기능은 꺼버리면서 새로운 환경에 적응할 수 있다.

두 가지 가능성 중 어느 쪽이 맞는지, 그리고 주요 식단 변화가 장내 미생물군을 어떻게 변화시킬지 알아보기 위해 몇몇 연구팀이 연구를 진행했다. 산업화된 사회에 살고 있는 사람들의 식습관 차이가 장내 미생물군과 그들이 생산하는 대사산물의 변화에 반영되는지 조사했다.

하버드대학교의 피터 턴보Peter Turnbaugh 교수팀은 건강한 성인들을 대상으로 평소 식단에서 곡물, 콩류, 과일, 채소가 풍부한 채식 위주 식단이나 고기, 달걀, 치즈로 구성된 극단적 고지방 동물성 식단으로 바꾸었을 때의 급성 효과를 연구했다.

평소 식단에서 식물성, 혹은 동물성 식단으로의 단기간의 변화는 장내 미생물군 구성에도 변화를 일으켰다. 변화는 초식동물과 육식동물의 장내 미생물군 차이에 대해 이전에 발표되었던 연구들과 유사했다. 또한, 서양인들과 선사시대 식단을 먹는 사람들 사이의 장내 미생물군 차이와도 유사했다.

흥미롭게도, 고지방 동물성 식단은 사람들의 장내 미생물군 기본 구성과 특정 종이 우세하게 성장하는 현상에 식물성 식단보다 더 큰 영향을 미쳤다. 이것은 동물성 식단이 실험 대상자의 기본 식단에서 식물성 식단보다 더 크게 벗어나 있음을 시사한다. 동물성 식사를 하는 사람들은 또한 담즙산(소장에서 지방을 흡수하는 데 필요하다)에 저항성이 있는 미생물의 비율이 증가했고, 식물에 든 복합당 분자를 대사하는 세균 수준은 감소했다. 실험에 참여하기 전 채식을 하던 실험 대상자들이 동물성 식단으로 바꾸었을 때, 선사시대와 농경사회의 우세종인 미생물은 감소했다. 그로써 그 미생물이 식물성 탄수화물을 대사하는 데 중요하다는 점을 확인할 수 있었다.

이런 미생물 조직의 변화에 더해 미생물의 대사활동도 식단과 관련한 변화를 보였다. 예상했던 대로, 식물성 식단, 기본 식단과 비교했을 때 동물성 식단은 아미노산 발효 산물의 농도를 상당히 높였고 탄수화물 발효로 생성된 대사산물, 특히 짧은사슬 지방산의 농도를 낮췄다.

이 연구팀이 지적한 바와 같이, 빠르게 구성과 기능을 바꿀 수 있는 장내 미생물군의 능력은 기후나 계절의 변화에 따라 채집할 수 있는 식품이 달라지는 현상에 적응하게 해주어 인류가 생존하는 데 중요한 역할을 했을 것이다. 또한, 초기 인류가 오늘날의 호모 사피엔스로 진화하는 동안 인류가 환경에 적응하는 데 도움을 주었을 것이다. 고기를 먹기 어려웠던 시절에 쉽게 구할 수 있는 식물성 식품에 빠르게 적응할 수 있었기에 열량과 영양소를 공급받을 수 있었을 것이다.

이 연구 결과는 또한 인간이 빠르게 변화하는 치료식이법이나 유행하는 다이어트(글루텐프리 식단, 앳킨스 다이어트Atkins diet (탄수화물 섭취를 제한하고 단백질과 지방을 중점적으로 섭취하는 다이어트—옮긴이 주), 팔레오 다이어트paleo diet(원시시대 인류의 식습관을 따르는 다이어트—옮긴이 주), 절대 채식 식단 등)에 큰 부작용이나 심한 감정 변화, 스트레스반응성의 변화 없이 적응할 수 있는 이유를 설명해 줄 수 있을 것이다.

이처럼 인간의 장내 미생물군이 구성과 대사산물 모두 극단적인 단기 식이 변화에 빠르게 적응할 수 있다는 걸 생각하면, 서구 도시 환경에서 채식을 하는 사람들과 음식을 가리지 않고 먹는 사람들 사이에서 분명한 차이를 발견하리라 예상할 수 있다. 그러나 놀랍게도 펜실베이니아대학교의 게리 우Gary Wu 교수팀의 연구는 이 추측을 확인하지 못했다.

이들은 최소 6개월 동안 채식 식단과 잡식 식단을 섭취한 실험 대상자들의 장내 미생물과 장내 미생물이 생성한 대사산물을 자세히 분석했다. 세계 각 지역에서 태어나 평생 그곳에서 살았던 사람들을 연구한 이전의 결과들과 대조적으로, 채식을 하는 서양인들과 잡식을 하는 서양인들의 장내 미생물군에서는 약간의 차이만 발견되었다. 혈액이나 소변에서 측정한 두 집단의 장내 미생물 대사산물에는 차이가 있었지만, 이는 대체로 채식주의자가 단백질과 지방 섭취량이 더 낮고 탄수화물 섭취량이 더 높다는 점을 반영하는 결과일 뿐이었다.

예상대로, 대사산물의 이런 차이는 채식주의자 집단의 장내 미생물군이 처리하는 식물 유래 복합당 분자의 대사가 증가한 결과로 설명할 수 있으며, 잡식주의자 집단도 섭취한 동물 관련 아미노산과 지방의 양이 늘어난 결과로 설명할 수 있다.

간단히 말해서, 식단은 이런 대사산물을 생산하는 미생물군의 구성을 크게 변화시키지 않으면서 실험 대상자의 미생물 대사산물 생산을 변화시켰다. 연구팀은 세계 각지의 여러 인간 개체군에서 관찰된 장내 미생물군의 상당한 차이의 원인이 식단이라면, 그런 식단 관련 차이가 진화하는 데는 몇 세대가 걸릴 수 있다고 생각했다. 그리고 장내 미생물군에 지속적인 영향을 미치려면 생애 초기에 노출될 필요가 있다고 짐작했다.

장내 미생물군이 생애 초기에 영향을 받을 수 있는 메커니즘은 많다. 임신이나 모유 수유 중 산모가 먹는 식단, 환경 미생물에의 노출, 어머니와 아기의 장내 미생물군에 영향을 주는 스트레스가 유도하는 뇌-장 신호 등. 지리에 따른 장내 미생물군 구성의 차이는 부분적으로는 고립된 지역에 사는 사람들이 접하는 환경조건이 도시인들의 환경조건과 크게 다르기 때문일 수도 있다. 도시인들은 자연환경에 직접 노출되지 않으며 식량도 슈퍼마켓이나 식당에서 구하기 때문이다.

미생물의 적응력에도 불구하고, 농업인과 수렵채집인의 미생물이 가진 능력을 현대 도시인들은 잃어버린 것이 사실이다. 우리가 지금 전통 농업인이나 수렵채집인과 같은 식단을 시작한다 해도 장에서 그들처럼 식물성 식품을 발효하거나 그들만큼 유용한 대사산물을 많이 생산하지는 못할 것이다. 이 소위 관대한 미생물군은 짧은사슬지방산을 풍부하게 생산한다. 짧은사슬지방산은 에너지가 풍부하고 유익한 분자로, 대장암과 염증성 장질환으로부터 우리를 보호할 수 있고 장에서 뇌로 메시지를 전달하는 과정에서 중요한 역할을 할 수 있다.

반면에, 산업화 사회에 사는 사람들은 장내 미생물군의 구성이 '제한적'이다. 이는 과일, 채소, 그 외 식물 유래 식품을 많이 섭취하더라도 복합 식물성 탄수화물을 짧은사슬지방산으로 발효시키는 데 비효율적이다. 그렇게 제한적인 장내 미생물군 구성은 어떻게 이루어지는 것일까?

게리 우는 이것이 분해하기 어려운 기질基質(효소의 작용으로 화학 반응을 일으키는 물질—옮긴이 주)의 분해를 시작하는 데 필수적인 박테리아인 루미노코쿠스 브로미Ruminococcus bromii균 같은 특정 미생물 종이 없기 때문일 수 있다고 생각한다. 장내 미생물 생태계 안에서는 미생물 공동체의 여러 구성원이 동일한 대사산물을 많이 만들어낼 수 있고, 이 대사산물은 또 다른 구성원들이 소비하거나 변형한다.

한편, 다른 장내 미생물 종들은 좀 더 전문화된 기술을 갖고 있어서 소장에서 소화를 피해 빠져나가는 녹말 입자의 분해에 핵심적 역할을 하는 것으로 보인다. 이 소위 '저항성' 전분은 바나나, 감자, 씨앗류, 콩류, 가공하지 않은 통곡물 등 다양한 식물성 식품에 들어있다. 대부분의 사람들에서 저항성 전분은 대장에서 짧은사슬지방산으로 완전히 발효되지만, 장내 미생물에 이 능력이 없는 사람들도 있다.

일반적으로 루미노코쿠스 브로미균이 저항성 전분의 분해를 시작하여 일부 소화된 기질을 다른 박테리아에게 넘기고, 그러면 다른 박테리아는 다른 효소를 사용하여 개별 당들을 추가로 분해하는 것으로 밝혀졌다. 루미노코쿠스 브로미균 같은 미생물은 생태학 용어로 '핵심종'이라고 한다. 생태계 전체가 최적으로 기능하는 데 필수적인 활동을 수행하기 때문이다. 예를 들어 늑대는 엘로스톤 국립공원의 핵심종이다. 늑대는 엘크의 개체수를 조절하여 엘크가 너무 많이 방목되는 것을 막아 생태계의 균형을 유지한다. 늑대가 사라지면 많은 수의 하위 종들에게 광범위한 영향을 미치고, 궁극적으로 생태계 전체의 기능에 영향을 미칠 것이다.

장내 미생물 생태계에서도 핵심종인 루미노코쿠스 브로미균이 줄어들거나 사라지면 다른 모든 미생물은 맡은 일(복합 탄수화물을 대사하는 일 같은)을 수행할 수 없게 된다. 이와 반대로, 하위 종은 한 종이 없어져도 그 일을 다른 하위 종이 받아 수행할 수 있다.

지금까지의 이야기는 서구 사회에 태어났다면 서구식 장내 미생물군을 얻는다는 뜻이다. 오늘 당장 채식주의자가 되더라도 장내 미생물군은 전형적인 잡식주의자의 것으로 유지된다. 팔레오 다이어트를 하며 구석기 식단을 평생 먹더라도 장내 미생물군이 구석기 시대 수렵채집인의 것으로 바뀌지 않는다. 그러나 장내 미생물군의 대사산물 패턴은 섭취하는 식단에 따라 달라진다.

당신과 이웃 사람이 아주 비슷한 식사를 한다고 해도, 두 사람의 장에 들어있는 장내 미생물군의 구성은 다르다. 장내 미생물군이 발현하는 유전자와 생산하는 대사산물이 상당히 비슷해 보이더라도, 사람들이 공유하는 미생물 종과 균주의 양은 적다. 천재적인 분석력으로 현대 장내 미생물군 연구를 가능하게 한 캘리포니아대학교 샌디에이고캠퍼스UCSD 교수 롭 나이트Rob Knight 의 말처럼, 장내 미생물군은 다양한 미생물 종 집단들이 같은 기능을 수행할 수 있는 대규모 생태계와 같다. 두 초원이 겉보기에는 비슷할지라도, 두 초원에 사는 수백 가지 식물과 동물 종은 서로 다르다. 겉보기에는 비슷해 보이는 환경을 만들고 있을지라도.

음악 애호가라면 장내 미생물군의 구성과 기능 사이의 관계를 다른 방식으로 표현할 수 있을 것이다. 로스앤젤레스 교향악단이나 베를린 교향악단처럼 선호하는 오케스트라가 있는 사람이라면 그들의 연주를 여러 번 들었을 것이다. 이 오케스트라에 소속된 음악가들은 연주회를 할 때마다 대부분 같은 사람이겠지만, 그들이 연주하는 곡은 베토벤 교향곡이든, 말러 교향곡이든, 모차르트 교향곡이든 매번 다르다. 건강에 다시 비유하자면, 미생물 종의 정체성보다는 미생물이 하는 일이 더 중요하다. 음악을 감상할 때 각 음악가의 정체성보다 그들이 연주하는 곡이 더 중요하듯이.

우리는 '장내 미생물 오케스트라'의 지휘자

게리 우 교수팀의 연구가 보여주듯이, 장내 미생물군은 먹이로 삼는 음식을 바꾸고 생산하는 대사산물을 변화시킴으로써 식량원이 크게 변화하는 상황에 적응할 수 있다. 이것은 우리의 장에 담긴 진화의 지혜의 한 면모다. 지금까지 이 지혜가 어떻게 장-장내 미생물-뇌 축에 프로그램으로 설정되었는지, 이 지혜가 어떻게 우리에게 완벽하게 기능하는 소화계와, 미래를 예측하는 데 도움이 되는 직감의 도서관과, 세상의 위험에 대한 인식을 조율하는 데 도움이 되는 본능을 제공했는지를 살펴보았다. 중요한 것은, 장내 미생물군도, 미생물군과 뇌의 연결도 생애 초기에 설정되지만, 평생 유연하고 적응성 있다는 점이다.

이 책에서 나는 뇌-장-장내 미생물 축을 슈퍼컴퓨터와 비슷하다고 묘사한다. 우리 몸 내부와 외부 세계에서 일어나는 변화에 완벽하게 적응할 수 있고, 면역체계, 신진대사, 신경계를 비롯한 우리 몸의 모든 체계에 복잡하게 연결된 슈퍼컴퓨터다. 장-뇌-장내 미생물 축이 얼마나 적응성이 뛰어난지는 인간이 선사시대 생활에서 현대 생활로 성공적으로 이행할 수 있었다는 사실에서 명확히 입증된다. 우리 인간은 자연환경과 밀접하게 연관을 맺고 살았던 선사시대 생활에서, 대도시에 살면서 먼 세계 각지에서 오는 음식을 먹는 생활방식으로 문제없이 이행했다. 우리의 장내 미생물은 심지어 현대의 여러 약물, 살충제, 화학물질 등 이전에 만난 적 없는 물질을 섭취하더라도 대사하는 법을 배울 수 있다.

이렇게 융통성이 뛰어나므로 어떤 식단을 섭취하느냐에 따라 장 대사산물이 달라질 거라고 가정할 이유는 충분하다. 저항성 전분 같은 복합 식물 유래 탄수화물을 분해할 때 생성되는 대사산물은 고기, 우유, 달걀, 치즈의 주요 성분인 아미노산과 지방을 분해할 때의 대사산물과는 근본적으로 다르기 때문이다. 예를 들어, 탄수화물의 대사산물은 주로 소수의 짧은사슬지방산으로 구성되어 종류가 제한적이다. 이와 대조적으로 우리 몸은 단백질을 아미노산이라는 20가지 기본 구성 분자로 분해하며, 대장의 미생물은 아미노산을 신경계와 상호작용할 수 있는 훨씬 더 다양한 종류의 대사산물로 발효시킨다.

소화되지 않은 식물 유래 탄수화물 대부분은 대장에 있는 미생물에 의해 뷰티르산 같은 짧은사슬지방산이나 아세테이트, 기체인 이산화탄소나 메탄, 황화수소(대변에서 지독한 냄새가 나게 하는 것)로 대사된다. 뷰티르산은 식물성 식단이 장-뇌 축에 미치는 많은 건강 증진 효과의 훌륭한 예 중 하나다. 대장 내벽의 세포에 먹이를 제공하는 데 중요한 역할을 할 뿐 아니라 장신경계에 많은 건강 증진 효과가 있다. 아울러 장과 뇌의 대화에서, 그리고 고지방 식단이나 인공감미료로 인한 경도 염증으로부터 뇌를 보호하는 데 핵심적인 역할을 한다.

식단의 변화가 뇌에 미칠 수 있는 엄청난 잠재력을 보여주는 것이 있다. 바로 인간의 장내 미생물군은 통칭 대사체metabolome라고 하는 약 50만 개의 대사산물을 생산할 수 있는 잠재력을 가지고 있는 걸로 추정된다는 사실이다. 이 대사체 중 많은 수가 신경조직을 자극하는데, 이는 이 대사체들이 신경계에 영향을 미칠 수 있다는 뜻이다. 호르몬, 신경전달물질, 신경계와 직접 소통하는 분자 등 다양한 대사산물을 최대 50가지 생산하는 미생물도 있다. 또한 다른 대사산물과 결합하는 방식에 따라 한 대사산물의 변형을 최대 4만 가지까지 만들 수 있다. 7백만 개 정도의 유전자가 대사산물을 생산하는데, 인간 게놈의 유전자 수는 2만 개 정도밖에 되지 않는다.

우리는 다양한 음식, 특히 다양한 식물성 식품을 먹으며, 장에는 방대한 수의 다양한 미생물 세포가 있다. 따라서 우리 몸을 순환하는 대사산물의 40%는 우리 몸의 세포와 조직이 생산한 것이 아니라 장내 미생물이 생산한 것으로 추정되어 왔다. 실제로, 장내 미생물 생태계는 뇌세포를 포함한 우리 몸의 모든 세포에 영향을 미칠 수 있는 대단히 복잡한 신호전달체계에서 핵심 역할을 한다는 사실이 명확해지고 있다.

미생물이 만드는 대사산물이 (단독으로든, 더 높은 가능성으로는 다른 물질과 결합해서든) 인간에게 미치는 복잡한 영향을 이해하려면 여러 해에 걸친 연구가 필요할 것이다. 그러나 나는 그 영향이 심오하며, 뇌와 뇌-장 축 장애의 발병과 치료에서 식이의 역할을 이해하는 데 혁명을 일으키리라는 점을 의심하지 않는다. 다시 말해서, 장내 미생물 오케스트라는 노련한 음악가들로 꽉 차있고, 우리가 태어날 때부터 연주할 준비가 되어있다. 우리가 어떤 식단을 선택하느냐에 따라 그 오케스트라가 연주하는 곡뿐만 아니라 연주 실력도 결정된다. 그리고 궁극적으로 우리가 그 교향곡의 지휘자다.

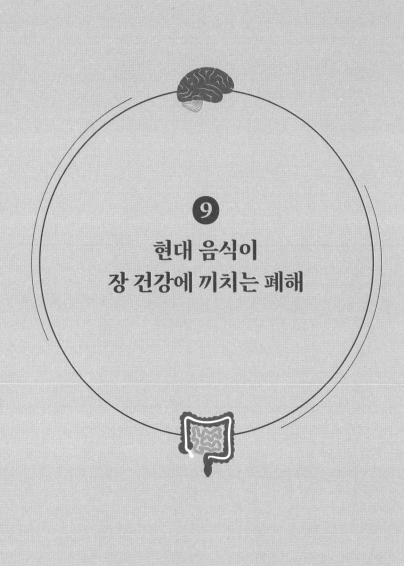

9

현대 음식이
장 건강에 끼치는 폐해

운이 안 좋은 날이었다. 늦잠을 자서 아침도 못 먹고 허둥지둥 집을 나섰다. 혼잡한 교통지옥에 갇혔다가 회사에 30분 늦었고, 중요한 회의의 앞부분을 놓쳤다. 지각한 것을 만회하기 위해 1시간을 초과 근무하느라 축구클럽으로 딸을 데리러 갈 수 없었고, 아내와 딸에게 잔소리를 들었다. 엉망인 하루가 드디어 마무리되고, 6시에 사무실을 나왔다. 퇴근길에 주유소에 들러 기름이 거의 떨어진 차에 휘발유를 넣었다. 주유소 계산대에서 감자칩과 초코바를 사서 차 안에서 먹어 치웠다. 그러자 집 앞에 도착했을 때쯤 기분이 좀 나아졌다.

많은 이들이 이런 시나리오에 공감할 것이다. 스트레스를 받거나 불안한 날이면 우리는 도넛, 머핀, 초콜릿, 사탕 같은 음식을 찾는다. 기분을 조금 나아지게 해주는 음식들이다. 인간의 감정상태는 지방이나 설탕 섭취량과 밀접한 관련이 있다. 그런데 많은 사람들이 자신이 먹는 것에 별로 주의를 기울이지 않는다.

사실, 미국인이 섭취하는 열량의 35% 이상이 지방에서 오며, 대부분 동물성 지방이다. 북유럽 국가들과 그리스 같은 지중해 국가들의 표준 식단도 총 지방 섭취량은 비슷하지만, 북아메리카 식단은 동물성 지방 섭취가 두드러지며 지중해 식단과 비교할 때 동물성 지방 섭취 비율이 상당히 높다.

이런 동물성 지방과 설탕의 과도한 섭취가 미국인들 사이에 전염병처럼 되어버린 비만의 주요인이라는 사실은 잘 알려져있다. 하지만 동물성 지방이 높은 식단이 과식과 음식중독까지 일으킬 수 있으며 인간의 장내 미생물이 여기서 중요한 역할을 할 수도 있다는 점은 덜 알려져있다.

한편, 최근의 역학적 증거를 보면 지중해 식단처럼 동물성 지방이 적은 식단은 허리둘레, 신진대사, 심혈관 건강에 긍정적 영향을 주는 데 그치지 않는다. 특정 암 및 우울증, 알츠하이머병, 파킨슨병 같은 심각한 뇌질환에 걸릴 위험을 낮추는 데도 관련이 있다.

동물과 인간을 대상으로 한 연구에서 동물성 지방의 과다 섭취와 뇌질환을 포함한 질병 발병 사이의 핵심 연결고리는 '만성적인 저강도 염증'이라는 점이 증명되었다. 장에서 시작되는 염증은 몸 전체로 퍼져나가 식욕중추를 비롯한 주요 뇌영역에 도달할 수 있다. 장내 미생물은 이 과정에서 핵심 역할을 한다.

이런 식으로 동물성 지방 비율이 높고 식물성 식품 비율은 낮으며 화학물질과 보존제가 듬뿍 들어있는 현대 북아메리카 식단은 인간의 장–뇌–장내 미생물 축을 더 안 좋은 쪽으로 재설정한다. 농경방식과 식품 가공방식의 어지러운 변화와 함께 이런 식단의 변화는 인간 생리학의 분수령이라고 할 수밖에 없는 매우 위험한 순간으로 이어졌다.

무식해서 용감한 현대인들의 식단

인간이 진화하면서 식량 공급 사정에 따라 어떻게 동물성 단백질이 풍부한 식단과 식물성 식품이 풍부한 식단 사이를 쉽게 오갈 수 있었는지를 앞서 설명했다. 그것은 장내 미생물과 그들의 방대한 유전자 수, 음식 속에 든 물질을 유익한 대사산물로 바꾸는 그들의 정교한 능력 덕분일 수 있다. 그 능력으로 우리는 변화하는 식단에 따라 대사와 음식 섭취를 조절한다. 그러나 야노마미족이나 하즈다족의 식습관에서 살펴보았듯이 우리 조상들은 식량을 구하기 어려울 뿐 아니라 고지방 음식이나 정제된 설탕은 거의 없는 환경에서 진화했다. 다시 말해서, 진화는 현재 미국인들의 표준적 식단을 전혀 예상하지 못했다. 그리고 인간의 장-장내 미생물-뇌 축은 그런 식단이 줄 영향에 대처할 준비가 되어있지 않다.

소화계를 가연성 물질은 무엇이든 태워서 에너지를 만들어낼 수 있는 터빈 엔진이라고 생각한다면, 원하는 건 무엇이든 소화하고 대사할 수 있어야 할 것이다. 사실, 식품산업에서 이 '엔진'이라는 비유는 매우 중요하다. 매력적인 형태, 맛, 냄새로 포장할 수만 있다면 수많은 소비자가 '식품'이라고 써 붙인 건 뭐든 기꺼이 산다. 그러나 뇌-장-장내 미생물 축을 인간의 행동과 몸을 내부 및 외부 세계에서 일어나는 변화에 끊임없이 적응하려 애쓰는 '정보를 가공하는 슈퍼컴퓨터'라고 생각하면, 지금 일어나는 현상을 이해할 수 있다.

최근 몇 십 년간, 값싸고 중독성 강한 식품을 생산하고 가공하고 마케팅하는 기업들의 이윤 추구 활동에 힘입은 변화는 우리의 식단을 완전히 바꾸어놓았다. 이는 다시 뇌, 장, 장내 미생물의 상호작용에 직접적으로 영향을 미쳤다. 기묘하게도 이런 현상은 인간만이 아니라 인간이 키우는 가축과 애완동물에게서도 나타났다.

장내 미생물은 동물성 식단과 식물성 식단 사이를 빠르게 전환하는 데 문제가 없다. 사실, 선사시대 조상들이 수십만 년 동안 먹었던 잡식성 식단이 우리의 기본 식단이고, 채식 식단은 동물성 식품을 구하기가 어려웠던 시기의 대비책이었을 수 있다. 그러나 오늘날의 동물성 식품은 우리 조상들이 먹었던 동물성 식품과 근본적으로 다르고, 고립된 채 아직도 선사시대의 삶을 살아가는 사람들이 먹어온 것과도 다르다. 이 원시인들이 먹는 육류는 야생동물, 새, 물고기, 곤충까지 다양한 동물에서 얻은 것이고, 오늘날 판매되는 육류보다 지방 함량이 현저히 낮다. 이 동물들은 자연 속을 자유롭게 돌아다니며 다양한 생물을 먹이로 삼는다. 매우 다양한 장내 미생물을 가지고 있어서 건강하고 질병 저항력도 강하다.

동물성 단백질을 섭취하기가 쉬워지면서 상당한 이점이 생긴 것은 분명하다. 덕분에 인간의 뇌는 더 크게 자랄 수 있었고, 지난 한 세기 동안 평균 신장도 더 커졌다.

그러나 조상들이 섭취하던 단백질과 대조적으로, 현대의 가축은 작은 우리에 갇혀 살면서 옥수수 같은 사료를 먹는 경우가 많다. 이 사료는 그들의 소화계가 소화 못 하지만 그들을 가능한 한 효율적으로 살찌우기 위해 개발된 것이다. 오늘날의 가축에게는 항생제와 화학물질도 주입되는데, 이는 장내 미생물의 다양성을 감소시키며 심각한 장관감염에 더 취약하게 만든다. 이런 모든 이유로 인해 이런 동물들에게서 얻는 고기, 달걀, 우유, 그리고 그 가공식품(더 이상 식품으로 볼 수 없는 경우가 많다)은 불과 50년 전과도 크게 다르며 우리의 식단을 근본적으로 변화시켰다.

불행히도 진화는 이런 변화에 대응할 방어책을 세울 시간이 넉넉하지 않았다. 그 결과 우리들의 이 멋진 신세계에 공급되는 식품은 이런 사태를 미처 예상치 못한 인간의 몸을 손아귀에 움켜쥐었다. 인간이 이 위험을 인식하고 조치를 취하기 시작한 것은 최근의 일이다.

동물성 지방이 뇌에 미치는 해악

오늘날 식품산업이 공급하는 현대인의 식단은 왜 인간의 몸과 뇌를 손상시킬까?

오랫동안 과학자들은 민성 질환을 과체중과 비만에 연관 지었다. 그 이론에 따르면, 우리 몸속 지방세포, 특히 복부에 저장된 내장지방은 염증성 분자를 만들어내는 주 원천이었다. 염증성 분자는 사이토카인 또는 아디포카인adipokines이라 불리며 혈액

속을 순환하면서 심장, 간, 뇌에 도달한다. 이들 염증성 분자는 '대사성 내독소혈증metabolic endotoxemia'이라고도 불리는 경도 염증의 주원인으로 여겨졌고, 대사성 내독소혈증은 다시 심혈관질환과 암의 위험을 높였다. 우울증, 알츠하이머병, 파킨슨병 같은 뇌질환은 이런 말초 대사과정과는 거의 관련이 없었다.

이 이론에 따르면, 체중이 정상 범위에 있고 허리둘레가 늘어나지 않은 한, 아침 식사로 베이컨을 먹을 수 있고, 햄버거와 핫도그, 지방이 많은 토르티야칩을 아무 악영향 없이 계속해서 마음껏 먹을 수 있다.

그러나 이제는 단 한 번의 고지방 식사로도 장의 면역체계가 경도 염증상태로 바뀔 수 있으며, 동물성 지방 함량이 높은 식단을 정기적으로 섭취하면 지속적인 경도 염증을 유발할 수 있다는 것이 밝혀졌다. 이것은 비만이 되기 한참 전에 시작된다. 저녁 식사 후에 맛있는 치즈케이크 한 조각이나 초콜릿 아이스크림을 하나 먹어서 장 면역체계의 스위치를 한 번 켠다고 해서 뇌에 나쁜 영향을 미칠 가능성은 별로 없다. 하지만 규칙적으로 동물성 지방이 가득한 음식을 섭취한다면 심각한 상황이 벌어질 수 있다.

오늘날 우리가 좋아하는 모든 음식에는 과거의 음식보다 훨씬 더 많은 동물성 지방이 숨어있고, 우리가 그 음식들을 먹고 싶어 하고 즐기는 동안 그것들은 우리의 장내 미생물군, 그 대사산물, 그리고 우리의 식습관을 은밀하게 조종한다. 어떻게 조종하는지 이해하려면 장-뇌 축이 우리의 음식 섭취를 조절하는 방법을 간략하게나마 상기해야 한다.

충분히 먹었을 때는 '그만 먹어라', 위가 비었을 때는 '배고픔을 느껴라'라고 뇌에 신호를 보내는 언어에는 식욕을 자극하거나 억제할 수 있는 호르몬이 포함된다. 그중 식욕을 억제하는 호르몬을 포만 호르몬이라 한다. 이런 장 호르몬은 뇌영역 중에서도 섭식행동을 조절하는 시상하부를 목표로 삼는다. 제대로 작동한다면 시상하부는 신체활동 수준, 체온, 신진대사에 영향을 주는 다른 요인들에 근거해서 그날 몸에 필요한 열량이 얼마인지 정확하게 계산할 수 있다. 방대한 양의 생체정보를 수집하고 뇌의 다른 영역들에도 영향을 미치는 시상하부는 그런 만큼 뇌에서 가장 폭넓게 연결된 영역 중 하나다. 그 생체정보의 많은 부분은 장에서 오는데, 다양한 장 호르몬과 미주신경신호의 형태로 온다.

배가 고프면 위장 내벽에 산재하는 장 내분비세포에서 그렐린이라는 호르몬이 분비된다. 공복 호르몬이라고도 불리는 그렐린은 혈액을 타고 뇌로 올라가거나 장에 있는 미주신경을 자극해서 뇌에 직접 신호를 보낸다. 한편, 배부르게 먹은 후라면 소장의 내분비세포에서 식욕억제호르몬인 콜레시스토키닌이나 글루카곤 유사 펩타이드 등이 분비되며, 이 호르몬들이 시스템을 끄고 식욕을 억제한다.

인류가 존재해온 대부분의 시간 동안 음식 섭취와 신체활동은 극적인 변동을 거듭했지만, 이 시스템은 감탄스러울 정도로 잘 작동하여 인간의 체중을 안정적으로 유지해주었다. 오랜 가뭄과 기근을 견디고 선사시대의 식단에서 고대를 거쳐 현대의 식단에 이르기까지 이 시스템은 인간의 생존을 도왔다. 그러나 이제 많은 미국인들에게는 그런 역할을 하지 못하며, 지난 50년간 식욕 조절에 일어난 이런 변화는 현재 비만이라는 유행병에 큰 역할을 하고 있다.

인간의 식욕조절체계가 제대로 작동하지 않게 만든 원인은 정확히 무엇일까?

지난 몇 년 동안 과학자들은 이 질문의 답을 찾기 위해 노력했다. 그 결과 동물실험을 통해 정기적인 고지방 식사가 장과 뇌의 포만감반응을 마비시켜서 배불리 먹었다는 걸 알 수 있는 능력을 감소시켰다는 걸 알게 되었다. 정기적인 고지방 식사가 경도 염증을 일으켜서 장과 뇌에서 이 같은 마비 현상을 일으킨다는 확실한 증거도 있다. 장에 생긴 경도 염증은 미주신경에 있는 감지기가 보내는 포만감신호에 둔감해지게 만든다. 정상적으로는 포만감신호가 배가 부르다는 걸 시상하부에 알려준다. 시상하부에서는 염증이 장에서 도착하는 포만감신호에 둔감해지게 만든다.

그런데 애초에 식단이 어떻게 염증을 일으키는 걸까? 새로운 과학이 밝혀내고 있는 것처럼, 여기서는 장내 미생물이 중추적 역할을 하고 있다.

식욕 조절과 장내 미생물

고지방 식사를 하면 몸 전체에서 염증성 분자의 혈중 농도가 증가한다. 염증성 분자에는 사이토카인과 장내 미생물 중 그람음성균의 세포벽 성분인 지질다당류가 포함된다. 그람음성균에는 대장균, 살모넬라균 등 많은 병원균이 있지만, 후벽균, 프로테오균 등 장내 미생물 중 지배적 집단도 많이 포함되어 있다. 동물성 지방을 많이 섭취하면 이런 장내 미생물의 개체수가 증가한다. 장내 미생물이 장 내벽의 세포에 접근하면 이 세포들은 미생물 표면의 지질다당류를 인식하고 수용체를 이용해서 결합한다. 지질다당류는 장 내벽 세포를 자극하여 사이토카인 같은 염증성 분자를 생성하고, 장 누수를 심화시키며, 장 내의 면역세포를 활성화한다.

6장에서 설명한 대로, 정상적인 조건에서는 몇 개의 장벽이 지질다당류 및 기타 미생물 염증신호가 이런 일련의 일을 시작하는 것을 방지한다. (동물성 지방이 많이 든 식사를 했을 때처럼) 지질다당류의 농도가 높아지면 지질다당류는 이 장벽에 구멍을 뚫고 장의 면역체계를 활성화하여 사이토카인을 생성하며 뇌를 포함한 몸 구석구석으로 퍼져나간다. 일단 지질다당류 분자들이 뇌에 도착하면 뇌의 면역체계인 신경아교세포에 접근하고, 신경아교세포는 근처에 있는 뇌 신경세포를 표적으로 하는 염증성 분자를 생성하기 시작한다. 시상하부에서는 이런 염증성 변화 때문에 장과 몸에서 전달되는 포만감신호에 대한 식욕조절중추의 반응성이 낮아진다.

   고지방 식단이 전신 염증을 일으킬 때 장내 미생물이 중심 역할을 한다는 견해를 뒷받침하는 다른 증거들이 있다. 몇 년 전, 장내 미생물 생태계 전문가인 조지아주립대학교의 앤드루 지워츠Andrew Gewirtz 교수는 선천성 면역반응에 관여하는 톨 유사 수용체toll-like receptor, TLR 하나를 유전적으로 제거하는 실험을 했다. 그 수용체가 없는 동물은 비만이 되고, 대사증후군의 모든 특징을 보이며, 인슐린 저항성 증상, 혈당 수치 증가, 트리글리세리드 수치 증가 등의 증상을 보였다. 동물들의 체중 증가는 식탐과 관련 있었는데, 이는 포만감 메커니즘에 결함이 있음을 시사한다.

   그 후 과학자들은 특히 흥미로운 점을 발견했다. 유전적으로 변형된 이들 비만쥐는 정상쥐와 장내 미생물군 구성이 달랐으며, 지워츠 교수팀이 비만쥐의 대변을 날씬한 무균쥐에 이식하자 날씬했던 쥐는 비만쥐처럼 대사증후군이 발병했다. 가장 중요한 점은 비만쥐처럼 음식 섭취를 절제하지 못해서 비만이 되었다는 사실이다. 이들 쥐의 장내 미생물군 변화와 장 기반 선천성 면역체계와의 상호작용 변화가 앞서 설명한 경도 전신 염증인 대사성 내독소혈증을 일으켰을 가능성이 있다. 이런 염증신호가 시상하부에 도달하면 식욕조절 메커니즘은 균형을 잃는다.

   고지방 식단은 시상하부의 내부 작용을 바꿔서 식욕을 변화시킬 수 있을 뿐 아니라, 장의 벽에 있는 핵심 식욕 관련 감지기 일부를 변경하여 식욕을 제대로 조절하지 못하게 할 수도 있다.

캘리포니아대학교 데이비스캠퍼스의 신경과학자 헬렌 레이볼드Helen Raybould 교수가 이끄는 연구팀은 고지방 식단의 변화가 식욕을 자극하는 신호와 식욕을 억제하는 신호에 대한 장의 미주신경 말단의 상대적 민감도를 변화시킬 수 있는지, 그리고 이런 변화가 음식 섭취를 제대로 억제하지 못하는 현상과 관련 있는지 질문했다.

레이볼드 연구팀은 이전에 지방이 있는 상태에서 장 속 세포가 분비한 포만 호르몬인 콜레시스토키닌이 이런 신경 말단을 '공복 모드'에서 '포만 모드'로 바꿀 수 있음을 보여주었다. 당시 연구자들이 쥐들에게 8주 동안 고지방 식단을 먹이자 일부는 과식하고 체중이 늘어났다. 이런 과식은 음식을 자극하는 신호에 대한 장 속 미주신경 수용체의 증가와 식욕을 감소시키는 호르몬인 렙틴에 대한 저항성의 발달과 관련이 있었다.

위로를 주는 음식의 유혹

경도 염증이 식욕 메커니즘을 손상하고 뇌와 장에 부정적 영향을 줄 수 있다면, 스트레스를 받을 때 건강에 나쁘고 지방이 든 음식이 간절히 먹고 싶은 이유는 무엇일까? 교통 체증에 갇히거나 마감이 다가와서 스트레스를 받을 때 당근이나 사과를 먹는 건 어떨까?

동물과 건강한 사람들을 대상으로 지방과 설탕이 든 식품이 스트레스를 낮추는 메커니즘을 연구한 논문이 몇 편 있긴 하다. 예를 들어, 몇몇 실험에서 만성 스트레스를 받는 쥐는 고지방 음료나 단 음료를 먹었을 때, 이런 소위 '위로 음식'을 먹지 못한 쥐에 비해 스트레스체계가 하향 조정되는 걸로 나타났다. 마찬가지로, 생애 초기에 불운한 일(태어난 후 어미에게서 분리되는 스트레스 사건)을 겪었던 성체 쥐가 입에 맞는 고지방 먹이를 먹으면, 이런 식사 패턴은 실제로 상향되었된 스트레스반응체계를 역전시키고 불안 및 우울증 유사 행동을 감소시켰다. 이런 쥐 연구 결과에 영감을 받아 일부 과학자들이 인간도 스트레스를 받거나 부정적인 감정상태일 때 위로 음식을 먹으면 비슷하게 긍정적인 효과를 경험할 수 있을지 연구했다.

UCLA 심리학과의 재닛 토미야마Janet Tomiyama 교수팀은 실험실의 급성 스트레스 요인에 대한 건강한 성인의 스트레스반응성이 스트레스를 받을 때면 위로 음식을 더 많이 먹었던 이력과 관련 있는지를 연구했다. 그리고 그런 이력이 있으면 더 비만해지는지를 연구했다. 그들의 가설은 동물이 맛있는 음식을 많이 먹어서 복부에 지방이 쌓이면 만성 스트레스를 받는 동물의 스트레스반응체계가 억제된다는 사실에 근거한 것이었다.

이 이론을 시험하기 위해 연구팀은 건강한 여성 59명에게 스트레스가 많은 과제를 주었다. 그런 뒤에 실험 대상자들의 혈액에서 스트레스호르몬인 코르티솔 농도를 측정하고, 과제를 수행하는 동안 스트레스에 대한 그들의 주관적 경험을 도표로 기록했다.

동물실험 결과와 연구팀의 가설대로, 스트레스 등급과 코르티솔 반응이 가장 낮은 여성들은 과거 스트레스를 받을 때 위로 음식을 먹었을 가능성이 가장 높았고 비만도도 가장 높았다. 이런 결과는 다른 해석도 가능하지만, 연구팀은 스트레스를 받을 때마다 정기적으로 위로 음식을 먹으면 스트레스에 대한 생리적 반응을 억제한다고 주장했다. 그러나 이렇게 음식으로 스트레스를 줄인 대가로 우리는 체중 증가와 아울러 몸과 뇌에 여러 해로운 변화를 겪게 된다.

벨기에 르븐대학교의 정신과 의사 루카스 반 오우덴호브Lukas Van Oudenhove는 건강한 실험 지원자들을 대상으로 주관적 보고와 fMRI(기능성 자기공명영상)를 이용한 뇌반응을 연구하여 지방 섭취가 스스로 매기는 기분 점수와 뇌의 특정 감정영역에서의 반응 등 다양한 주관적 요인에 미치는 영향을 평가했다.

구체적 실험방법은 다음과 같았다. 실험 대상자들에게 슬프거나 중립적인 클래식 음악을 30분 동안 들려주면서 동시에 슬픈 감정이나 중립적 감정을 나타내는 얼굴 표정 이미지를 보여줌으로써 슬픈 기분이나 중립적 기분을 유도했다. 그 후 작은 플라스틱관을 통해 실험 대상자의 위에 지방을 직접 주입했고, 대조군에게는 지방 대신 물을 투입했다. 부정적 자극을 받는 동안의 기분 점수와 뇌의 감정영역 활성화는 부정적 자극을 받으면 슬픈 기분도 증가하고 뇌반응도 증가한다는 걸 명확히 보여주었다. 실험 대상자들의 위에 지방산을 투입하자 주관적인 슬픈 기분과 이와 연관된 뇌의 감정반응은 감소했다. 이 결과는 고지방 섭취가 정서적 안정 효과를 준다는 가설을 뒷받침한다.

이미 우리는 지방이 소장에 들어왔을 때 장이, 장 내분비세포가, 미주신경이 어떻게 반응하는지 배웠다. 이런 상호작용을 바탕으로, 지방산이 장에서 신호전달분자를 분비하도록 자극하고, 분비된 신호전달분자는 순환을 통해, 혹은 미주신경의 증가한 신호를 통해 뇌의 감정영역에 도달해서 실험 대상자들의 기분을 개선한다고 추측할 수 있다.

불행히도 나쁜 식습관이 뇌와 행동에 미칠 악영향은 식욕조절이나 스트레스반응성에만 그치지 않는다. 최근 이런 식습관이 훨씬 심각하게는 뇌기능을 변형시킬 수 있다는 과학적 증거가 제시되었다.

음식중독과 장내 미생물의 뜻밖의 관계

'중독 행동'이라는 용어는 대개 술과 마약, 강박적인 성적 행동 등과 관련하여 쓰인다. 하지만 최근에는 일반적인 음식을 먹는 일, 설탕 같은 특정 음식을 소비하는 일에도 중독이라는 단어가 쓰인다. 일부 취약한 사람들에게서는 음식이 다른 자극제를 반복적으로 사용할 때와 유사한 정신약리학적 반응과 행동반응을 일으킬 수 있다.

식사량은 긴밀하게 상호작용하는 뇌의 3가지 시스템이 조절한다. 시상하부가 조절하는 식욕조절체계 외에도 중요한 시스템이 둘 더 있다. 바로 전전두피질에 있으며 필요한 경우 다른 모든 제어체계를 무시할 수 있는 도파민보상체계와 실행제어체계다.

수렵채집인들의 세계는 식량 공급은 제한적이었는데 열량은 대량으로 소비했다. 그 세계에서 음식에 대한 갈망은 몸이 음식을 요구하는 실존적 요구로 일어나는 현상이었고, 공복감이라는 주관적인 감각으로 경험되었다. 이 기본적인 열량요구평가체계는 보상체계의 도움을 받아 식량을 찾을 수 있는 원동력과 동기를 제공했다. 도파민 함유 신경은 뇌 보상 신경망의 큰 부분을 차지하며, 우리가 특정 행동을 추구하면 큰 보상을 약속한다. 도파민 함유 신경은 보상을 받는 데 필요한 행동의 동기와 지속 가능성, 이 경우 식량을 찾아다니는 원동력과 동기를 조절하는 데 중요한 역할을 한다.

뇌의 보상체계와 식욕조절 신경망이 긴밀히 연결되어 있는 건 놀랍지 않다. 예를 들어, 다수의 장 호르몬과 신호전달분자는 도파민 보상경로의 활성에 영향을 미친다. 몇몇 식욕촉진신호는 도파민 함유 세포의 활성을 증가시키고, 특정 식욕억제신호는 도파민 분비를 감소시킨다. 이외에도 측위 신경핵처럼 보상체계의 핵심 부위에 있는 신경세포는 식욕조절에 관여하는 다양한 장 호르몬 수용체를 발현한다. 렙틴, 펩타이드 YY, 글루카곤 유사 펩타이드 같은 식욕억제호르몬은 보상체계의 민감도를 낮추고, 인슐린, 그렐린 같은 식욕촉진호르몬은 보상체계의 민감도를 높인다.

수백만 년의 진화를 거치면서 보상과 식욕 사이의 정교한 상호작용은 지구에서 인간이라는 존재가 오랫동안 견뎌야 했던 상황, 즉 식량을 구하기 어려운 세계에 맞춰 최적화되었다. 그러나 음식 섭취와 관련한 이 견고한 뇌체계는 현대 사회에서 적응가치를 거의 잃어버렸다. 맛있는 음식이 사방에 널려있고 신체활동이 급격하게 줄어든 현대 산업화 사회에서 보상체계의 추진력은 매일의 열량 요구량을 계산하는 제어체계를 쉽게 제압할 수 있다. 따라서 과식과 체중 증가를 스스로 주의하고 조절해야 한다.

이런 제어체계 중 하나의 스위치가 꺼지고, 이를 보완할 자발적인 제어 메커니즘의 능력은 제한된 시나리오를 상상해보자. 이것이 만성적인 고지방 섭취가 장에서 올라오는 포만감신호에 반응하는 시상하부의 능력을 손상시키는 상황이다. 모든 사람이 눈앞에 있는 프렌치프라이를 먹지 않거나 식당에서 디저트 메뉴판을 거절할 자제력이 있지는 않다.

이런 식욕조절 메커니즘을 재구성한 결과로 나타날 수 있는 행동이 음식중독이다. 음식중독이라는 용어는 미국 국립약물남용연구소장인 노라 볼코Nora Volkow가 만든 것으로, 약물남용과 만성 과식의 바탕이 되는 뇌 메커니즘이 신경생물학적으로 대단히 유사하다는 사실에 기초한 것이다.

설문조사에 따르면, 비만 인구의 최소 20%가 음식중독으로 고통받는 것으로 추정된다. 특정 음식, 특히 지방과 설탕이 많이 든 고열량 음식은 동물과 사람 모두에게 중독적인 식습관을 촉발하는 것으로 나타났다. UCLA의 내 연구팀도 과체중이거나 비만이지만 그 외에는 건강한 사람들을 대상으로 실험을 해서 뇌 보상체계의 핵심 영역들에서 구조적·기능적 변화를 확인했다. 이 메커니즘은 과식을 촉진할 뿐 아니라 음식의 자극과 뇌의 보상신호 사이에 조건반사를 생성한다. 이런 조건반사가 너무나 중요하기 때문에 맛있고 지방 함량이 높은 음식을 보여주는 TV 광고가 넘쳐나는 것이다.

대부분의 사람들에게 그런 음식 이미지는 뇌의 보상체계를 자극한다. 뇌의 보상체계는 진화를 거치면서 고열량 음식, 특히 지방과 정제된 설탕이 들어있는 음식을 찾도록 설정되었다. 이 반응 자체는 제품에 긍정적인 조건반사를 주입하므로 광고주들에게는 바람직한 결과다. 그러나 음식중독으로 고통받는 사람들이나 경도 염증으로 식욕조절체계가 손상된 사람들은 이런 광고를 보면 음식에 대한 갈망이 일어나 부엌으로 가거나, 전화로 배달 음식을 주문하게 된다.

식량이 귀해서 음식이 있을 때 최대한 먹어야 했던 시대에는 맛있는 음식이 과식을 자극하고 강렬한 기억을 심어 음식에 대한 갈망을 높이는 능력은 진화에 유리한 것이었다. 그런 능력은 고열량 음식을 발견하면 열심히 먹을 수 있게 도와주었고, 나중에 어디서 그 음식을 찾을지 기억하는 데도 도움이 되었다. 그러나 오늘날처럼 음식이 풍부하고 흔한 환경에서 그런 특성은 위험하다. 현대 사회에서 맛있는 음식은 (남용되는 약물처럼) 취약한 개인이 스스로 통제할 수 없는 음식 섭취를 조장하거나 악화할 수 있는 강력한 환경적 자극이다.

앞서 설명했듯이, 맛있는 음식을 추구하는 경향이 우세한 것은 대사성 내독소혈증으로 인해 시상하부조절체계가 비활성화됐기 때문이라는 증거가 있다. 그러나 최근에는 음식에 중독된 사람들의 보상체계가 제한 없이 활동하는 것이 장기능을 더 손상시킬 수 있음을 시사하는 증거도 있다.

알코올의존증 환자들을 대상으로 한 최근 연구에 따르면, 금주하는 동안 알코올이 너무나 마시고 싶은 것은 개인의 장 누수성이나 장내 미생물군의 변화와 긍정적 상관관계가 있는 것으로 나타났다. 술이 너무나 마시고 싶을 때 뇌의 스트레스반응이 강하게 일어나는 것이나 스트레스가 장 누수성에 미치는 영향을 생각하면, 이 연구에서 장 누수성 효과는 갈망이나 스트레스로 인해 장의 누수가 증가한 것과 관련이 있고, 장내 미생물 구성 및 대사기능의 변화와 관련 있을 것으로 생각할 수 있다.

장내 미생물이 보상체계에 영향을 미치고 음식중독에 일조할 수 있다는 생각은 우리 자신과 장내 미생물 생태계의 관계에 대해 많은 추측을 낳았고, 심지어 자유의지에 의문을 제기했다. 미국 뉴멕시코대학교 교수 조 알콕Joe Alcock은 최근에 발표한 도발적인 논문에서 장내 미생물은 자기들의 건강을 향상시키는 방식으로 인간의 식습관을 조작해야 한다는 강력한 선택적 압력을 받고 있을 수 있으며, 이를 위해 때로 인간의 건강을 해칠 수 있다고 했다. 이 가설은 언뜻 보면 억지스러워 보이지만 사실 그렇지 않다. 톡소포자충 같은 일부 미생물이 동물의 행동을 조종하는 정교한 방법을 기억해보자.

알콕과 논문 공저자들은 장내 미생물이 2가지 잠재적 상호작용 전략을 통해 동물의 행동을 조종할 수 있을 거라고 했다. 첫째, 도파민 주도 보상체계를 탈취해서 자신들이 먹기에 특화되어 있으며 경쟁 미생물 종보다 유리한 특정 음식에 대한 갈망을 일으킬 수 있을 것이다. 이 좋은 사례가 박테로이데테스와 피르미쿠테스(후벽균) 그룹 사이의 경쟁과 박테로이데테스와 프레보텔라 그룹 사이의 경쟁이다. 두 번째 전략은 부정적인 감정상태를 만드는 것이다. 예를 들어, 우리가 우울감을 느끼게 만든 다음 장내 미생물에게 이로운 특정 음식성분을 먹을 때까지 우울감을 느끼게 만들 수 있다.

위로 음식을 먹으려는 것과 음식중독은 모두 특정 장내 미생물에게 조종당하여 그들이 선호하는 음식을 주는 행동의 좋은 예다. 이 개념들은 지금은 과학적 증거가 불충분한 추측에 불과하지만, 미래에 과학적으로 실험해야 할 흥미로운 가설이다.

아직 여러분의 식단에 대해 크게 걱정이 되지 않는가? 걱정해야 할 것들이 더 있다. 북아메리카 식단에 숨어서 뇌-장-장내 미생물 축을 위협하는 존재는 지방만이 아니다. 그리고 이제 살펴보겠지만, 장내 미생물은 이 위협에서 중요한 역할을 한다.

산업형 농업이 장과 뇌에 미치는 영향

바이에른 알프스에서 자란 나는 여름이면 거의 주말마다 아버지와 근처 산으로 하이킹을 갔다. 야생화가 점점이 뿌려진 알프스의 초원에서 소 떼가 풀을 뜯는 모습은 익숙했다. 하지만 그때는 그 모습에 별 신경을 쓰지 않았고, 중요한 과학적 질문을 가지고 어린 시절의 그 풍경을 떠올리게 될 줄은 상상도 하지 못했다. 농부들은 행복하고 건강해 보이는 소들에게서 짠 저온살균되지 않은 우유를 산에 있는 작은 식당들에 직접 팔았다. 우리 가족이 먹는 모든 유제품은 산을 자유롭게 돌아다니는 소들에게서 나왔다. 그들로부터 나오는 모든 제품은 자연적이고, 건강하며, 맛있다는 인식이 있었다.

바이에른에서 가장 높은 산인 추크슈피체 밑에 있는 목가적인 휴양 도시 가르미슈에서 열린 소화기내과 학회에서 발표를 했을 때, 나는 농장 가축과 환경이 이루는 조화로운 관계를 다시 한 번 살펴볼 기회를 얻었다. 이번에는 전혀 다른 관점에서 볼 수 있었다. 학회에 가기 위해 기차를 타고 산 정상으로 올라가면서, 나는 가을 빛깔로 물든 나무들에 둘러싸인 오염되지 않은 초원에서 소들이 풀을 뜯는 광경을 바라보았다. 자연스럽고 조화로운 그 광경을 캘리포니아 북부의 황량한 현대식 소 사육장의 모습과 비교하지 않을 수 없었다. 현대식 가축 사육장의 모습은 '행복한 소'에서 얻은 우유라는 유제품 광고가 거짓이라는 걸 보여준다. 마틴 블레이저는 저서 『인간은 왜 세균과 공존해야 하는

가』에서 현대식 소 사육장을 더 정확하게 묘사한다.

소들은 작은 금속 우리 속에 줄지어 서있고, 머리는 옥수수가
가득 찬 여물통에 고정되어 있다. 코를 찌르는 쇠똥 비료 냄새
가 몇 마일 밖까지도 풍긴다. 소들을 넓은 사육장에 풀어놓으
면 배설물에 둘러싸인 채 흙바닥을 서성거리면서 온종일 사료
를 먹는다.

사실, 오늘날 농장에서 기르는 가축은 자연적인 환경에서는
평생 멀리 떨어져서 살아간다. 소의 소화계에는 부적합한 사료
인 옥수수로 소를 살찌우는 방식은 그들을 소화계질환으로 이끌
며, 만성적인 경도 염증상태로 만든다. 더불어 급성 위장관감염
까지 일어나 계속 항생제를 투여해야 하는 경우도 흔하다.

건강에 나쁜 식단과 만성 스트레스가 장내 미생물과 장 면역
체계, 장 누수에 미치는 영향에서 알 수 있는 사실은, 이처럼 만
성적으로 병든 가축에서 얻는 생산품이 인간의 장내 미생물에
좋을 리 없고, 건강에도 유익하지 않으리라는 점이다. 그러니 다
음에 슈퍼마켓에서 우유나 달걀, 쇠고기, 돼지고기를 살 때는 그
식품이 뇌-장-장내 미생물 축이 심각하게 변형된 동물에서 나
왔을 수 있다는 걸 알아야 한다.

가축들은 개탄스러울 정도로 끔찍한 환경에서 자라고, 그 환
경 때문에 만성 스트레스를 겪으며, 자연과는 거리가 먼, 그들의
소화계에 맞지 않는 사료를 먹고, 항생제를 투여받는다. 이 모든

것이 인간의 건강과 장, 장내 미생물, 뇌의 상호작용과 그 최적의 기능에 우리도 모르는 위험을 가한다.

슬프게도, 채소, 과일, 그 외 다른 식물성 식품의 상황도 나을 게 없다. 동물성 식품과 식물성 식품 생산이 공유하는 공통 주제는 기업식 영농이 농장의 동물, 식물, 미생물 유기체의 생태계에 대대적으로 간섭한다는 점이다. 옥수수, 콩, 밀을 생산하는 산업형 농업은 작물의 성장과 잡초 같은 경쟁 식물에 대한 우점도優占度(식물 군락 내에서 특정 종이 우세한 정도—옮긴이 주)를 인위적으로 유지하고 해충을 예방하기 위해 비료와 살충제에 크게 의존한다. 궁극적으로 작물 전체와 작물로 만든 제품에 스며들어 작용하는 침투성 살충제 사용량은 지난 10년 동안 크게 증가했다.

작물의 '건강'과 우점도를 유지하기 위해 화학물질 사용량이 계속 늘어나는 핵심적 이유 중 하나는 유전적으로 변형된 작물이 끝없이 펼쳐진 경작지에 단일 재배되면서 작물의 다양성이 사라졌기 때문이다. 그 작물의 유전적 다양성은 물론, 그 작물과 공생하는 다른 종들의 다양성도 사라졌다.

이와 똑같은 극단적인 변화가 흙에 사는 미생물, 개체수가 줄어들고 있는 벌과 나비의 장내 미생물, 인간의 위장관에 사는 미생물의 다양성에도 일어나고 있을 가능성이 크다. 같은 맥락에서 제초제 사용이 점점 증가하지만(제초제에 대한 잡초의 저항력이 점점 세지므로 어쩔 수 없는 일이다), 인간의 장내 미생물 생태계에 일으키는 부수적 피해에 대해서는 아직 알려진 바가 거의 없다. 최소한 소비자들은 아직 모른다.

한 가지 중요한 질문은 화학물질이 자연 생태계(인간이 식량을 얻는 곳)와 가축과 인간의 장내 미생물 생태계(인간의 뇌 건강을 유지하는 데 중요한 역할을 하는 곳)를 이중으로 오염시키면서, 지난 50년 동안 진행된 특정 뇌질환의 놀라운 증가세에 이바지하고 있는지 여부다. 비만과 관련 있다는 과학적 증거는 있지만, 이 현상이 자폐스펙트럼장애, 알츠하이머병이나 파킨슨병 같은 신경퇴행성 질환에도 적용되는지는 추측만 할 뿐이다. 이 질문을 식품 생산에서 매일 이윤을 얻고 있는 기업에만 맡겨놓는다면 영원히 답을 얻을 수 없을 것이다. 오히려 가축의 기능을 유지하기 위해 계속 투입량이 늘어나는 항생제와, 슈퍼잡초, 슈퍼버그, 슈퍼박테리아와 싸우는 데 필요한 화학물질의 소용돌이에 갇히게 될 것이다.

현대 식단에 만연한 식품첨가물의 위험성

지난 50년간 미국인들은 식품첨가물뿐만 아니라 소금, 설탕, 지방 섭취량을 꾸준히 늘려왔다. 식품첨가물 중 많은 수가 장기간의 안전성에 대한 검사를 받지 않은 채 사용이 승인되었다. 안정성 검사를 받았다 하더라도 장내 미생물이 인간의 건강에 얼마나 중요한지, 식품첨가물과 뇌 건강 사이에서 중재자로서 어떤 역할을 할 수 있는지 알기 전에 한 검사다. 미국 식품의약처 FDA가 사용하는 안전성 검사는 식품첨가물이 급성 독성 영향이 있는지, 암 발생 위험을 높이는지, 두 가지 영향이 다 있는지를 확인하는 단기 동물실험에만 주로 의존해왔다. 이런 단기 검사는 식품첨가물이 장기적으로 인간의 뇌 건강에 미칠 수 있는 해로운 영향에 대해서는 알려주지 못한다.

고지방, 설탕의 섭취와 함께 인간의 몸과 뇌를 위협하는 경도 염증상태에 기여하는 흔한 식품첨가물이 몇 가지 있다. 그것들을 하나씩 살펴보자.

인공감미료

식품첨가물 때문에 우리 식단에 일어난 극단적 변화 중 하나는 설탕에 대한 인간의 끝없는 갈망에 식품산업이 대응하는 방식이다. 한편으로, 엄청난 양의 설탕이 액상과당high-fructose corn syrup의 형태로 광범위한 식품에 첨가된다. 빵이나 크래커처럼 우리가 단맛을 기대하지 않는 식품에도 액상과당이 들어간다. 다른 한편으로, 열량을 고민하면서 단맛을 즐기고 싶을 때 찾는 음식에는 거의 인공감미료가 들어있다.

개발된 지 이미 한 세기가 넘은 인공감미료는 고농도 설탕 섭취로 체중이 증가하거나 혈당이 위험한 수준까지 치솟는 사태를 걱정하지 않고 단맛을 즐기게 해주었다. 인공감미료의 표어가 있다면 '이제 케이크를 마음껏 드셔도 됩니다.'일 것이다. 미국 식품의약처는 인공감미료 6종의 미국 내 사용을 승인했다. 현재 인공감미료는 다이어트 탄산음료, 시리얼, 무설탕 디저트처럼 흔히 소비되는 식품 전반에 대량으로 들어간다. 과학 지식이 있는 사람들에게도 이 식품들은 인기가 있다. UCLA의 우리 학과에서 정오에 열리는 의학학회에서도 점심으로 가공육이 가득 들어간 파스트라미 샌드위치, 기름진 감자칩과 함께 다이어트 콜라가 가장 인기 있는 음료다.

인공감미료는 이제 어디에나 있다. 하지만 그것이 약속하는 건강상 이점은 모호하다. 오히려 체중 증가, 제2형 당뇨병 같은 대사질환의 증가 등 위험하다는 증거가 등장하고 있다. 예를 들어, 예루살렘에 있는 바이츠만 과학연구소Weizmann Institute of Science의 요담 수에즈Jotham Suez 연구팀은 최근 쥐를 대상으로 한 실험에서 시중에서 판매되는 인공감미료인 사카린saccharin, 수크랄로스sucralose, 아스파탐aspartame이 포도당불내증과 대사증후군 징후를 유발한다는 사실을 증명했다. 이런 발견은 그 자체로도 흥미롭지만, 더 흥미로운 것은 장내 미생물이 거기서 주요 역할을 했다는 점이다.

수에즈 연구팀은 인공감미료를 섭취한 쥐의 대변을 인공감미료를 섭취한 적 없는 무균쥐에 이식하자 무균쥐가 포도당불내증을 일으키고 대사증후군의 징후를 보인다는 결과를 얻어 이 결론을 입증했다. 쥐의 장내 미생물군을 분석해보니, 인공감미료를 먹으면 고지방 식사를 할 때처럼 박테로이데스균이 장에서 잘 자랐다. 이것은 치즈가 듬뿍 든 기름진 엔칠라다enchilada(토르티야에 고기 등을 말아 싸고 칠리소스를 뿌린 멕시코 음식—옮긴이 주)와 함께 먹는 다이어트 탄산음료는 체중 감소에 도움이 되기는커녕 치즈에 든 지방이 신진대사에 미치는 악영향을 악화시킬 수 있다는 뜻이다.

과학자들은 또한 인공감미료가 장내 미생물의 대사 경로를 바꿔 더 많은 짧은사슬지방산을 생산한다는 사실도 증명했다. 이렇게 생산된 짧은사슬지방산은 대장에서 흡수되어 추가 열량을 제공할 수 있다. 이는 인공감미료를 섭취하면 몸은 소장에서 부족한 당을 보충하기 위해 장내 미생물을 이용하여 대장에서 미생물 대사산물을 생산해 더 많은 열량을 흡수한다는 뜻이다. 인공감미료로 열량을 줄이려고 노력하는 것은 소용없다는 뜻이다. 장은 미생물의 도움을 받아 먹은 음식에 비례해서 더 많은 열량을 추출하기 때문이다.

이 결과는 인간에게도 그대로 적용되었다. 수에즈 연구팀이 수백 명을 대상으로 실험했을 때, 인공감미료를 섭취한 사람이 체중이 더 무겁고, 공복 혈당 수치가 더 높았으며, 장내 미생물군 구성도 바뀐 것으로 나타났다. 이 현상에는 장내 미생물군이 분명 책임이 있었다. 연구팀이 인공감미료인 사카린을 섭취하는 건강한 쥐의 대변을 무균쥐에 이식하자, 무균쥐의 혈당 수치가 비정상적으로 올라가기 시작했다.

이 같은 연구는 인공감미료가 단기간에 체중을 줄여주는 데에만 실패한 게 아니라는 강력한 증거다. 인공감미료는 장-뇌 축의 염증성 변화의 원인이 되어 몸과 뇌를 손상할 수 있다. 식품에 인공감미료가 들어있는지 확인해서 가능하면 피하는 게 좋다는 뜻이다.

식품 유화제

유화제는 물과 기름처럼 쉽게 섞이지 않는 두 액체가 섞이는 걸 도와주는 세제 같은 분자다. 식품산업에서는 마요네즈, 소스, 사탕, 제과 제품 등 다양한 식품에 통상적으로 유화제를 넣어 제품 농도를 일정하게 맞춘다. 식품의 영양성분 표시를 보면 화학명으로 유화제를 알아볼 수 있다. 몇 가지 예를 들면, 초콜릿에는 소르비탄 지방산에스테르소르비탄트리스테아레이트, sorbitan tristearate가, 아이스크림에는 폴리소르베이트polysorbate가, 육류 가공품에는 시트르산 에스테르citric acid ester가 들어있다.

식품 유화제에는 단점이 있다. 위장관 내부 표면을 덮고 있는 보호 점액층을 파괴하여 장내 미생물이 장 내막에 더 쉽게 접근할 수 있게 한다. 식품 유화제는 또한 손상되지 않은 장 내막이 단단하게 막아놓은 벽을 파괴하여 장내 박테리아가 이를 뚫고 나가 근처의 면역세포에 접근할 수 있게 하여 대사독혈증을 촉진할 수 있다.

식품 유화제가 장에 손상을 입히는 과정에서 장내 미생물이 역할을 하는지 알아보기 위해 에모리대학교의 앤드루 지워츠 교수팀이 실험을 했다. 지워츠 교수팀은 흔히 사용되는 두 가지 식품 유화제 폴리소르베이트 80과 카르복시메틸셀룰로오스를 저농도로 쥐들에게 먹였다. 그 결과 가벼운 장염과 비만, 대사증후군의 특징이 나타났다. 장내 미생물군은 장 내벽에 더 가까이 달라붙었고, 구성이 변했다. 그리고 지질다당류 수치가 높아졌다. 고지방 식사를 한 동물의 반응과 똑같았다.

식품 유화제는 항생제를 먹인 쥐에게는 이런 대사 변화를 일으키지 않았는데, 이는 장내 미생물군이 핵심적인 역할을 했음을 시사했다. 연구팀은 식품 유화제를 먹인 쥐의 대변을 무균쥐에게 이식하면 같은 대사 변화를 일으키는 것을 보고 이 사실을 추가로 확인했다.

흔히 사용되는 식품첨가물은 신진대사의 건강을 위협할 뿐 아니라 장-장내 미생물-뇌 축의 기능과 뇌 건강에 중대한 영향을 미친다. 이런 실험들을 통해 식품 유화제는 동물성 지방이나 인공감미료와 마찬가지로 장내 미생물군의 내용을 바꿀 수 있으며, 이는 장, 다른 장기, 그리고 식욕조절영역을 포함한 뇌에 경도 염증이 일어나는 데 도움을 준다는 게 명백해졌다. 식품 유화제를 너무 많이 섭취하면 고열량 음식을 과식하기 쉬워 염증을 심하게 만들고 상황을 악화시킬 뿐이다.

활성 글루텐

고급 식료품점의 통로를 걸으며 둘러보면, 글루텐프리 빵, 글루텐프리 파스타, 글루텐프리 시리얼, 심지어 글루텐프리 청량음료와 포도주를 볼 수 있다. 지난 10여 년간 글루텐을 넣지 않은 소위 글루텐프리 음식의 인기가 치솟았다. 최근 설문조사에 따르면, 미국 성인의 최대 3분의 1이 글루텐프리 식품을 소비하는 것으로 나타났다.

글루텐은 단백질 혼합물로, 밀 단백질의 12~14%를 차지한다. 이보다 함량은 적지만 보리와 호밀, 이들 곡물로 만든 식품에도 함유되어 있다. 밀은 전 세계적으로 가장 널리 재배되는 작물이며, 밀가루는 빵, 파스타, 베이글, 피자, 시리얼, 그 외 많은 식품을 만드는 데 사용된다. 글루텐은 북아메리카 식단 어디에나 들어있다.

글루텐은 밀에서 정제되어 '활성 글루텐'이라는 식품첨가물로 만들어진다. 식품제조업체는 빵과 시리얼은 물론 육류 가공품을 포함한 다양한 식품에 활성 글루텐을 첨가한다. 활성 글루텐은 빵에 최적의 식감과 쫄깃함을 주고 유통기한을 늘려주는 등 식품에 많은 특성을 더해준다. 또한 가공육에서는 물과 지방을 결합하는 데 도움을 준다.

활성 글루텐은 자연적으로 글루텐을 어느 정도 함유한 빵, 파스타, 피자, 맥주 같은 식품에도 들어가고, 식육 제품, 소스, 우유 등 천연 글루텐이 들어있지 않은 식품에도 들어가며, 심지어 식품이 아닌 제품들과 화장품에도 들어간다. 미국인이 밀가루와 곡물을 통해 섭취하는 글루텐의 양은 1970년의 매년 4kg에서 2000년에는 매년 5.4kg으로 반세기 동안 30% 이상 증가했다. 한편, 다양한 식품에 혼합되는 글루텐 첨가제의 소비는 최소 3배 이상 증가했다.

글루텐 섭취가 증가한 현상을 걱정해야 할까?

면역체계가 글루텐에 과민 반응을 일으켜 장 안에 항체를 생성하는 셀리악병을 앓고 있는 사람이라면 당연히 걱정해야 한다. 이 항체는 체내에 남아 복통, 설사, 체중 감소, 피로감, 심한 경우 신경 증상까지 온갖 만성 증상을 일으킨다. 이 중에는 밀 섭취를 중단해도 지속되는 증상도 있다.

셀리악병 환자는 60년간 계속 증가해왔고, 이제는 전 세계 인구의 1%가 앓고 있다. 정확한 원인은 아무도 모른다. 글루텐 함유 식품 소비량이 늘어난 게 원인이라는 가설이 있고, 면역체계에 일어난 변화가 원인이라는 가설도 있다. 면역체계의 변화는 아마도 장 면역체계가 외부 미생물과 상호작용하면서 생애 초기에 훈련받았던 방식이 변화하는 현상과 관련 있을 것이다. 세 번째 가설은 밀 자체와 밀 재배방식의 변화와 관련 있다.

밀가루 알레르기가 있는 사람도 글루텐 섭취에 주의해야 한다. 밀가루 알레르기는 면역체계가 글루텐 및 기타 밀단백질에 알레르기 유발 항체인 면역글로불린 EIgE를 생성하는 것이다. 밀가루 알레르기가 있다면 밀 섭취는 심각한 증상을 일으킬 수 있고, 생명을 위협할 수도 있다. 두드러기가 나고, 코가 막히며, 경련성 복통이 일고, 입이나 목이 부어 음식을 삼키거나 숨을 쉬기 어려울 수 있다.

글루텐프리 식단은 셀리악병이나 밀가루 알레르기의 증상을 완화하는 데는 도움이 된다. 글루텐프리 식품을 구하기가 쉬워지면서 알레르기 증상을 악화시키지 않고 삶을 영위하는 데 엄청난 도움이 되고 있다.

그렇다면, 밀가루 알레르기나 셀리악병 증상이 없는 사람은 음식에 들어있는 활성 글루텐이 뇌에 영향을 주는지 걱정해야 할까? 최근에는 글루텐이 모든 인간에게 해롭다는 주장이 널리 퍼져있지만, 이런 극단적인 견해를 뒷받침할 과학적 증거는 현재로서는 없다. 활성 글루텐의 소비가 급증하기 오래전부터 흔하게 존재해온 질병들에서 벗어날 수 있을지 모른다는 불확실한 이점 때문에 갓 구운 바삭한 바게트와 부드러운 치아바타, 풍미 넘치는 파스타를 포기할 프랑스인이나 이탈리아인을 나는 아직 보지 못했다.

린다 슈밋Linda Schmidt은 자신의 증상이 글루텐에 민감한 체질과 관련 있을 거라고 확신했다. 중년 여성인 린다는 글루텐이 함유된 곡물을 먹으면 몇 시간이나 며칠 뒤에 과민대장증후군과 비슷한 증상을 겪었다. 복부 팽만감, 꾸르륵거리는 소리, 눈에 띄게 튀어나오는 복부, 복통, 불편감, 불규칙한 배변 습관, 피로감, 머릿속이 멍한 상태 등 증상도 다양했다. 그러나 린다의 주치의인 소화기내과 전문의는 종합적인 진단 후 셀리악병을 후보에서 배제했다.

하지만 책과 언론을 통해 글루텐 민감성에 대해 알게 된 후 린다는 글루텐프리 식단을 시작했다. 린다의 말을 들어보면 글루텐프리 식단은 효과가 있었다. 식단을 바꾸자마자 소화기 증상은 개선되었고, 머리가 멍하던 증상도 사라졌으며, 오랫동안 불편했던 몸상태가 전반적으로 나아졌다.

나는 린다 같은 환자를 꾸준히 만난다. 이 환자들은 셀리악병으로 진단받지는 않지만 글루텐프리 식단으로 전환하면 과민대장증후군 증상이 극적으로 개선된다. 물론 증상이 완전히 사라지지는 않아서 계속 내게 진료를 받기는 한다.

베스트셀러 도서와 언론이 글루텐 민감성에 주목하고, 글루텐 프리 식단이 성가신 위장관 증상과 거기 수반되는 피로, 에너지 소모, 만성 통증의 치료를 약속하면서 많은 이들이 글루텐프리 식단에 유혹당했을 수 있다. 우리는 지금 글루텐 함유 식품에 대한 집단 히스테리를 목격하고 있는 건지도 모른다. 이 현상을 부채질하는 것은 글루텐프리 식품산업의 수십억 달러 규모 마케팅 캠페인이다.

그러나 북아메리카 식단이 인간의 뇌-장-장내 미생물 축에 무언가 영향을 주고 있고, 린다 슈밋은 글루텐 관련 질환 중 세 번째 유형인 비非셀리악 글루텐 민감증을 앓고 있을 가능성도 있다. 비셀리악 글루텐 민감증은 셀리악병보다 훨씬 흔한 것으로 보이지만 연구는 거의 이루어지지 않았다. 현재 이 질병에 대해서는 대략적인 개요를 이해할 뿐이다. 소규모 연구 결과를 보면, 비셀리악 글루텐 민감증 환자는 비정상적 면역반응은 일으키지 않으며 장 누수도 일어나지 않는다.

섭취량이 증가한 활성 글루텐이 장내 미생물을 통해 작용해서 인간의 건강에 해로운 대사산물을 생산할 수 있을까? 혹은 글루텐 자체보다는 온갖 식품첨가물이 든(대부분은 활성 글루텐 함량도 높다) 가공식품이 주범일까?

이 질문들에 대한 확실한 답은 아직 알 수 없다. 과학이 답을 알아내려면 시간이 걸릴 것이다. 식용 글루텐의 유해성을 믿는 사람들에게는 그들이 질병이라 확신하는 것에 대한 과학적 확인은 필요하지 않다. 우리 식단의 높은 지방 함량, 인공감미료, 식품 유화제, 그 외의 요인들이 신경 말단, 장의 내분비세포와 면역세포에 있는 많은 수용체를 포함하여 장 안의 수많은 감지기의 설정값을 바꿨을 수 있다. 그런 변화가 인간의 가장 복잡한 감각기관인 장이 장신경계와 뇌에 보내는 신호를 변화시켰을 수 있다. 린다 슈밋처럼 매우 민감한 장을 가진 사람들이 이전에는 보이지 않은 식품 민감성과 식품 알레르기의 징후를 이제 보이는 게 가능할까? 이들은 대다수가 알아차리기 훨씬 전에 문제를 경험하는 탄광의 카나리아 같은 존재일지 모른다.

장 건강과 뇌의 만성 질환의 관계

오브리의 변비는 2년에 걸쳐 서서히 진행되었고, 내 진료실에 왔을 때는 증상이 너무 심해서 규칙적으로 배변을 하기 위해서는 매일 변비약을 먹고 힘을 줘야 했다. 55세 남성인 오브리의 병력을 들어보니, 그렇게 하지 않으면 며칠씩 배변을 못 할 수도 있다고 했다.

나는 그의 이야기를 들으며 증상의 원인이 무엇인지 단서를 찾으려 했다. 고혈압 환자들이 복용하는 칼슘채널차단제는 부작용으로 변비를 유발하지만, 오브리는 이 약을 복용하고 있지 않았다. 변비를 유발할 수 있는 우울증 초기에 들어선 것도 아니었다. 식습관을 확인해도 특이 사항은 없었다. 그는 평생 전형적인 북아메리카 식단을 먹어왔고, 가장 좋아하는 음식은 스테이크,

핫도그, 햄버거였다. 이처럼 처음에는 오브리의 변비를 일으키는 것이 무엇인지 확신할 수 없었다. 그런데 우연히 그의 오른손 검지와 엄지가 미세하게 떨리는 것이 눈에 들어왔다.

그런 떨림 증상은 미국인 1백만 명을 포함해서 전 세계적으로 7백만 명이 앓는 파킨슨병의 초기 증상일 가능성이 있었다. 상당히 진행된 파킨슨병의 전형적인 증상은 많은 사람들에게 익숙하다. 손이 독특한 모습으로 떨리고, 전신의 움직임이 느려지며, 근육이 굳거나 뻣뻣해지고, 자세가 변하고 신체 균형이 무너진다. 이런 증상은 도파민을 신경전달물질로 포함하고 있는 일부 뇌영역이 퇴화된 결과로 보이는데, 그런 영역들은 운동 협응, 즉 개별 동작을 통합하는 일에 관여한다.

이런 전형적인 신경증상이 나타나기 훨씬 전에 파킨슨병 환자들은 위장관 증상을 겪기도 한다. 특히 변비는 파킨슨병 환자의 80%가 경험하며, 전형적인 신경증상이 시작되기 수십 년 전에 발생할 수 있다.

손상된 뇌영역의 신경세포에는 신경기능을 방해하는 비정상적 단백질 덩어리인 루이소체Lewy bodies가 있는 것으로 오래전부터 알려져있다. 장에서 생긴 변비가 초기 증상이라면, 파킨슨병이 장에서 시작되어 점차 뇌로 올라갈 수 있을까? 파킨슨병은 장-뇌 질환일 수 있을까? 장내 미생물이 범인 중 하나일 수 있을까? 새롭게 제시된 흥미로운 과학적 증거를 바탕으로 할 때, 이 모든 질문의 답은 '그렇다'일 수 있다.

뭉쳐서 루이소체를 형성하는 단백질은 알파시누클레인alphasynuclein으로, 환자의 뇌뿐 아니라 장내 신경세포에도 존재하는 것으로 밝혀졌다. 실제로 장신경계의 특정 신경세포는 파킨슨병의 다른 증상이 나타나기 몇 년 전부터 퇴화하면서 장 속 소뇌의 정교한 기능을 손상하고, 연동운동을 느리게 하며, 대변이 대장을 통과하는 속도를 늦춘다.

다음과 같은 주장이 있다. 신경세포를 우선적으로 감염시키는 바이러스인 신경 친화성 바이러스가 들어있는 음식이나 물을 섭취한다. 신경 친화성 바이러스는 서서히 장 내벽을 통과해서 장신경계로 침투한다. 거기서 바이러스는 정보의 초고속도로이며 장감각을 뇌로 전달하는 데 필수적인 미주신경으로 거침없이 들어간다. 미주신경을 타고 올라간 바이러스는 뇌간을 감염시킬 수 있고 움직임과 기분을 조절하는 뇌영역으로 이동할 수 있다.

그런 신경 친화성 바이러스는 아직 발견되지 않았다. 하지만 과학자들은 환자의 장내 미생물군에서 변화를 확인했다. 그런 감염과정을 더 쉽게 만들 수도 있고, 정상상태에서 장에 사는 바이러스의 성장을 촉진할 수도 있는 변화였다.

핀란드 헬싱키대학교의 필리프 셰페르얀스Filip Scheperjans와 동료들이 최근 연구 결과에서 증명한 것처럼, 파킨슨병 환자의 장내 미생물군은 큰 변화를 겪는다. 건강한 사람의 미생물군에 비해 프레보텔라 박테리아 수치가 감소한 것이다. 우연이 아닐 수도 있는 게, 프레보텔라는 식물성 식사를 하는 사람의 장에서 번성하며, 식물보다 육류, 유제품을 많이 먹는 사람의 장에서는 감소한다.

파킨슨병 환자의 이런 장내 미생물군의 변화가 파킨슨병의 원인인지, 아니면 파킨슨병의 결과로 장내 환경이 변화한 것인지는 알 수 없다. 유전적 취약성이나 환경 독소 같은 다른 요인이 함께 작용할 때만 의미가 있을지도 모른다. 파킨슨병은 아직 퍼즐 조각이 많이 맞춰지지 못했다. 하지만 다른 연구들 역시 파킨슨병이 뇌-장-장내 미생물 축의 질병일 수 있다는 증거를 제공한다. 예를 들어, 장내 미생물군을 변화시키는 채식주의 식단은 파킨슨병의 위험을 낮춘다. 게다가 생애 후반기에 들어서면 장내 미생물군의 다양성이 감소하는데, 이 시기는 장내 미생물군이 교란에 더 취약해지는 때다. 어쩌면 파킨슨병이 보통 60세 이후에 발병하는 것이 우연은 아닐지도 모른다.

만일 이 가설이 사실로 밝혀진다면, 조기에 식단 조절을 통해 장 면역체계를 안정시키는 것이 파킨슨병 고위험군 환자의 발병을 예방하는 데 도움을 주거나 최소한 병의 진행을 늦출 수 있을 것이다. 그리고 전형적인 북아메리카 식단에서 벗어나면 파킨슨병 발병을 예방하는 데 도움이 될 것이다.

지중해 식단의 재발견

아드리아해 연안의 이탈리아 항구 도시 안코나Ancona 바로 남쪽에 마르케Marche라는 지역이 있다. 2년 전 나는 마르케 지역의 작은 마을 페르모Fermo에 유기농 와이너리를 소유한 친구 마르코 카발리에리와 그 아내 안토넬라를 만나러 갔다.

노란색 해바라기밭, 포도밭, 올리브나무들, 밀밭으로 뒤덮인 완만한 언덕이 푸른 바다를 배경으로 부드럽게 펼쳐진 곳이었다. 다양한 식물과 작물이 자라는 밭은 일렬로 늘어선 나무, 관목, 수레국화로 경계가 나뉘었고, 아름다움, 조화, 연결성이라는 주제를 구현하는 걸작 디자인을 만들어냈다. 그 아름답고 매혹적인 풍경은 농작물의 놀라운 다양성도 그대로 보여주고 있었다.

저녁 9시 반에 도착했을 때 우리는 친구 부부와 가벼운 저녁 식사를 함께 할 거라 기대했다. 그러나 마르코 부부는 우리를 포폴로 광장Piazza del Popolo 근처에 있는 식당으로 데려갔다. '사람들의 광장'이라는 이름에 부합하듯(popolo는 이탈리아어로 '사람들'이라는 뜻—옮긴이 주), 광장은 그 시간에도 대화를 나누는 사람들과 축구를 하는 아이들로 가득했다.

식당 주인은 마르코의 친구였다. 식당 주인과 인사를 나누고 나자, 맛있는 요리들이 작은 접시에 담겨 식탁에 차례차례 올라왔다. 통곡물 라자냐가 전채요리로 나오고, 거위 가슴살, 구운 제철 채소, 치커리, 구운 문어, 페코리노 치즈, 지역 산물인 올리브가 나왔다. 모든 요리는 현지에서 생산한 올리브유로 요리한 것이었는데, 그중에는 무려 8백 년 전 베네딕도회 수도사들이 심은 나무에서 딴 올리브를 압착한 올리브유도 있다고 한다! 우리가 먹은 요리에서 동물성 지방의 흔적은 찾을 수 없었다. 저녁이 끝나갈 무렵 우리는 마르코의 포도밭에서 유기농으로 재배한 포도주도 두 병이나 마셨다.

광장을 거닐면서 마르코는 그 지역 사람들이 음식과 포도주를 재배하고, 수확하고, 소비해온 몇 가지 독특한 측면을 설명해주었다. 그곳 사람들이 소비하는 식품은 대부분 반경 80㎞ 이내에서 생산된 것이었다. 아드리아해에서 잡은 신선한 생선과 다양한 현지 생산 치즈, 올리브, 신선한 과일, 가을에 사냥한 멧돼지와 사슴고기, 등등. 식품 공급이 지리적으로 제한됐다는 것은 계절마다 가용 식재료에 따라 식사에 계절적 패턴이 있다는 뜻이다.

지역 생산품에 역점을 둔 식생활은 포도주에도 적용되었다. 다양한 품종의 포도를 화학적 조성이 다양한 토양에서 재배하고 있었는데, 토질은 바다와의 접근성이나 일조량에 따라 다양했다.

페르모는 영적인 곳임에 틀림없다. 교황 네 분을 배출했기 때문만은 아니다. (광장 네 면에 네 교황의 동상이 서있다.) 페르모의 농경 역사는 서기 890년, 베네딕도회 수도사들이 이 지역에 와서 파르파 수도원monastery of Farfa을 세웠던 때로 거슬러 올라간다. 파르파 수도원의 수도사들은 농사를 짓고 주민들에게 농경법을 가르치면서 4백 년 동안 이 지역이 크게 번영하는 데 기여했다. 그들은 '기도하고 일하라Ora et labora'라는 베네딕도회의 신념을 따르면서 땅을 일구고, 연구하고, 통찰을 기록했다. 수기로 작성된 기록 상당수는 지금도 광장 근처에 있는 오래된 도서관에서 볼 수 있다.

저녁 식사를 하면서 라자냐와 함께 마신 첫 번째 포도주는 페코리노pecorino 품종의 포도로만 만든 드라이한 백포도주였다. 마르코는 페코리노라는 포도의 이름은 산에 사는 양치기들이 부르던 것이라고 설명했다. 포도주와 함께 먹은 페코리노 치즈도 그 양치기들이 만들었다고 했다.

마르코가 운영하는 와이너리의 로고는 수도사가 포도 한 송이를 조심스럽게 따는 모습인데, 조심스럽다 못해 포도를 어루만지는 듯한 모습이라고 했다. 마르코는 자연과 자연의 산물을 향한 이 같은 열정, 관심, 존경이 자신의 포도밭에 살아있다고 강조했다. 그의 포도밭 이름은 그 지역 파르파 수도원 수도사들을 기려서 '파르파 수도사들의 정원Le Corti Dei Farfensi'이었다.

두 번째 병으로 마르케 남부 지방 몬테풀치아노Montepulciano와 산지오베제Sangiovese의 포도를 섞어서 만든 잘 숙성된 적포도주를 마시면서 티라미수를 다 먹을 때쯤, 나는 그 지역에서 음식과 포도주를 만드는 고유하고 오랜 방법들에 대해 많은 것을 배웠다. 가장 중요하게, 지중해 요리에는 어떤 식품성분이 들어있느냐, 식사에 식물성 식품과 동물성 식품 비율이 얼마나 되느냐 하는 것보다 훨씬 더 많은 것이 있다는 걸 깨달았다. 거기 머무는 며칠 동안 직접 경험한 바에 따르면 역사적·영적·환경적·생물적 요소들이 긴밀하게 상호 의존하면서 지중해 식단이 건강에 주는 혜택에 크게 기여하고 있었다.

끊임없이 변화하는 반짝 유행 다이어트의 세계를 떠나, 영양 전문가들 사이에는 지중해 식단이 건강에 주는 이점에 대해 상당한 공감대가 형성되었다. 전통적인 지중해 식단은 고대 그리스와 로마인들이 그 지역을 지배했을 때부터 2천 년간 진화해왔고, 이후 지중해를 사이에 두고 맞닿아있는 아프리카와 아랍 세계의 영향을 받았다. 이런 다양한 영향으로 다양한 과일과 식물이 경작되고, 가공식품으로 만들어지고, 바다에 면한 나라들의 지역적 특성을 살린 다양한 요리로 소비되고 있다.

전형적인 지중해 식단은 채소 요리 최소 5종류, 콩 요리 1~2개, 과일 3종류, 곡물 3~5종류, 식물성 지방 5종류(올리브유, 아보카도, 견과류, 씨앗류), 매주 해산물 2~4회 섭취, 붉은 고기 주 1회 이하로 구성되어 있다.

지중해 식단의 건강상 이점은 1950년대와 1960년대에 메이요의료원Mayo Clinic의 생리학자 앤설 키스Ancel Keys가 주도한 7개국 연구Seven Countries Study에서 처음 체계적으로 연구되었다. 이 프로젝트에는 이탈리아 마르케 지역의 몬테지오르지오 Montegiorgio도 포함되었는데, 이 지역은 내 친구 마르코가 유기농 포도와 올리브를 재배하고 있는 곳이다.

식단의 구체적 내용은 나라와 지역에 따라 다르고, 처음 연구한 이후로 식습관에 상당한 변화가 나타나기도 했다. 그러나 지중해 식단의 기본 식사 패턴은 올리브유를 통한 단일 불포화지방산 섭취율이 높고, 과일, 채소, 통곡물 시리얼, 저지방 유제품, 적당량의 적포도주를 매일 섭취하는 것이 특징이다. 그 외에도 매주 생선, 가금류, 견과류, 콩류를 섭취하며, 붉은 고기는 섭취량이 적거나 드물게 섭취한다. 지중해 식단의 평균 지방 함유량은 시칠리아 지역은 20%, 그리스는 35%에 이르지만 대부분 식물성 지방이며, 특히 올리브유가 절대적인 양을 차지한다.

역학연구와 임상시험에 기초하여 대사증후군, 심혈관질환,

암, 인지장애, 우울증 등으로 인한 사망에 지중해 식단의 유익한 역할을 입증한 의학 문헌이 많이 있다. 최근, 50만 명 이상을 대상으로 기존에 발표된 모든 논문을 종합한 대규모 연구에서 지중해 식단의 건강상 이점이 재확인되었다.

지중해 식단이 뇌 건강에 좋다는 증거는 대규모 역학연구에만 국한되지 않는다. 최근 한 연구에서는 미국에 사는 노인 약 700명을 대상으로 뇌영상 연구를 통해 뇌와 지중해 식단 사이의 상관관계를 규명하려 했다. 지중해 식단을 엄격하게 준수하는 노인들은 그렇지 않은 노인들과 비교할 때 뇌의 용적량이 더 컸다. 육류 소비가 적고 생선 소비가 많은 것이 이런 차이를 설명하는 주요인이었다. 또 다른 연구에서는 노인 146명의 식습관을 평가한 다음 9년 뒤에 그들의 뇌를 조사했다. 식습관을 평가했을 때, 실험 대상자의 26%는 지중해식 식이 점수가 낮았고, 47%는 중간이었으며, 27%는 지중해 식단을 잘 준수하고 있었다. 연구진은 지중해 식단을 지키는 것과 서로 다른 뇌영역을 연결하는 신경조직의 완전성 사이에 강한 연관성이 있음을 발견했다.

지중해 식단의 장점을 설명하기 위한 몇 가지 메커니즘도 있다. 올리브유와 적포도주에 다량으로 함유된 항산화물질과 폴리페놀polyphenols이 세포를 건강하게 하며, 지중해 식단의 항염증 효과도 자주 언급된다. 폴리페놀은 다양한 식품과 음료에 포함된 식물성 화합물이다. 적포도와 올리브 외에도 많은 과일과 채소, 커피, 차, 초콜릿, 일부 견과류에 폴리페놀이 풍부하게 들어있다.

얼마 전 10월, 나는 마르코의 마을을 다시 찾아 해마다 열리는 올리브 수확 행사를 지켜보았다. 나무에 열린 올리브의 30% 정도가 익으면 날을 정해서 일제히 수확해서 몇 시간 안에 가공 공장으로 실어 나른다. 마르코가 고용한 인부들은 페르모 인근 약 1천8백 그루의 나무에서 올리브를 수확하는데, 이 나무들은 대부분 5백 년에서 8백 년 정도 되었다고 한다!

나무들의 나이뿐 아니라 크기가 어마어마하다는 점도 인상적이었다. 꼬인 나무의 몸통은 두 사람이 팔을 뻗어야 감쌀 수 있을 만큼 굵고, 뿌리는 사방으로 30m나 뻗어있어 미생물이 생산하는 영양분이 가득한 비옥한 대지에서 영양분을 흡수한다. 나무의 수령, 대부분 녹색인 올리브를 따는 일, 올리브를 냉압착실로 바로 옮겨 가공하는 일 등 수확 의식은 폴리페놀 함량을 최대한 보존하기 위한 노력이다.

매년 마르코가 갓 압착한 올리브유를 과학적으로 분석한 결과를 보면, 오래된 나무에서 만든 올리브유가 상업적으로 많이 사용하는 어린 나무에서 만든 올리브유보다 폴리페놀 함량이 몇 배나 높다. 나는 수령과 폴리페놀 함량 사이에 상관관계가 나타나는 원인이 궁금했다. 나무들이 자신을 건강하고, 생산성 높고, 질병과 기후 변동에 강하게 만드는 장수의 묘약을 화합물의 형태로 만들어낼 수 있을까? 페르모에서 마주치는 90살의 건강하고 활동적인 사람들의 수(몇 번의 과학적 조사로 입증된 사실이다), 오래되고 건강한 올리브나무, 올리브유를 규칙적으로 섭취하는 일 사이에는 상관관계가 있을까?

지중해 식단은 야노마미족과 하즈다족의 선사시대 식단처럼 동물성 식품의 비율에 비해 식물성 식품의 비율이 높다는 특징이 있다. 해산물은 먹는 채식주의 식단과 채식주의 식단과도 비슷하다. 주로 식물성 식품으로 구성된 지중해 식단에서 함량이 높은 복합탄수화물 외에 장내 미생물에 유익한 영향을 미치는 것은 다량 함유된 폴리페놀이다. 폴리페놀은 매일 섭취하는 엑스트라 버진 올리브유에만 들어있는 건 아니다. 건강에 좋은 이 화합물은 견과류, 딸기류, 적포도주에도 들어있는데, 이 식품들은 모두 지중해 식단의 필수 요소다. 최근의 한 소규모 연구에서도 적포도주 섭취는 장내 미생물군 구성에 좋은 영향을 미칠 수 있음을 보여주었다.

모든 연구 결과가 지중해 식단의 이점을 입증하지만, 식사라는 행위에는 과학으로 평가하기 어려운 측면도 있다는 걸 잊지 말아야 한다. 맛있는 식사를 함께 할 때 서로 연결되어 있다는 느낌, 함께 식사를 즐기는 사람들의 태도와 관점은 실증적으로 평가할 수 없다. 그러나 우리의 페르모 방문을 생각하면, 그런 요인들도 지중해 식단이 건강에 선사하는 많은 혜택에 이바지한다고 봐야 할 것이다.

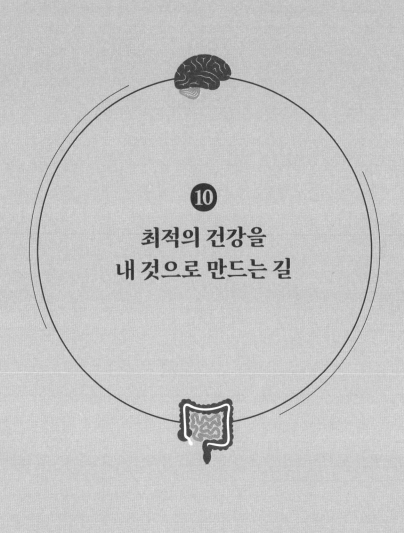

10

최적의 건강을
내 것으로 만드는 길

우리가 태어난 날부터 죽는 날까지, 잠을 자든 깨어있든, 뇌와 장, 장내 미생물 사이에서는 격렬한 정보 교환이 하루 24시간 일어난다. 이 대화는 소화기능을 통합하고 조정하는 데 그치지 않는다. 우리가 어떤 기분을 느끼는지, 어떤 결정을 내리는지, 어떻게 사람들과 어울리는지, 얼마나 먹는지를 포함한 인간으로서의 경험에 영향을 미친다. 이 대화를 주의 깊게 들으면 우리의 건강을 최적의 상태로 만들 수 있다.

우리는 지금 전례 없는 시대에 살고 있다. 먹고 마시는 것이 엄청나게 변했고, 지금껏 지구상에 살아온 그 어떤 인류보다 더 많은 화학물질과 약물에 노출되어 있다. 만성적인 생활 스트레스와 함께 이런 변화가 장내 미생물뿐만 아니라 장내 미생물이 장, 뇌와 나누는 복잡한 대화에도 영향을 미칠 수 있다는 사실을 우리는 막 깨닫기 시작했다. 이 대화는 일부 유형의 비만과 위장관에 생기는 흔한 질환, 특히 과민대장증후군에서 중추적 역할을 한다.

또한, 우리는 장내 미생물 생태계의 교란이 뇌에 어떤 영향을 미칠 수 있는지 깨닫기 시작했다. 최근 연구들은 변화된 뇌—

장-장내 미생물의 상호작용이 우울증, 불안, 자폐증, 파킨슨병, 심지어 알츠하이머병 같은 뇌질환과 관련이 있음을 시사한다. 이런 질병을 앓는 사람들은 물론, 앓지 않는 사람들도 이 중요한 몸속 대화를 더 잘 이해하면 더 건강해질 수 있을 것이다.

최적의 건강상태란?

2년 전, 내 오랜 친구인 멜빈 샤피로는 아내와 푸에르토리코의 산후안San Juan에서 온 두 커플과 함께 카리브해의 외딴섬으로 휴가를 떠났다. 멜빈과 친구들은 이전에도 여러 번 함께 그곳으로 여행을 갔지만, 이번 여행은 뭔가 심하게 잘못되었다. 타고 가던 작은 프로펠러 비행기가 실수로 연료를 잘못 주유하는 바람에 이륙하자마자 추락한 것이다.

비행기에 탔던 사람들은 기적적으로 살아남았지만, 일부는 입원이 필요한 심한 부상을 당했다. 멜빈은 갈비뼈 몇 대가 골절되고 척추가 부러졌으며, 정강이 쪽에 깊은 상처를 입어 지역외상센터에서 수술을 받아야 했다. 부상을 입은 지 몇 시간 만에 멜빈은 로스앤젤레스로 이송되어 입원 후 추가 치료를 받았다.

이 이야기에서 가장 놀라운 부분은 여기부터다. 이런 외상과 감정적 상해를 입었는데도 멜빈은 얼마 안 가 목발을 짚고 걸었고, 사고가 난 지 불과 3주 만에 사무실에서 일하면서 한 달밖에 남지 않은 중요한 의학 학회를 준비하고 있었다.

미국인들 중 극소수만이 최적의 건강상태로 살고 있다. 최적의 건강상태는 신체적, 정신적, 정서적, 영적, 사회적으로 완전한 행복을 누리고, 최고의 활력, 최적의 성과, 높은 생산성을 지닌 상태로 정의되어 왔다. 다시 말해서, 최적의 건강상태를 누리는 사람이란 불편한 신체 증상이 없을 뿐 아니라 행복하고 낙천적이며 친구도 많고 자기 일을 즐기는 사람이다.

내 친구 멜빈은 이에 부합하는 독특한 사람이다. 가끔 뉴스에서 이런 사람들에 대해 듣게 된다. 89세에 달리기를 시작해서 101세에 런던 마라톤을 완주한, '터번을 두른 회오리바람'이라고 불리는 파우자 싱Fauja Singh이 좋은 예다. 싱은 "유머가 없는 삶은 낭비다. 삶은 행복과 웃음이 전부다."라고 말했다.

70대 후반에서 80대 초반인 내 동료 몇 명은 지금도 젊은 시절처럼 활동적이고, 건강하며, 생산성 높고, 왕성하게 연구하며, 학생들을 가르치고, 환자들을 진료하고, 대규모 국제 연구를 진행하고, 전 세계를 다니며 학회에 참석해 연구 결과를 발표한다. 이들을 설명하는 눈에 띄는 특징을 꼽는다면 삶에 대한 호기심과 흥분, 긍정적인 세계관, 부정적인 사람이나 사건에 발목을 잡히지 않으려는 의지를 들 수 있다. 그들의 직감에 기초한 결정은 무슨 일이 일어나도 자신은 괜찮을 거라는 가정하에 항상 긍정적인 편향성을 띠는 것처럼 보인다.

멜빈이 겪은 비행기 추락 사고 같은 건강 문제나 배우자의 사망 같은 개인적 상실에서 금방 회복하는 일화도 흔하게 들을 수 있다. 이런 사람들은 회복력(혹은 회복탄력성)이 강한 듯 보인다. 회복력은 예기치 못한 사건으로 인해 균형에서 벗어났다가 건강한 평소 상태로 돌아오는 능력을 말한다.

대단히 건강한 사람들은 북아메리카 인구의 5% 미만으로 추정된다. 최적의 건강은 일반 언론에 인기 있는 주제다. 하지만 의사가 환자에게 달성시키려는 목표는 최적의 건강이 아니다. 전통적으로 의료 시스템(더 적절한 이름은 '질병 관리 시스템'일 것이다)의 상당 부분은 만성 질환의 증상 치료에 집중하여 값비싼 진단 검사와 역시 값비싼 장기 약물치료에 최대한 노력을 기울여왔다. 마찬가지로, 연방정부가 자금을 지원하는 생명의학 연구도 질병 메커니즘을 밝히는 데 초점을 맞추고 있으며, 최적의 건강상태에 도움이 되는 생물학적·환경적 요인에는 관심이 없다.

대단히 건강한 사람들보다는 샌디 같은 사람이 우리 주변에는 훨씬 더 흔하다. 샌디는 로스앤젤레스 웨스트사이드에 사는 중년의 성공한 전문직 여성으로, 이혼한 후 두 딸을 혼자 키우고 있었다. 샌디는 직업적 의무를 다하고 10대인 두 딸에게 좋은 엄마가 되기 위해 고군분투하고 있었다. 그녀는 기억하는 한 오래전부터 위가 예민했지만, 자신이 건강하다고 생각했고, 불편해도 병원에 가지 않았다.

그러던 어느 날 샌디는 자신이 점점 더 쉽게 지치고, 예전보다 기운이 없으며, 아침에 자고 일어나도 피곤하고, 1년 동안 체중이 7kg이나 늘었다는 사실을 깨달았다. 그녀는 한 달에 몇 번씩 미국 대서양 연안으로 비행기를 타고 출장을 가는데, 종종 야간 항공편을 탔고, 여행의 피로에서 회복하는 데 예전보다 오래 걸린다는 것을 느꼈다.

최근까지 샌디는 자신의 소화계에 대해 별로 생각하지 않았다. 프로바이오틱스 요구르트가 소화계에 이롭다는 TV 광고를 보거나, 토크쇼 게스트가 글루텐의 위험성에 대해 말하는 걸 들을 때만 잠깐 생각할 뿐이었다. 그러다가 자신과 유사한 증상에 글루텐프리 식단이 이롭다는 글을 읽었고, 간단하고도 구체적인 식이요법을 통해 장내 미생물군을 최적화하는 방법에 대한 조언을 듣기 위해 나를 찾아왔다.

'질병 전단계'라는 차선의 건강상태로 사는 사람들의 비율이 점점 증가하고 있다. 샌디도 그중 한 명이다. 이들은 공식적인 의학적 진단을 받지는 않았다. 혈액검사 결과에도 질병 초기 단계라는 생화학적 증거가 없다. 하지만 만성 스트레스를 받고, 걱정이 많을 가능성이 높으며, 스트레스를 받은 후 평정을 되찾는 데 시간이 오래 걸린다. 과체중이나 비만일 가능성이 높고, 혈압은 높아져서 경계 수치다. 속쓰림, 복부 팽만감, 불규칙한 배변 습관 등 가벼운 만성 소화기 불편감을 겪는다. 만족스러운 사교 생활을 할 시간과 에너지가 부족하다. 수면 부족을 겪기도 하고, 기운이 없고, 피로감을 느끼며, 반복적인 통증, 특히 요통과 두통으로 고생한다. 이런 증상을 가족의 생계를 위해, 혹은 빠른 승진을 위해 당연히 치러야 하는 대가라고 여기기도 한다.

이런 사람들은 과민대장증후군, 섬유근육통, 만성피로증후군, 가벼운 고혈압 같은 특정 질병의 의학적 진단 기준에는 미치지 못할 때가 많다. 하지만 전문 검사를 통해 몇 가지 특징적인 이상을 식별할 수는 있다. 그 한 예가 몸이 보이는 전신 염증 표지다.

질병 전단계는 신체가 마모(소위 '알로스타틱 부하allostatic load')된 결과로 볼 수 있는데, 이런 상태는 경미한 스트레스를 반복해서 겪거나 지속적이고 만성적인 스트레스를 받을 때 시간이 가면서 증가한다. 많은 사람들이 스트레스가 가득한 세상을 살아가지만, 특히 마모에 취약한 사람이 있다. 뇌에서 스트레스 회로가 반복해서, 혹은 오랜 기간 활성화되면 신진대사, 심혈관계, 뇌 건강에 해롭다.

알로스타틱 부하도 뇌-장-장내 미생물 축에 큰 영향을 미치는데, 아마 장반응이 장내 미생물의 행동에 영향을 미치기 때문일 것이다. 알로스타틱 부하가 커질수록 장내 미생물은, 그리고 장내 미생물과 뇌의 연결은 전신 염증을 조정하는 데 큰 역할을 한다. 염증이 심해지면 LPS, 아디포카인(지방세포가 만들어내는 신호전달분자), C 반응성 단백질을 포함한 혈류 내 염증 표지자의 수치가 상승한다.

앞서 살펴본 것처럼, 식단은 장내 미생물군과 상호작용해서 유사한 염증상태를 일으킬 수 있다. 이를 '대사독혈증'이라 한다. 다른 건강상 문제는 없는 사람이 수십 년간 대사독혈증을 겪는다면 뇌에 심각한 구조적·기능적 변화가 일어나기에 충분하다고 믿을 타당한 근거가 된다.

더 우려되는 것은 만성 스트레스로 인한 장반응과 고지방 식단이 합쳐져서 염증을 악화시킬 수 있다는 점이다. 장반응과 고지방 식단은 장 누수를 증가시켜 장내 미생물군이 장 면역체계를 활성화할 가능성을 높임으로써 염증을 악화시킬 수 있다. 높은 스트레스도 위로 음식의 유혹에 빠지도록 몰아가서 뇌의 스트레스 회로의 상향조절상태를 새로운 정상상태로 만들 수 있으며, 결국 장의 염증을 악화시키는 악순환을 만든다.

장내 미생물에게 동물성 지방이 많은 식단을 먹이는 행동과 만성 스트레스로 인한 뇌의 만성적 마모현상이 결합하면, 어느 순간 인간을 질병 전단계에서 대사증후군, 관상혈관질환, 암, 퇴행성 뇌질환 등 흔한 건강 문제로 밀어 넣을 수 있는 완벽한 폭풍이 된다. 이 폭풍은 아직 알려지지 않은 다른 요인에 의해 촉발될 것이다.

내가 샌디에게 건전한 의료 조언을 해주고 건강한 장내 미생물군을 키우는 방법을 알려줄 수 있었을까? 어떻게 하면 질병 전단계에 초점을 맞추는 것에서 최적의 건강상태라는 목표로 나아갈 수 있는지 조언해줄 수 있었을까? 답은 '그렇다'이다. 나는 장-장내 미생물-뇌 축의 균형을 확립하고 유지하는 데 집중하면 누구나 최적의 건강상태로 나아갈 수 있다고 믿는다. 어떻게? 회복력을 극대화해서.

건강한 장내 미생물 생태계란?

장내 미생물군을 건강하게 유지하려면 우선 건강한 장내 미생물군을 구성하고 있는 게 무엇인지 알아야 한다.

장내 미생물군은 하나의 생태계이므로, 생태학자처럼 생각하면 도움이 된다. 인간의 몸을 하나의 풍경이라고 생각하자. 각 신체 부위는 별개의 구역으로, 각 구역은 미생물에게 고유한 서식지를 제공한다. 미생물 몇 종만이 사는 질부터, 다양한 종류의 미생물이 사는 입까지 다양하다. 소화계에서도 다양성이 낮은 위와 소장, 다양성이 높은 대장 등 영역이 구별되는데, 대장은 우리 몸의 다른 어떤 곳보다 미생물 수도 많고 미생물 종류도 다양하다.

생태학자이자 UCLA의 내 동료인 대니얼 블룸스틴Daniel Blumstein에게 건강한 생태학적 상태에 대해 설명해달라고 했다. 그러자 그는 자연 서식지에는 안정적인 건강상태가 하나뿐이 아니라는 점을 상기시켰다. 다시 말해서, 모든 생태계에는 안정적인 상태가 여러 가지 존재한다. 인간의 미생물 생태계의 경우, 일부 안정상태는 건강과 관련이 있고, 다른 상태는 질병과 관련이 있다.

생태계 속의 안정상태라는 개념을 시각화하기 위해, 캘리포니아에서 내가 가장 좋아하는 드라이브 코스에 비유해보겠다. 캘리포니아 1번 고속도로, 즉 태평양 연안 고속도로를 타고 샌타바버라에서 몬터레이까지 달리다 보면, 해안으로 다가갈수록 떡갈나무와 포도밭으로 덮인 구불구불한 황금빛 언덕이 높은 산들에게 자리를 내주는 풍광을 볼 수 있다. 이 아름다운 경치는 지질학적 특징, 강, 지진, 지각 변동, 날씨, 수천 년 동안 거기서 살아온 동물 등 다양한 요인들이 함께 만들었다.

이 풍경 위로 거대한 공을 높은 곳에서 떨어뜨린 뒤 굴러가는 것을 본다고 상상해보자. 공이 계곡이나 움푹 팬 곳에 가서 멈추리라고 쉽게 예측할 수 있다. 구덩이가 더 깊이 파였을수록, 언덕을 넘어 다른 계곡으로 공을 굴리는 데 더 많은 힘이 들 것이다. 즉, 공이 파인 곳에 있을 때가 안정상태이며, 파인 곳이 깊을수록 상태는 더 안정적이다.

비유하자면, 장내 미생물 생태계도 3차원 그래프에 언덕이 많은 풍경으로 나타낼 수 있다. 이 경우 파인 곳에서 언덕 꼭대기까지의 거리는 다음 파인 곳까지 가기 위해 공을 언덕 위까지 굴릴 때 필요한 에너지의 양을 나타낸다. 즉, 일시적으로 안정됐던 상태에서 다음 안정상태로 바뀌는 데 필요한 에너지의 양이다. 소아청소년과 의사이자 선도적 미생물학자인 스탠퍼드대학교 교수 데이비드 렐먼David Relman은 장내 미생물군의 가장 안정적인 상태, 즉 골짜기나 가장 깊게 파인 부분이 최적의 건강상태나 만성 질환 상태를 반영한다고 말한다.

자연 풍경을 형성하는 요소가 많은 것처럼 장내 미생물군의 풍경을 결정하는 요소도 많다. 그중 중요한 요소는 유전자 구성과 생애 초기의 좋거나 나쁜 경험의 영향으로 인한 이 유전자들의 변형이다. 면역체계의 활동도 중요하고, 식습관, 생활방식, 환경, 그리고 마음의 습관을 반영하는 고유한 장반응의 특성도 중요하다.

장내 미생물군의 구성에 대한 종단 연구가 몇 건 완료되어 발표되었다. 이 연구 결과들을 보면 식단의 변화, 면역기능, 약물, 특히 항생제 사용이 한 상태에서 다른 상태로의 이동을 촉발할 수 있다. 이런 이동이 일시적일 수도 있고, 건강한 원래 상태로 빠르게 돌아갈 수도 있으며, 바뀐 상태를 유지하면서 만성 질환을 초래할 수도 있다. 따라서 장내 미생물군 풍경에 따라 장관 감염 후 지속적인 소화계 불편감이 발생하거나 디저트를 먹으면 혈당이 치솟는 상태가 될 수도 있다. 또한 장내 미생물군 풍경은 건강한 식단으로 전환하거나 프로바이오틱스를 복용함으로써 누가 더 혜택을 얻을지, 항생제를 먹을 때 누가 더 민감하게 영향을 받을지도 결정할 수 있다.

건강한 장내 미생물 생태계의 조건 1
— 다양성과 풍부함

건강한 장내 미생물 생태계의 기준으로 합의된 것 중 하나가 '다양성'과 그 안에 존재하는 '미생물 종의 풍부함'이었다. 인간을 둘러싼 자연 생태계처럼, 장내 미생물 생태계의 높은 다양성은 회복력을 의미하며, 낮은 다양성은 교란에의 취약성을 뜻한다. 미생물 종 수가 적을수록 감염(병원성 박테리아, 바이러스, 장에 사는 기회병원성 공생미생물pathobiont(정상상태에서는 숙주와 공생관계이지만 환경 변화로 군집이 붕괴하면 과다 증식으로 질병을 유발하는 미생물 —옮긴이 주)에 의한 감염), 불량한 식단, 약물 같은 교란을 견뎌낼 능력이 줄어든다는 뜻이다.

이 규칙에는 몇 가지 눈에 띄는 예외가 있다. 신생아의 장내 미생물군, 질내 미생물군은 다양성이 낮을 때가 건강한 상태다. 여기에는 그럴 만한 이유가 있다. 신생아의 장내 미생물군은 생애 초기에 설정될 때 미생물 공동체 패턴을 만들려면 유연성이 있어야 한다. 생애 초기 설정이 개인마다 고유하기 때문이다. 질내 미생물군도 생식과 출산이라는 요구에 맞춰 기능을 조절하려면 유연성이 있어야 한다. 자연은 이런 고유한 서식지의 안정성을 보장하고 감염과 질병으로부터 보호하기 위해 영리한 대체 전략을 개발했다. 두 서식지를 지배하는 종은 유산균과 비피두스균이다. 두 세균은 많은 항균성 물질을 생산할 수 있으며, 젖산을 넉넉히 생산해서 대부분의 다른 미생물과 병원체에 적대적인 산성 환경을 조성하는 독특한 능력이 있다.

다양성이 낮고 상대적으로 불안정한 장내 미생물군을 가진 사람도 명백한 질병의 징후를 보이지 않을 수 있다. 하지만 이런 고위험군 사람은 미생물군이 교란되면 질병에 걸릴 가능성이 높아진다. 비만, 염증성 장질환, 그 외 자가면역질환 같은 질병은 장내 미생물군의 다양성이 감소한 현상과 관련 있으며, 많은 경우 항생제에 반복적으로 노출된 결과라는 과학적 증거가 쌓이고 있다. 향후 다른 질병들도 이 목록에 이름을 올릴 수 있다.

불행히도, 성인의 장내 미생물군 다양성을 줄이는 것이 생애 첫 3년간 확립된 것 이상으로 늘리는 것보다 더 쉬워 보인다. 예를 들어, 어떤 연령대든 상관없이 항생제를 복용하면 장내 미생

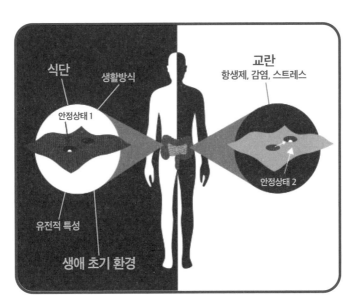

그림 7. 항생제, 스트레스, 감염은 어떻게 장내 미생물 생태계의 풍경을 바꾸나

생태학에서 용어를 빌려오면, 장 조직과 장내 미생물 생태계의 기능을 언덕과 골짜기가 있는 안정성 풍경으로 개념화할 수 있다. 계곡이 깊을수록 상태 변화(교란)에 대한 저항이 큰 것이다. 상태의 안정성은 유전자와 생애 초기 경험 같은 여러 요인에 의해 결정된다. 체계가 충분히 교란되면 원래의 안정상태를 벗어나 새로운 상태로 이동할 것이다. 새로운 상태는 안정적일 수도, 일시적일 수도 있다. 새로운 상태의 상당수는 질병과 관련되어 있다. 가장 흔한 교란은 항생제, 감염, 스트레스다.

물균 다양성을 감소시키기가 상대적으로 쉽다. 반면에 평균 수준의 장내 미생물군 다양성을 증가시키기는 어려우며, 따라서 질병에 대한 회복력을 높이고 건강을 개선하는 일도 어렵다. 프로바이오틱스 보충제를 아무리 많이 복용해도, 자우어크라우트나 김치를 아무리 많이 먹어도, 극단적인 식이요법을 택해도, 한 사람의 기본 장내 미생물군 구성과 다양성은 비교적 안정상태를 유지한다.

그렇다고 포기할 수는 없다. 프로바이오틱스 보충제는 장내 미생물군이 생산하는 대사산물을 변경해서 장 건강에 도움이 될 수 있다. 이런 프로바이오틱스 중재법이 장내 미생물 건강에 미치는 영향은 장내 미생물군이 발달하는 중인 생애 첫 몇 년 동안이나, 광범위항생제를 복용하여 장내 미생물군의 다양성이 크게 감소한 뒤에, 아니면 만성 스트레스를 받는 동안 더 클 수 있다.

장내 미생물군의 다양성은 어떻게 인간을 질병에서 보호하는 걸까? 다양성은 건강한 생태계가 갖는 중요한 두 특성과 밀접하게 관련되어 있다. 바로 안정성과 회복력이다.

건강한 장내 미생물 생태계의 조건 2
— 안정성과 회복력

우리가 직장 동료나 사촌과는 다른 미생물 종을 지니고 있을 수 있다. 하지만 핵심 미생물 종 세트는 오랜 기간 보유하는 경향이 있다. 이런 안정성은 우리의 건강과 행복에 매우 중요하다. 안정성은 우호적인 미생물들이 스트레스와 관련한 교란상태에서 빨리 평형상태로 돌아가서 유익한 활동을 계속할 수 있게 한다. 이를 통해 장내 미생물 생태계는 원상태로 돌아간다.

반대로, 교란에 특히 민감한 장내 미생물군을 가진 사람도 있다. 스톤 씨는 멕시코에 휴가를 갔을 때 생긴 위장염 증세가 오랫동안 낫지 않았다. 이는 장내 미생물군의 회복력과 안정성이 함께 휴가를 갔던 사람들보다 낮은 탓인 게 분명했다. 스톤 씨의 장내 미생물군 지형이 휴가 당시의 만성 스트레스 때문에 변형되었던 걸까? 아니면 유아기에 겪은 불우한 사건들이 장내 미생물군의 안정성을 영구히 바꿔서 처음부터 미생물군 지형이 덜 안정적이었던 걸까?

장내 미생물 건강에 대한 새로운 생태학적 관점은 건강보조식품업계나 언론의 주장과 대조된다. 건강보조식품업계와 언론은 건강한 장내 미생물군이 특정 종의 미생물로 구성된다고 주장한다. 그러나 실제로 사람들이 공유하는 장내 미생물 종은 10%에 불과하다. 다시 말해서, 당신과 친구는 둘 다 건강한 장내 미생물군을 갖고 있을 수 있지만, 두 사람의 미생물군 구성은 매우 다를 수 있다. 다르게 표현하면, 장내 미생물군의 안정적이고 건강한 상태는 여러 가지가 존재한다.

이 모든 것은 장의 박테리아 종(예를 들어 레보텔라균과 박테로이데스균의 비율, 후벽균과 박테로이데테스균의 비율)을 신속하게 분석해도 장-뇌 축의 무결성과 건강상태를 평가할 수 없음을 뜻한다. 또한, 모두에게 들어맞는 범용 권고안을 만들 수 없다는 뜻도 된다. 어떤 프로바이오틱스를 섭취하고 어떤 식이요법이 유익할지는 사람마다 다르다.

그러나 매우 다른 장내 미생물 군집들도 상당히 유사한 대사 산물 패턴을 생성할 수 있다. 즉, 장내 미생물군의 건강을 평가할 때는 특정 미생물 종을 찾을 게 아니라 어떤 유전자가 발현되며 어떤 대사 경로가 활성화됐는지를 봐야 한다.

장내 미생물의 기능에 영향을 미치는 모든 요인, 즉 스트레스, 화, 불안과 관련한 건강하지 않은 장반응의 영향에 동시에 주의를 기울이지 않으면서 특정 식이요법 같은 단순한 방법 하나가 장내 미생물군을 최적화하리라고 기대하면 안 된다. 혹은 동물성 지방이 많고 식물성 식품은 적은 식사를 계속하면서 프로바이오틱스가 풍부한 요거트를 매일 먹는다고 해서, 김치나 자우어크라우트를 단기간 먹는다고 해서, 곡물, 복합탄수화물, 글루텐을 식사에서 배제한다고 해서 장내 미생물군이 최적화되지도 않는다.

이런 방법들만으로는 만성적으로 교란된 장과 뇌의 대화를 개선할 수 없다. 셀리악병에 걸리지 않았는데 글루텐프리 식단으로 바꾼다면? 수십억 달러 규모의 글루텐프리 산업은 기뻐하겠지만, 우리의 건강과 행복에 장기적 효과는 없을 것이다. 과학은 말한다. 식단을 바꾸는 것만으로는 충분하지 않다고. 생활방식을 함께 바꿔야 한다고.

최적의 건강에 투자할 시기는 언제?

뇌-장-장내 미생물 축이 건강을 해치는 교란에 가장 취약한 것은 다음 세 시기다. 임신부터 유아기(출산 전후기), 성인기, 그리고 노년기. 과학자들은 자궁에서 시작되는 생애 첫 몇 년이 인간의 장기적인 건강과 행복에 가장 중요하다는 데 동의한다.

인간의 장-장내 미생물-뇌 상호작용은 생애 초기인 출생 전부터 만 18세까지 우리가 세상과 하는 상호작용을 통해 형성된다. 즉, 우리가 심리사회적으로 받는 영향, 우리가 먹는 식단, 우리가 먹는 음식에 든 화학물질(항생제, 식품첨가물, 인공감미료 등)에 의해 형성된다. 출생 전부터 만 3세까지의 초기 삶은 장내 미생물군의 구조를 형성하는 데 특히 중요한 시기다. 이때는 장내 미생물 생태계와 뇌회로가 여전히 발달하고 있고, 이 시기의 변화는 평생 지속되는 경향이 있다. 게다가, 장감각과 이와 관련된 감정이 뇌의 데이터베이스에 저장되어 평생 인간의 배경 정서, 기질, 유익한 직감에 따른 결정능력을 형성한다.

성인기에는 우리가 먹는 것과 느끼는 것 모두가 장내 미생물이 (소장의 핵심 인자인) 면역세포, 호르몬 함유 세포, 세로토닌 함유 세포, 감각신경 말단 등과 나누는 화학적 대화에 심오한 영향을 미친다. 이 '장에 자리 잡은 간부 회의'는 뇌로 신호를 다시 보내서 먹고 싶은 욕구, 스트레스 민감도, 우리가 느끼는 감정, 직감에 따른 결정 등에 영향을 미친다. 한편, 인간의 감정과 그와 관련한 장반응은 장의 복잡한 대화에 심오한 영향을 미치며,

이는 장이 뇌에 어떤 메시지를 돌려보내는지에 큰 영향력을 행사한다.

장-장내 미생물-뇌 사이의 대화가 변화한 것이 가져오는 영향은 장내 미생물군의 다양성과 회복력이 모두 감소하는 삶의 후반기까지는 뚜렷이 나타나지 않을 수도 있다. 이 점이 우리를 알츠하이머병이나 파킨슨병 같은 퇴행성 뇌질환에 더 취약하게 만들 수 있다. 파괴적인 질병인 퇴행성 뇌질환을 예방하려면 아직 젊을 때, 뇌 손상이 심각한 증상으로 나타나기 훨씬 전에 장-뇌-장내 미생물 축을 주의해서 다뤄야 한다.

장내 미생물 건강을 위해 실천해야 할 일들

미생물과 장, 신경계 사이의 복잡한 화학적 대화를 빠르게 해독하면서, 우리는 인간의 건강을 개선하는 데 이 지식을 적용하는 방법에 대한 귀중한 정보도 얻어내고 있다.

그러나 증거를 바탕으로 한 권고안을 줄 수 있으려면 중요한 질문들에 답해야 한다. 스탠퍼드대학교 교수인 미생물학자 데이비드 렐먼이 최근에 그 질문들을 다음과 같이 정리했다.

- 출생 후 인간의 미생물군 조성을 결정하는 가장 중요한 과정과 요인은 무엇인가?
- 어린 시절 장내 미생물 혼합체는 성인이 된 후의 건강과 질

병 위험도를 좌우하는가?

- 장내 미생물군의 안정성과 회복력을 결정하는 가장 중요한 요인은 무엇인가?
- 장내 미생물군을 어떻게 더 안정적이고 회복력 있게 만들 수 있으며, 장내 미생물군이 건강하지 않을 때 다시 건강하게 만들 방법은 무엇인가?

이런 질문들에 답하려면 장내 미생물군을 포함해서 상호작용할 수 있는 여러 질병 요인을 평가하는 신중하게 설계한 임상 연구가 필요하다.

장차 한 사람의 장내 미생물군 지형과 그 시스템에서 생성되는 신호전달분자를 평가할 수 있게 되면, 항생제, 스트레스, 식이요법, 기타 불안정화 요인들에 대한 취약성을 측정할 수 있을 것이다. 그러면 생활방식 변경, 식이요법, 의학적 치료를 통해 질병을 예방하거나 장내 미생물군의 건강을 회복시키는 개인 맞춤 치료법을 설계할 수 있게 된다. 최근의 연구 결과를 보면 장내 미생물군 구성을 포함한 개인의 여러 요인을 고려해서 만든 개인 맞춤형 식이 권고안은 식후 혈당 수치를 개선했다.

또한 앞으로 생길 수 있는 질병에 대해 장내 미생물이 보내는 조기 경고를 알아챌 수도 있다. 대변 표본에서 추출한 장내 미생물 분석은 효과적인 의료 검사 도구가 될 수 있다. 이 검사는 아직 잘 연구되지 않은 뇌-장질환인 자폐스펙트럼장애, 파킨슨병, 알츠하이머병, 우울증 같은 특정 질병이나 그 질병에 대한 취약성을 알아내는 데 도움이 될 수 있다.

새로운 치료법을 개발할 수도 있다. 미생물학자들과 신생 기업 최고경영자들은 컴퓨터 신기술로 인간 장내 미생물군을 조사하여 새로운 치료법을 개발하느라 바쁘다. 이들은 이미 장내 미생물군에서 다양한 신약 후보 물질을 발견했다. 또한 유전자 변형 기술로 프로바이오틱 미생물 특허를 받아 환자의 장내 미생물군 구조를 바꿔 불안, 우울증, 뇌-장질환(과민대장증후군이나 만성 변비 같은) 등 다양한 질병을 치료하기를 기대하고 있다.

하지만 이 일은 생각보다 어려울지 모른다. 미생물군은 상호작용하는 많은 종들로 구성되어 있다. 따라서 전체 생태계의 균형에 영향을 주지 않으면서 개별 종들을 통제하거나 추가하거나 표적으로 삼기 어렵다. 먼 훗날 나노 기술과 유전자 변형 기술을 이용해 만든 프로바이오틱스로 장내 미생물군을 조작하는 비싼 신치료법이 나타나면 복잡한 생태계 안에서 개별 미생물을 표적으로 삼는 일이 가능할 수 있겠지만, 가까운 미래에는 실현되기 어려울 것이다.

대신, 누구나 많은 돈을 들이지 않고 당장 할 수 있는 방법이 있다. 최근 《사이언스Science》에 기고한 글에서 옥스퍼드대학교의 조너스 슐뤼터Jonas Schluter 교수와 케빈 포스터Kevin Foster 교수는 인간은 '생태계의 엔지니어'로 행동해야 하고 미생물 군집의 특성을 인간에게 유리하게 다루어야 한다고 주장한다. 이는 건강을 최적화해 준다고 약속하는 단순한 해결책에 항상 회의적이어야 함을 암시한다.

어떻게 하면 그렇게 할 수 있을까?

장내 미생물을 자연적 농법으로 키우자

장내 미생물 생태계를 농장으로, 장내 미생물을 농장의 동물들로 생각하자. 그리고 장내 미생물의 다양성, 안정성, 건강을 최적화하고 우리 뇌에 영향을 미치는 유익한 신호전달분자의 생성을 최적화하기 위해 장내 미생물에게 무엇을 먹일지 결정하자. 이들에게 해로울 수 있는 화학물질이나 건강에 나쁜 첨가물이 가득 든 음식을 먹일 것인가? 이것이 우리의 먹거리를 통제하는 첫 단계가 될 것이다. 이 질문을 염두에 두면 다음에 장을 보러 가거나, 점심으로 패스트푸드를 사 먹고 싶거나, 디저트를 주문해야 할지 고민될 때 더 잘 생각하고 판단할 수 있을 것이다.

식단에서 동물성 지방을 줄이자

눈에 보이든, 가공식품에 숨어있어 눈에 보이지 않든 간에, 전형적인 북아메리카 식단에 들어있는 동물성 지방은 건강에 해롭다. 허리둘레를 늘리는 주범이다. 최근 연구 결과에 따르면 지방 함량이 특히 높은 가공육은 유방암, 대장암, 전립선암 등 악성종양 발생률을 높인다. 동물성 지방을 많이 섭취하면 뇌 건강에도 해롭다. 지방으로 인한 장내 미생물 신호의 변화가 장내 면역체계를 통해 뇌에 전달되면 신경계를 기능적·구조적으로 변화시킬 수 있다는 증거가 점점 늘어가고 있다. 인간의 뇌-장 축은 매일 발생하는 지방과 액상과당의 홍수를 처리하도록 진화하지 않았다. 고지방 식사는 뇌 건강에 해로운 식습관의 악순환에 빠지게 한다는 사실을 알고 있어야 한다.

장내 미생물을 최대한 다양화하자

장내 미생물의 다양성을 극대화하고, 회복력을 높이며, 뇌의 만성 질환에 대한 취약성을 줄이고 싶다면, 영양학자, 심장병 전문의, 공중보건 전문가의 충고를 따라야 한다. 즉, 주로 생선과 가금류를 통해 지방이 적은 육류를 적당량 섭취하면서, 다양한 식물성 식이섬유의 형태로 다수의 프리바이오틱스가 든 음식 섭취를 늘린다. 이런 음식 조합은 장내 미생물의 다양성을 높이는 것으로 알려져있다.

아마존 열대우림에 사는 원주민들은 수백 가지의 식용 식물과 약용 식물을 알고 있고, 다양한 야생동물 생산물을 먹는다. 수십만 년 동안 인간의 장감각 메커니즘은 영양 및 약효와 관련한 식물의 수많은 신호를 인식하고 암호화하도록 진화해왔다. 고추냉이부터 고추까지, 박하맛부터 단맛, 쓴맛까지, 다양한 허브와 피토케미컬(식물 화학물질)에 반응하는 수많은 장 감지기가 있다. 이런 허브와 음식에서 나오는 신호가 뇌와 장신경계로 전달되어 소화와 기분에 중요한 영향을 미친다는 것을 우리는 알고 있다. 건강에 이롭지 않다면 자연은 진화가 일어나는 수백만 년 동안 이런 메커니즘을 고안하지 않았을 것이다.

장에 주의를 기울여야 한다. 장은 자연에서 자란 엄청나게 다양한 채소, 과일, 기타 식물성 식품과 그보다 적은 동물성 단백질을 처리하는 정교한 시스템을 진화시켰다. 그런데 식품산업이 가공식품에 첨가한 지방, 설탕, 각종 첨가물을 처리하기 위해 고군분투하고 있다. 그 사실을 기억해야 한다.

해산물이나 땅콩 알레르기 같은 특정 식품 알레르기가 있거나 셀리악병 같은 심각한 질병을 앓지 않는 한 식품의 자연적 다양성, 특히 식물성 식품을 제한하는 극단적 식이요법은 피해야 한다. 주로 식물성 공급원에서 나오는 다양한 식품을 섭취한다는 '기본 원칙' 안에서 자신만의 맞춤 식단을 개발하자.

대량 생산된 가공식품을 피하고 유기농식품을 섭취하자

마이클 폴란이 저서 『푸드 룰(Food Rules, 21세기북스, 2010)』에서 하는 조언을 따르자. 시장이나 마트에서 음식으로 보이는 것만 구입하자. 식품으로 보이지 않는다면 대개 뇌를 손상할 수 있는 식품첨가물인 인공감미료, 식품 유화제, 액상과당, 활성 글루텐이 들어있을 것이다. 같은 이유로, 슈퍼마켓에서 사는 식품에 숨어있는 위험에 주의를 기울이자. 식품성분표를 반드시 읽어서 식품의 성분과 첨가물을 확인하고, 어디서 유래한 성분인지도 확인하자. 이를 습관화하면 동물을 뭘 먹여서 어떻게 기르는지에 대한 규정이 없는 나라에서 수입된 생선이나 가금류가 얼마나 많은지, 저지방 감자칩 한 봉지의 열량이 얼마나 높은지 알고 놀라게 될 것이다.

현대의 식품 생산업자들은 미생물 세계의 복잡성과 생명 다양성의 중요성을 고려하지 않고 생산량과 수익성의 극대화를 선택했다. 쇠고기, 가금류, 해산물의 산업적 농업은 생태학적 원칙을 거역하고 항생제 등 화학물질을 통해서만 지속시킬 수 있는 황폐해진 생태계 풍경을 만들어낸다. 게다가 이런 가축 사육장이나 어류 양식장에서 발생하는 쓰레기와 항생제 내성 미생물은 주변 서식지를 훼손한다. 결국, 물이든, 흙이든, 공기든, 주변의 손상된 생태계에서 나오는 생산물은 돌고 돌아 인간에게 닿아 인간 건강에 위험이 될 것이다.

토양, 식물, 가축의 위장관에 사는 미생물의 다양성이 감소하면 결국 인간의 장내 미생물과 신경계가 손상된다. GMO genetically modified organism, 유전자 변형 농수산물 식품을 재배하는 데 사용되는 살충제는 인체에 직접적인 해를 끼치지는 않지만, 인간의 장내 미생물의 기능과 건강, 뇌와의 상호작용에 영향을 미칠 가능성이 높다는 점을 명심해야 한다. 대량으로 생산된 육류와 해산물에 남아있는 저용량 항생제 잔여물 역시 마찬가지다.

발효식품과 프로바이오틱스를 섭취하자

과학은 아직 진화하고 있지만, 장내 미생물군의 다양성을 유지하기 위해서, 특히 스트레스를 받을 때, 항생제를 복용할 때, 고령이 되었을 때는 발효식품과 모든 종류의 프로바이오틱스를 정기적으로 최대한 섭취하는 것은 현명한 일이다. 모든 발효식품에는 프로바이오틱스, 즉 건강에 유익할 수 있는 살아있는 미생물이 함유되어 있다. 그리고 발효 유제품이나 음료, 알약에 함유된 시판 프로바이오틱스 제품 몇 가지도 건강상 이점이 있는 것으로 평가되었다.

그런데 안타깝게도, 수백 가지 프로바이오틱스 제품은 생산자가 건강상 이점을 모호하게 주장할 뿐이다. 그중 많은 수는 살아있는 미생물이 소장이나 대장에 도착해서 광고대로 효능을 발휘할 만큼 충분히 들어있는지조차 알 수 없다.

전 세계 사람들은 자연적으로 발효된, 저온 살균하지 않은 음식을 수천 년 동안 먹어왔다. 그중 일부를 식단에 추가하자. 김치, 자우어크라우트, 콤부차(녹차나 홍차에 원당, 효모, 유익균을 넣어 발효시킨 음료—옮긴이 주), 된장 등이다. 각종 요구르트, 치즈, 케피르(러시아와 동유럽에서 주로 마시는 소, 양, 염소의 젖을 발효시켜 만든 유제품—옮긴이 주) 등 다양한 발효 유제품도 프로바이오틱스를 제공한다. 유화제, 인공색소, 인공감미료가 들어가지 않은 저지방, 저당류 제품을 선택할 것을 권한다.

프로바이오틱스가 풍부한 요구르트 같은 발효 유제품을 먹는다면 장내 미생물에게도 프리바이오틱스의 중요한 공급원을 먹이는 것이다. 9장에서 설명한 우유 올리고당을 예로 들 수 있다. 그리고 발효된 채소를 먹고 있다면 장내 미생물에게 복합 식물 탄수화물에서 나오는 식이섬유 같은 다른 형태의 프리바이오틱스를 공급하는 것이다.

성인이 된 후 섭취하는 프로바이오틱스 박테리아는 장내 미생물군에 영구적으로 정착하지는 않는다. 하지만 프로바이오틱스를 정기적으로 섭취하면, 문제가 생겼을 때 장내 미생물군의 다양성을 유지하는 데 도움이 될 수 있고, 장내 미생물이 생성하는 대사산물의 패턴을 정상화할 수 있다.

태아기의 영양과 스트레스에 유의하자

가임기 여성이라면 자신의 영양상태가 자녀에게도 영향을 미친다는 사실을 명심해야 한다. 임신한 후부터 자녀를 출산하고 수유하는 시기를 지나 아이가 만 3세가 될 때까지, 즉 자녀의 장내 미생물군이 완전히 확립될 때까지 주의해야 한다.

어머니의 장내 미생물군은 태아의 뇌 발달에 영향을 미칠 수 있는 대사산물을 생성하며, 식이에 의한 장-장내 미생물-뇌 축의 염증은 발달하는 태아의 뇌에 손상을 입힐 수도 있다. 사실, 임신 중에 염증이 심해지면 태아가 자폐증이나 조현병 같은 뇌질환에 걸릴 주요 위험 요인이 되며, 산모의 고지방식으로 인한 약한 염증은 태아의 뇌 발달에 미묘한 방식으로 부정적 영향을 미치기에 충분하다.

한편, 임신 중의 스트레스나 자녀가 성장할 때 어머니가 겪는 스트레스는 자녀의 뇌 발달과 장내 미생물군에 부정적 영향을 주어 자녀의 행동 문제를 일으키는 경우가 많다는 사실은 잘 알려져있다.

더 적게 먹자

적게 먹으면 섭취하는 열량을 제한할 수 있다. 그러면 몸의 대사에 필요한 만큼만 먹을 수 있고 동시에 지방 섭취도 줄일 수 있다. 포장 판매되는 식품을 먹을 때는 라벨에 표시된 권장 섭취량에 주의해야 한다. 감자칩 봉지에 쓰인 권장 섭취량 열량은 적당해 보일 것이다. 하지만 그건 대개 감자칩 몇 개에 해당하는 열량이다. 감자칩 한 봉지를 다 먹으면 원래 섭취하려 했던 열량과 지방량을 간단하게 넘어선다.

단식으로 장내 미생물을 굶기자

간헐적 단식은 수천 년 동안 많은 문화와 종교, 치유 전통의 필수 요소였다. 장기간의 단식은 뇌기능과 건강에 긍정적인 영향을 미칠 수 있다. 단식이 이롭다는 가설의 바탕에는 단식이 해롭고 유독한 물질을 제거해서 장과 몸을 깨끗하게 한다는 생각이 있다. 사람들은 오랫동안 이 가설을 믿어왔지만, 과학적인 증거는 거의 없다. 그러나 뇌-장-장내 미생물의 상호작용에 대해 알게 된 사실을 바탕으로 볼 때, 단식은 장내 미생물군의 구성과 기능, 더 나아가 뇌에 지대한 영향을 미칠 수 있다.

위가 비어있으면 주기적인 고진폭의 수축운동이 천천히, 하지만 강하게 식도에서 대장 끝까지 일어난다. 동시에 췌장과 쓸개가 동시에 소화액을 분비한다. 이렇게 이동성 운동 수축파가 일으키는 위장관 복합운동은 주간 동네 거리 청소와 비슷하다. 이 거리 청소가 장내 미생물에 어떤 영향을 미치는지, 장내 미생물이 만드는 대사산물을 변화시키는지는 아직 알 수 없다.

이 청소가 적은 수의 미생물이 서식하는 소장에 있는 미생물을 대부분의 미생물이 서식하는 대장으로 쓸어 보낸다는 확실한 증거는 있다. 위장관 복합운동이 활발하지 않은 사람은 소장 내벽에 다수의 미생물이 자라는데, 이를 소장 세균 과다증식증이라고 한다. 이 상태가 되면 복부 불편감과 복부 팽만감이 있고 배변 습관이 바뀌기도 한다. 단식을 하면 대장에 서식하는 미생물의 수가 줄어드는지, 장 내벽에 인접하여 사는 미생물도 영향을 받는지는 알 수 없다.

단식은 장-뇌 의사소통에 필수적인 장의 많은 감각 메커니즘도 재설정할 수 있다. 여기에는 포만감을 감지하는 주요 식욕조절 메커니즘이 포함된다. 하루 이상 장 속에 지방이 없는 시간이 생기면, 미주신경 말단이 콜레시스토키닌이나 렙틴 같은 식욕억제호르몬에 대한 민감성을 회복할 수 있으며, 시상하부의 민감성 설정값도 정상 수준으로 돌릴 수 있을 것이다.

스트레스 받거나 화나거나 슬플 때는 먹지 말자

장내 미생물을 최적의 상태로 키우는 일에서 먹이를 주는 건 절반의 과정에 불과하다. 감정이 장반응의 형태로 장과 장내 미생물 환경에 지대한 영향을 미칠 수 있음을 앞에서 살펴보았다.

부정적인 감정상태는 몇 가지 방식으로 장-장내 미생물-뇌 축의 균형을 무너뜨린다. 장의 누수를 심화시키고, 장을 기반으로 한 면역체계를 활성화하며, 장 내벽의 내분비세포를 자극하여 스트레스호르몬인 노르에피네프린과 세로토닌 같은 신호전달분자를 방출하게 한다. 또한 장내 미생물군의 주요 구성원들, 특히 유산균과 비피두스균의 수를 감소시킬 수도 있다.

이런 현상들은 장내 미생물의 행동을 크게 변화시킬 수 있다. 장내 미생물의 행동이 바뀌면 미생물 군집의 구조, 미생물이 음식성분을 분해하는 방법, 어떤 대사산물을 뇌로 다시 보낼지에 영향을 미칠 가능성이 높다.

이런 모든 이유로, 유기농 식료품 가게에서 아무리 꼼꼼하게 식품을 선택해도, 최신 유행 식이요법이 건강에 좋으리라고 진심으로 믿어도, 식사할 때 스트레스나 분노, 슬픔, 불안의 감정을 느끼면 소용이 없다.

부정적인 감정은 식사를 망치는 데에서 멈추지 않는다. 기분이 나쁠 때 음식을 먹으면 장과 뇌에도 나쁜 영향을 미친다. 낯선 식당에서 화장실이 가까운 자리가 아니어서 걱정하느라 음식을 먹지 못하던 프랭크를 떠올려보라. 아니면 스트레스를 받으면 구토가 멎지 않던 빌을 생각해보라. 자기 몸에 있는 스트레스와 부정적인 감정에 유념하지 않으면, 위로해주는 음식을 찾게 될 수 있다. 건강에 좋지 않다는 걸 알면서도.

이런 이유들로, 앉아서 무언가 먹기 전에는 몸과 마음을 잘 살펴보고 감정을 잘 들여다보아야 한다. 스트레스를 받거나 불안하거나 화가 난다면, 소란스러운 장 속에 음식까지 집어넣지 않도록 하자.

항상 마음이 불안하다면, 혹은 불안장애나 우울증을 앓고 있다면, 이런 부정적인 마음상태가 식사 후 남은 음식을 소화하는 장내 미생물의 활동에 미치는 영향은 더 뚜렷하다. 그런 상황을 인식해도 바꾸기는 어려울 것이다. 이런 경우에는 의사나 정신과 의사에게 치료를 받는 게 현명하다.

식사를 다른 이들과 함께 즐기자

부정적인 감정이 장-장내 미생물-뇌 축에 나쁘다면, 행복,
즐거움, 유대감은 장-장내 미생물-뇌 축에 좋을 것이다. 행복
할 때 음식을 먹으면 뇌는 장에 신호를 보내는데, 그 신호는 식
사의 맛을 돋우고 미생물을 즐겁게 해주는 특별한 재료라고 생
각할 수 있다. 그러면 기분 좋아진 장내 미생물이 뇌에 유익한 다
른 대사산물을 만들어낼 것이다. (나는 그렇게 생각한다.)

과학 논문에서 지적하듯, 지중해 식단을 통해 얻을 수 있는 건
강상의 이점은 그런 식단을 따르는 나라에서 흔히 볼 수 있는
'사람들과의 긴밀한 상호작용'과 '생활방식'에서도 올 가능성이
있다. 거기서 생기는 유대감과 행복감은 분명 장에 영향을 미칠
것이고, 우리가 먹은 음식에 장내 미생물이 반응하는 데에도 영
향을 미칠 것이다.

몸을 돌아보고 자신이 느끼는 감정을 인식했다면, 긍정적인
감정상태로 전환하려고 노력하고, 이런 전환이 건강에 어떤 차
이를 가져오는지 경험해보자. 이를 위해서는 인지행동치료, 최
면, 자가이완법, 알아차림을 바탕으로 한 스트레스완화법 등이
효과적인 것으로 입증되었다. 식사할 때마다 혜택을 느낄 수도
있고, 시간이 지나면서 서서히 혜택을 느낄 수도 있을 것이다.

알아차림 명상을 통해 직감에 민감해지자

알아차림 기반 스트레스완화법은 직감을 알아차리고 감정상태에 미치는 생각과 기억의 부정적인 영향을 줄이는 데 도움이 될 수 있다. 이런 종류의 알아차림은 장-뇌 축의 장애를 완화하는 데에도 도움이 된다.

알아차림 명상은 '지금 이 순간의 경험을 개인적 판단을 배제하고 집중하기'로 설명할 수 있다. 알아차림을 잘하려면 서로 밀접한 관계가 있는 기술 3가지를 익혀야 한다. 1) 지금 이 순간에 주의를 집중하고 유지하는 법을 배워야 하고, 2) 감정을 통제하는 능력을 키워야 하며, 3) 자기 인식을 더 발달시켜야 한다.

정상적인 상황이라면 뇌에 도달하는 몸의 신호 대부분은 의식적으로 자각할 수 없다. 알아차림 명상의 핵심 요소는 깊은 복식호흡과 소화계의 감각을 포함한 몸의 감각을 더 잘 인식하는 법을 익히는 것이다. 좋거나 나쁜 장반응과 관련한 직감을 더 잘 인식하게 되면 감정을 더 잘 조절할 수 있다.

내 동료인 커스틴 틸리시의 연구를 포함해서 뇌영상 연구에 따르면, 명상은 주변 세계와 몸에서 일어나는 일에 주의를 기울이고 가치 판단을 내리는 데 도움이 되는 주요 뇌영역에 영향을 미친다. 또한, 신체 인식, 기억, 감정 조절, 우뇌와 좌뇌의 해부학적 연결과 관련한 여러 뇌영역에서 구조적 변화를 일으킨다.

이제 자기 뇌와 장의 책임자가 되어야 할 때

규칙적인 운동이 건강을 증진한다는 건 분명하다. 최적의 건강상태를 위한 권고안에는 규칙적인 운동이 모두 포함되어 있다. 유산소 운동이 뇌의 구조와 기능에 미치는 유익한 효과는 나이를 먹으며 대뇌피질 두께가 감소하는 현상을 억제하는 것에서부터 인지기능을 개선하고 스트레스반응성을 감소시키는 것까지 여러 가지가 입증되었다. 뇌, 장, 장내 미생물 사이의 긴밀한 상호작용을 고려할 때, 규칙적인 운동이 뇌 건강에 미치는 유익함이 장내 미생물의 건강에 긍정적으로 반영되리라는 점에는 의문의 여지가 없다.

우리 인간은 우주라는 미개척지와 광대한 대양을 탐험하는 데는 매혹을 느낀다. 그러면서도 최근까지 우리 몸속의 복잡한 우주는 완전히 무시하고 있었던 것 같다. 몸속 우주가 인간의 건강과 행복에 미치는 영향에 대해서는 배워야 할 게 아직 많지만, 새롭게 등장하는 과학은 이미 인간의 몸과 마음에 큰 영향을 미치고 있다.

뇌-장-장내 미생물 축은 우리가 무엇을 먹는지, 식품을 어떻게 키우고 가공하는지, 어떤 약을 먹는지, 어떻게 세계와 관계를 맺는지, 평생에 걸쳐서 환경 속 미생물과 어떻게 상호작용하는지와 뇌 건강을 밀접하게 연관시킨다. 인간의 극히 작은 부분인 이 우주적 연결의 놀라운 복잡성을 이제 이해하기 시작했으니, 앞으로는 세상과 우리 자신, 건강을 매우 다른 시각으로 보게 될

최적의 건강을 위해
장내 미생물을 어떻게 관리해야 할까?

☑ 장내 미생물의 다양성을 극대화하는 것이 목표다. 이를 위해 자연 발효식품과 프로바이오틱스를 정기적으로 최대한 섭취하자.

☑ 식품을 선택할 때 영양분에 주의를 기울여서 장내 미생물이 염증을 일으킬 가능성을 낮추자.
    - 식단에서 동물성 지방을 줄이자.
    - 가능하면 대량 생산된 가공식품을 피하고 유기농식품을 선택하자.

☑ 식사량을 줄이자.

☑ 태아의 영양상태에 주의를 기울이자.

☑ 스트레스를 줄이고 '알아차림'을 훈련하자.

☑ 스트레스를 받거나 화났거나 슬플 때 음식을 먹지 말자.

☑ 음식의 은밀한 즐거움과 사람들과 함께 먹는 즐거움을 누리자.

☑ 자신의 직감에 귀 기울이는 전문가가 되자.

거라고 확신한다.

이 새로운 인식은 '질병을 치료하는 것'에서 '최적의 건강상태에 이르는 것'으로 우리의 초점을 바꿔놓을 것이다. 전쟁처럼 초토화 작전을 벌이는 암 치료, 위장관에 심각한 손상을 주는 수술을 통한 비만 치료, 인지능력이 저하되는 환자를 보살피기 위한 값비싼 장기간의 지원 대책에 수십억 달러씩 퍼붓는 현실에서 벗어나게 해줄 것이다.

이를 통해 우리는 계속 늘어나는 약물을 수동적으로 투여받는 존재에서 벗어나, 최적의 건강을 목표로 장-장내 미생물-뇌의 상호작용이 최고의 효과를 내도록 하는 지식, 힘, 동기를 갖춘 생태 시스템 엔지니어가 되어 뇌-장 축이 최적으로 기능하도록 책임지는 존재로 변모할 것이다.

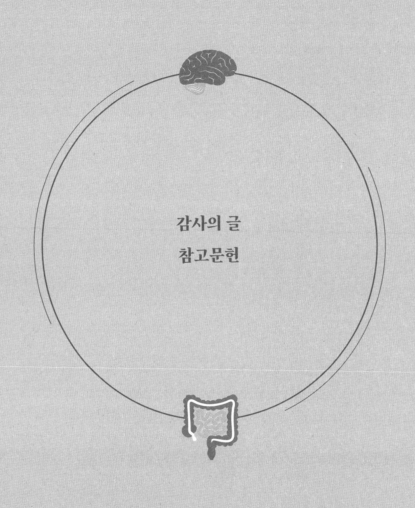

감사의 글
참고문헌

감사의 글

이 책을 완성하기까지 많은 분의 도움이 있었다. 무엇보다도, 수십 년간 자신들이 살아온 이야기를 통해 '마음-뇌-장'의 상호작용이 건강과 질병에 미치는 중요성을 가르쳐준 환자들에게 감사를 전한다. 그리고 내가 장, 장내 미생물, 뇌의 상호작용을 연구할 때 없어서는 안 되는 존재였던 최고의 동료들과 연구팀에게 감사한다. 이 책을 쓰기로 마음먹도록 격려해주고 마무리할 때까지 지지해준 폴 벨, 수 스몰리, 바브 네터슨에게도 고마움을 전한다. 글을 쓸 아름다운 공간을 마련해준 롭 레멜슨과 마르코 카발리에리에게도 감사한다. 딱딱한 과학 지식을 읽기 쉽고 재미있는 문장으로 바꾸는 데 값진 조언과 도움을 준 댄 퍼버, 창의적인 생각을 불어넣어 준 샌드라 블레이크슬리, 빌리 고든, 로이스 플리펀에게도 감사를 전한다. 장과 장내 미생물 사이 신호 전달의 역사를 조사해준 마크 라이트, 지중해 식단에 관해 실용적 조언을 해준 마르코 카발리에리와 낸시 채피에게도 감사한다. 출판의 세계로 나를 이끌어 많은 독자를 만나게 해준 나의 에이전트 캐서린 콜스와, 처음부터 이 책을 믿어주고 집필 내내 값진 조언을 아끼지 않은 하퍼웨이브사의 편집자 줄리 윌에게도 감사를 전한다. 이 책에 실린 그림을 그려준 존 리에게도 감사한다. 마지막으로, 집필의 힘겨운 여정에서 나를 끊임없이 격려해주고 지난 한 해 동안 '자리를 비웠던' 남편을 이해해주고 지지를 보내준 아내 미누에게 감사를 전한다.

에머런 마이어

참고 문헌

Aagaard, Kjersti, Jun Ma, Kathleen M. Antony, Radhika Ganu, Joseph Petrosino, and James Versalovic. "The Placenta Harbors a Unique Microbiome." *Science Translational Medicine* 6 (2014): 237ra65.

Abell, Thomas L., Kathleen A. Adams, Richard. G. Boles, Athos Bous-varos, S. K. F. Chong, David R. Fleisher, William L. Hasler, et al. "Cyclic Vomiting Syndrome in Adults." *Neurogastroenterology and Motility* 20 (2008): 269–84.

Aksenov, Pavel. "Stanislav Petrovic: The Man Who May Have Saved the World." BBC News, September 26, 2013. http://www.bbc.com/news/world-europe-24280831.

Albenberg, Lindsey G., and Gary D. Wu. "Diet and the Intestinal Microbiome: Associations, Functions, and Implications for Health and Disease." *Gastroenterology* 146 (2014): 1564–72.

Alcock, Joe, Carlo C. Maley, and C. Athena Aktipis. "Is Eating Behavior Manipulated by the Gastrointestinal Microbiota? Evolutionary Pressures and Potential Mechanisms." *Bioessays* 36 (2014): 940–49.

Allman, John M., Karli K. Watson, Nicole A. Tetreault, and Atiya Y. Hakeem. "Intuition and Autism: A Possible Role for Von Economo Neurons." *Trends in Cognitive Neurosciences* 9 (2005): 367–73.

Almy, Thomas P., and Maurice Tulin. "Alterations in Colonic Function in Man Under Stress. I. Experimental Production of Changes Simulating the Irritable Colon." *Gastroenterology* 8 (1947): 616–26.

Aziz, Imran, Marios Hadjivassiliou, and David S. Sanders. "The Spectrum of Noncoeliac Gluten Sensitivity." *Nature Reviews Gastroenterology and Hepatology* 12 (2015): 516–26.

Baeckhed, Fredrik, Josefine Roswall, Yangqing Peng, Qiang Feng, Huijue Jia, Petia Kovatcheva-Datchary, Yin Li, et al. "Dynamics and Stabilization of the Human Gut Microbiome During the First Year of Life." *Cell Host and Microbe* 17 (2015): 690–703.

Bailey, Michael T., Gabriele R. Lubach, and Christopher L. Coe. "Prenatal Stress Alters Bacterial Colonization of the Gut in Infant Monkeys." *Journal of Pediatric Gastroenterology and Nutrition* 38 (2004): 414–21.

Bailey, Michael T., Scot E. Dowd, Jeffrey D. Galley, Amy R. Hufnagle, Rebecca G. Allen, and Mark Lyte. "Exposure to a Social Stressor Alters the Structure of the Intestinal Microbiota: Implications for Stressor-Induced Immunomodulation." *Brain, Behavior and Immunity* 25 (2011): 397–407.

Bercik, Premysl, Emmanuel Denou, Josh Collins, Wendy Jackson, Jun Lu, Jennifer Jury, Yikang Deng, et al. "The Intestinal Microbiota Affect Central Levels of Brain-Derived Neurotropic Factor and Behavior in Mice." *Gastroenterology* 141 (2011): 599–609, 609. e1–3.

Berdoy, Manuel, Joanne P. Webster, and David W. Macdonald. "Fatal At-traction in Rats Infected with Toxoplasma gondii." *Proceedings of the Royal Society B: Biological Sciences* 267 (2000): 1591–94.

Bested, Alison C., Alan C. Logan, and Eva M. Selhub. "Intestinal Microbiota, Probiotics and Mental Health: From Metchnikoff to Modern Advances: Part II—Contemporary Contextual Research." *Gut Pathogens* 5 (2013): 3.

Binder, Elisabeth B., and Charles B. Nemeroff. "The CRF System, Stress, Depression, and Anxiety: Insights from Human Genetic Studies." *Molecular Psychiatry* 15 (2010): 574–88.

Blaser, Martin. *Missing Microbes.* New York: Henry Holt, 2014.

Braak, Heiko, U. Rüb, W. P. Gai, and Kelly Del Tredici. "Idiopathic Parkinson's Disease: Possible Routes by Which Vulnerable Neuronal Types May Be Subject to Neuroinvasion by an Unknown Pathogen." *Journal of Neural Transmission (Vienna)* 110 (2003): 517–36.

Bravo, Javier A., Paul Forsythe, Marianne V. Chew, Emily Escaravage, Hélène M. Savignac, Timothy G. Dinan, John Bienenstock, and John F. Cryan. "Ingestion of Lactobacillus Strain Regulates Emotional Behavior and Central GABA Receptor Expression in a Mouse via the Vagus Nerve." *Proceedings of the National Academy of Sciences USA* 108 (2011): 16050–55.

Bronson, Stephanie L., and Tracy L. Bale. "The Placenta as a Mediator of Stress Effects on Neurodevelopmental Reprogramming." *Neuropsychopharmacology* 41 (2016): 207–18.

Buchsbaum, Monte S., Erin A. Hazlett, Joseph Wu, and William E. Bunney Jr. "Positron Emission Tomography with Deoxyglucose-F18 Imaging of Sleep." *Neuropsychopharmacology* 25, no. 5 Suppl (2001): S50–S56.

Caldji, Christian, Ian C. Hellstrom, Tie-Yuan Zhang, Josie Diorio, and Michael J. Meaney. "Environmental Regulation of the Neural Epigenome." *FEBS Letters* 585 (2011): 2049–58.

Cani, Patrice D., and Amandine Everard. "Talking Microbes: When Gut Bacteria Interact with Diet and Host Organs." *Molecular Nutrition and Food Research* 60 (2016): 58–66.

Champagne, Frances, and Michael J. Meaney. "Like Mother, like Daughter: Evidence for Non-Genomic Transmission of Parental Behavior and Stress Responsivity." *Progress in Brain Research* 133 (2001): 287–302.

Chassaing, Benoit, Jesse D. Aitken, Andrew T. Gewirtz, and Matam Vijay Kumar. "Gut Microbiota Drives Metabolic Disease in Immunologically Altered Mice." *Advances in Immunology* 116 (2012): 93–112.

Chassaing, Benoit, Omry Koren, Julia K. Goodrich, Angela C. Poole, Shanthi Srinivasan, Ruth E. Ley, and Andrew T. Gewirtz. "Dietary Emulsifiers Impact the Mouse Gut Microbiota Promoting Colitis and Metabolic Syndrome." *Nature* 519 (2015): 92–96.

Chu, Hiutung, and Sarkis K. Mazmanian. "Innate Immune Recognition of the Microbiota Promotes Host-Microbial Symbiosis." *Nature Immunology* 14 (2013): 668–75.

Collins, Stephen M., Michael Surette, and Premysl Bercik. "The Interplay Between the Intestinal Microbiota and the Brain." *Nature Reviews Microbiology* 10 (2012): 735–42.

Costello, Elizabeth K., Keaton Stagaman, Les Dethlefsen, Brendan J. M. Bohannan, and David A. Relman. "The Application of Ecological Theory Toward an Understanding of the Human Microbiome." *Science* 336 (2012): 1255–62.

Coutinho, Santosh V., Paul M. Plotsky, Marc Sablad, John C. Miller, H. Zhou, Alfred I. Bayati, James A. McRoberts, and Emeran A. Mayer. "Neonatal Maternal Separation Alters Stress-Induced Responses to Viscerosomatic Nociceptive Stimuli in Rat." *American Journal of Physiology—Gastrointestinal and Liver Physiology* 282 (2002): G307–16.

Cox, Laura M., Shingo Yamanashi, Jiho Sohn, Alexander V. Alekseyenko, Jacqueline M. Young, Ilseung Cho, Sungheon Kim, Hullin Li, Zhan Gao, Douglas Mahana, Jorge G. Zarate Rodriguez, Arlin B. Rogers, Nicolas Robine, P'ng Loke, and Martin Blaser. *Cell* 158 (2014): 705–721.

Coyte, Katherine Z., Jonas Schluter, and Kevin R. Foster. "The Ecology of the Microbiome: Networks, Competition, and Stability." *Science* 350 (2015): 663–66.

Craig, A. D. *How Do You Feel? An Interoceptive Moment with Your Neurobiological Self.* Princeton, NJ: Princeton University Press, 2015.

————. "How Do You Feel—Now? The Anterior Insula and Human Awareness." *Nature Reviews Neuroscience* 10 (2009): 59–70.

————. "Interoception and Emotion: A Neuroanatomical Perspective." In *Handbook of Emotions, 3rd* ed. Edited by Michael Lewis, Jeannette M. Haviland-Jones, and Lisa Feldman Barrett, 272–88. New York: Guilford Press, 2008.

Critchley, Hugo D., Stefan Wiens, Pia Rotshtein, Arne Öhman, and Raymond J. Dolan. "Neural Systems Supporting Interoceptive Awareness." *Nature Neuroscience* 7 (2004): 189–95.

Cryan, John F., and Timothy G. Dinan. "Mind-Altering Microorganisms: The Impact of the Gut Microbiota on Brain and Behaviour." *Nature Reviews Neuroscience* 13 (2012): 701–12.

Damasio, Antonio. *Descartes' Error: Emotion, Reason, and the Human Brain.* New York: Putnam, 1996.

————. *The Feeling of What Happens: Body and Emotion in the Making of Consciousness.* New York: Harcourt Brace, 1999.

Damasio, Antonio, and Gil B. Carvalho. "The Nature of Feelings: Evolutionary and Neurobiological Origins." *Nature Reviews Neuroscience* 14 (2013): 143–52.

David, Lawrence A., Corinne F. Maurice, Rachel N. Carmody, David B. Gootenberg, Julie E. Button, Benjamin E. Wolfe, Alisha V. Ling, et al. "Diet Rapidly and Reproducibly Alters the Human Gut Microbiome." *Nature* 505 (2014): 559–63.

De Lartigue, Guillaume, Claire Barbier de La Serre, and Helen E Raybould. "Vagal Afferent Neurons in High Gat Diet-Induced Obesity: Intestinal Microflora, Gut Inflammation and Cholecystokinin." *Physiology and Behavior* 105 (2011): 100–105.

De Palma, Giada, Patricia Blennerhassett, J. Lu, Y. Deng, A. J. Park, W. Green, E. Denou, et al. "Microbiota and Host Determinants of Behavioural Phenotype in Maternally Separated Mice." *Nature Communications* 6 (2015): 7735.

Diaz-Heijtz, Rochellys, Shugui Wang, Farhana Anuar, Yu Qian, Britta Björkholm, Annika Samuelsson, Martin L. Hibberd, Hans Forssberg, and Sven Petterssonc. "Normal Gut Microbiota Modulates Brain Development and Behavior." *Proceedings of the National Academy of Sciences USA* 108 (2011): 3047–52.

Dinan, Timothy G., and John F. Cryan. "Melancholic Microbes: A Link Between Gut Microbiota and Depression?" *Neurogastroenterology and Motility* 25 (2013): 713–19.

Dinan, Timothy G., Catherine Stanton, and John F. Cryan. "Psychobiotics: A Novel Class of Psychotropic." *Biological Psychiatry* 74 (2013): 720–26.

Dorrestein, Pieter C., Sarkis K. Mazmanian, and Rob Knight. "Finding the Missing Links Among Metabolites, Microbes, and the Host." *Immunity* 40 (2014): 824–32.

Ernst, Edzard. "Colonic Irrigation and the Theory of Autointoxication: A Triumph of Ignorance over Science." *Journal of Clinical Gastroenterology* 24 (1997): 196–98.

Fasano, Alessio, Anna Sapone, Victor Zevallos, and Detlef Schuppan. "Nonceliac Gluten Sensitivity." *Gastroenterology* 148 (2015): 1195–1204.

Flint, Harry J., Karen P. Scott, Petra Louis, and Sylvia H. Duncan. "The Role of the Gut Microbiota in Nutrition and Health." *Nature Reviews Gastroenterology and Hepatology* 9 (2012): 577–89.

Francis, Darlene D., and Michael J. Meaney. "Maternal Care and the Development of the Stress Response." *Current Opinion in Neurobiology* 9 (1999): 128–34.

Furness, John B. "The Enteric Nervous System and Neurogastroenterology." *Nature Reviews Gastroenterology and Hepatology* 9 (2012): 286–94.

Furness, John B., Brid P. Callaghan, Leni R. Rivera, and Hyun-Jung Cho. "The Enteric Nervous System and Gastrointestinal Innervation: Integrated Local and Central Control." *Advances in Experimental Medicine and Biology* 817 (2014): 39–71.

Furness, John B., Leni R. Rivera, Hyun-Jung Cho, David M. Bravo, and Brid Callaghan. "The Gut as a Sensory Organ." *Nature Reviews Gastroenterology and Hepatology* 10 (2013): 729–40.

Gershon, Michael D. "5-Hydroxytryptamine (Serotonin) in the Gastrointestinal Tract." *Current Opinion in Endocrinology, Diabetes and Obesity* 20 (2013): 14–21.

————. *The Second Brain*. New York: HarperCollins, 1998.

Groelund, Minna-Maija, Olli-Pekka Lehtonen, Erkki Eerola, and Pentti Kero. "Fecal Microflora in Healthy Infants Born by Different Methods of Delivery: Permanent Changes in Intestinal Flora after Cesarean Delivery." *Journal of Pediatric Gastroenterology and Nutrition* 28 (1999): 19–25.

Grupe, Dan W., and Jack B. Nitschke. "Uncertainty and Anticipation in Anxiety: An Integrated Neurobiological and Psychological Perspective." *Nature Reviews Neuroscience* 14 (2013): 488–501.

Gu, Yian, Adam M. Brickman, Yaakov Stern, Christina G. Habeck, Qolamreza R. Razlighi, Jose A. Luchsinger, Jennifer J. Manly, Nicole Schupf, Richard Mayeux, and Nikolaos Scarmeas. "Mediterranean Diet and Brain Structure in a Multiethnic Elderly Cohort." *Neurology* 85 (2015): 1744–51.

Hamilton, M. Kristina, Gaëlle Boudry, Danielle G. Lemay, and Helen E. Raybould. "Changes in Intestinal Barrier Function and Gut Microbiota in High-Fat Diet-Fed Rats Are Dynamic and Region Dependent." *American Journal of Physiology—Gastrointestinal and Liver Physiology* 308 (2015): G840–51.

Henry J. Kaiser Family Foundation. "Health Care Costs: A Primer. How Much Does the US Spend on Health Care and How Has It Changed." May 1, 2012. http: //kff.org/report-section/health-care-costs-a-primer-2012-report/.

————. "Snapshots: Health Care Spending in the United States and Selected OECD Countries." April 12, 2011. http://kff.org/health-costs/issue-brief/snapshots-health-care-spending-in-the-united-states-selected-oecd-countries/.

Hildebrandt, Marie A., Christian Hoffman, Scott A. Sherrill-Mix, Sue A. Keilbaugh, Micah Hamady, Ying-Yu Chen, Rob Knight, Rexford S. Ahima, Frederic Bushman, and Gary D. Wul. "High-Fat Diet Determines the Composition of the Murine Gut Microbiome Independently of Obesity." *Gastroenterology* 137 (2009): 1716–24.e1–2.

House, Patrick K., Ajai Vyas, and Robert Sapolsky. "Predator Cat Odors Activate Sexual Arousal Pathways in Brains of Toxoplasma gondii Infected Rats." *PLoS One* 6 (2011): e23277.

Hsiao, Elaine Y. "Gastrointestinal Issues in Autism Spectrum Disorder." *Harvard Review of Psychiatry* 22 (2014): 104–11.

Human Microbiome Consortium. "A Framework for Human Microbiome Research." *Nature* 486 (2012): 215–21.

Iwatsuki, Ken, R. Ichikawa, A. Uematsu, A. Kitamura, H. Uneyama, and K. Torii. "Detecting Sweet and Umami Tastes in the Gastrointestinal Tract." *Acta Physiologica (Oxford)* 204 (2012): 169–77.

Jaenig, Wilfrid. *The Integrative Action of the Autonomic Nervous System: Neurobiology of Homeostasis.* Cambridge: Cambridge University Press, 2006.

Jasarevic, Eldin, Ali B. Rodgers, and Tracy L. Bale. "Alterations in the Vaginal Microbiome by Maternal Stress Are Associated with Metabolic Reprogramming of the Offspring Gut and Brain." *Endocrinology* 156 (2015): 3265–76.

———. "A Novel Role for Maternal Stress and Microbial Transmission in Early Life Programming and Neurodevelopment." *Neurobiology of Stress* 1 (2015): 81–88.

Johnson, Pieter T. J., Jacobus C. de Roode, and Andy Fenton. "Why Infectious Disease Research Needs Community Ecology." *Science* 349 (2015): 1259504.

Jouanna, Jacques. *Hippocrates.* Baltimore: Johns Hopkins University Press, 1999.

Karamanos, B., A. Thanopoulou, F. Angelico, S. Assaad-Khalil, A. Barbato, M. Del Ben, V. Dimitrijevic-Sreckovic, et al. "Nutritional Habits in the Mediterranean Basin: The Macronutrient Composition of Diet and Its Relation with the Traditional Mediterranean Diet: Multi-Centre Study of the Mediterranean Group for the Study of Diabetes (MGSD)." *European Journal of Clinical Nutrition* 56 (2002): 983–91.

Kastorini, Christina-Maria, Haralampos J. Milionis, Katherine Esposito, Dario Giugliano, John A. Goudevenos, and Demosthenes B. Panagiotakos. "The Effect of Mediterranean Diet on Metabolic Syndrome and Its Components: A Meta-Analysis of 50 Studies and 534,906 Individuals." *Journal of the American College of Cardiology* 57 (2011): 1299–1313.

Koenig, Jeremy E., Aymé Spor, Nicholas Scalfone, Ashwana D. Fricker, Jesse Stombaugh, Rob Knight, Largus T. Angenent, and Ruth E. Ley. "Succession of Microbial Consortia in the Developing Infant Gut Microbiome." *Proceedings of the National Academy of Sciences USA* 108 Suppl 1 (2011): 4578–85.

Krol, Kathleen M., Purva Rajhans, Manuela Missana, and Tobias Gross-mann. "Duration of Exclusive Breastfeeding Is Associated with Differences in Infants' Brain Responses to Emotional Body Expressions." *Frontiers in Behavioral Neuroscience* 8 (2015): 459.

Le Doux, Joseph. *The Emotional Brain: The Mysterious Underpinnings of Emotional Life*. New York: Simon & Schuster, 1996.

Ley, Ruth E., Catherine A. Lozupone, Micah Hamady, Rob Knight, and Jeffrey I. Gordon. "Worlds Within Worlds: Evolution of the Vertebrate Gut Microbiota." *Nature Reviews Microbiology* 6 (2008): 776–88.

Lizot, Jacques. *Tales of the Yanomami: Daily Life in the Venezuelan Forest*. Cambridge: Cambridge University Press, 1991.

Lopez-Legarrea, Patricia, Nicholas Robert Fuller, Maria Angeles Zulet, Jose Alfredo Martinez, and Ian Douglas Caterson. "The Influence of Mediterranean, Carbohydrate and High Protein Diets on Gut Microbiota Composition in the Treatment of Obesity and Associated Inflammatory State." *Asia Pacific Journal of Clinical Nutrition* 23 (2014): 360–68.

Lyte, Mark. "The Effect of Stress on Microbial Growth." *Anima: Health Research Reviews* 15 (2014): 172–74.

Mawe, Gary M., and Jill M. Hoffman. "Serotonin Signaling in the Gut: Functions, Dysfunctions, and Therapeutic Targets." *Nature Reviews Gastroenterology and Hepatology* 10 (2013): 473–86.

Mayer, Emeran A. "Gut Feelings: The Emerging Biology of Gut-Brain Communication." *Nature Reviews Neuroscience* 12 (2011): 453–66.

———. "The Neurobiology of Stress and Gastrointestinal Disease." *Gut* 47 (2000): 861–69.

Mayer, Emeran A., and Pierre Baldi. "Can Regulatory Peptides Be Regarded as Words of a Biological Language." *American Journal of Physiology* 261 (1991): G171–84.

Mayer, Emeran A., Rob Knight, Sarkis K. Mazmanian, John F. Cryan, and Kirsten Tillisch. "Gut Microbes and the Brain: Paradigm Shift in Neuroscience." *Journal of Neuroscience* 34 (2014): 15490–6.

Mayer, Emeran A., Bruce D. Naliboff, Lin Chang, and Santosh V. Coutinho. "V. Stress and Irritable Bowel Syndrome." *American Journal of Physiology—Gastrointestinal and Liver Physiology* 280 (2001): G519–24.

Mayer, Emeran A., Bruce D. Naliboff, and A. D. Craig. "Neuroimaging of the Brain-Gut Axis: From Basic Understanding to Treatment of Functional GI disorders." *Gastroenterology* 131 (2006): 1925–42.

Mayer, Emeran A., David Padua, and Kirsten Tillisch. "Altered Brain-Gut Axis in Autism: Comorbidity or Causative Mechanisms?" *Bioessays* 36 (2014): 933–39.

Mayer, Emeran A., Kirsten Tillisch, and Arpana Gupta. "Gut/Brain Axis and the Microbiota." *Journal of Clinical Investigation* 125 (2015): 926–38.

McGovern Institute for Brain Research at MIT. "Brain Disorders by the Numbers." January 16, 2014. https://mcgovern.mit.edu/brain-disorders/by-the-numbers#AD.

Menon, Vinod, and Luciana Q. Uddin. "Saliency, Switching, Attention and Control: A Network Model of Insula Function." *Brain Structure and Function* 214 (2010): 655–67.

Mente, Andrew, Lawrence de Koning, Harry S. Shannon, and Sonia S. Anand. "A Systematic Review of the Evidence Supporting a Causal Link Between Dietary Factors and Coronary Heart Disease." *Archives of Internal Medicine* 169 (2009): 659–69.

Moss, Michael. *Salt, Sugar, Fat.* New York: Random House, 2013.

Pacheco, Alline R., Daniela Barile, Mark A. Underwood, and David A. Mills. "The Impact of the Milk Glycobiome on the Neonate Gut Microbiota." *Annual Review of Animal Biosciences* 3 (2015): 419–45.

Panksepp, Jaak. *Affective Neuroscience. The Foundations of Human and Animal Emotions.* Oxford: Oxford University Press, 1998.

Pelletier, Amandine, Christine Barul, Catherine Féart, Catherine Helmer, Charlotte Bernard, Olivier Periot, Bixente Dilharreguy, et al. "Mediterranean Diet and Preserved Brain Structural Connectivity in Older Subjects." *Alzheimer's and Dementia* 11 (2015): 1023–31.

Pollan, Michael. *Food Rules: An Eater's Manual.* New York: Penguin Books, 2009.

Psaltopoulou, Theodora, Theodoros N. Sergentanis, Demosthenes B. Panagiotakos, Ioannis N. Sergentanis, Rena Kosti, and Nikolaos Scarmeas. "Mediterranean Diet, Stroke, Cognitive Impairment, and Depression: A Meta-Analysis." *Annals of Neurology* 74 (2013): 580–91.

Psichas, Arianna, Frank Reimann, and Fiona M. Gribble. "Gut Chemosensing Mechanisms." *Journal of Clinical Investigation* 125 (2015): 908–17.

Qin, Junjie, Ruiqiang Li, Jeroen Raes, Manimozhiyan Arumugam, Kristoffer Solvsten Burgdorf, Chaysavanh Manichanh, Trine Nielsen, et al. "A Human Gut Microbial Gene Catalogue Established by Metagenomic Sequencing." *Nature* 464 (2010): 59–65.

Queipo-Ortuno, Maria Isabel, María Boto-Ordóñez, Mora Murri, Juan Miguel Gomez-Zumaquero, Mercedes Clemente-Postigo, Ramon Estruch, Fernando Cardona Diaz, Cristina Andrés-Lacueva, and Francisco J. Tinahones. "Influence of Red Wine Polyphenols and Ethanol on the Gut Microbiota Ecology and Biochemical Biomarkers." *American Journal of Clinical Nutrition* 95 (2012): 1323–34.

Raybould, Helen E. "Gut Chemosensing: Interactions Between Gut Endocrine Cells and Visceral Afferents." *Autonomic Neuroscience* 153 (2010): 41–46.

Relman, David A. "The Human Microbiome and the Future Practice of Medicine." *Journal of the American Medical Association* 314 (2015): 1127–28.

Rook, Graham A., and Christopher A. Lowry. "The Hygiene Hypothesis and Psychiatric Disorders." *Trends in Immunology* 29 (2008): 150–58.

Rook, Graham A., Charles L. Raison, and Christopher A. Lowry. "Microbiota, Immunoregulatory Old Friends and Psychiatric Disorders." *Advances in Experimental Medicine and Biology* 817 (2014): 319–56.

Roth, Jesse, Derek LeRoith, E. S. Collier, N. R. Weaver, A. Watkinson, C. F. Cleland, and S. M. Glick. "Evolutionary Origins of Neuropeptides, Hormones, and Receptors: Possible Applications to Immunology." *Journal of Immunology* 135 Suppl (1985): 816s–819s.

Roth, Jesse, Derek LeRoith, Joseph Shiloach, James L. Rosenzweig, Maxine A. Lesniak, and Jana Havrankova. "The Evolutionary Origins of Hormones, Neurotransmitters, and Other Extracellular Chemical Messengers: Implications for Mammalian Biology." *New England Journal of Medicine* 306 (1982): 523–27.

Rutkow, Ira M. "Beaumont and St. Martin: A Blast from the Past." *Archives of Surgery* 133 (1998): 1259.

Sanchez, M. Mar, Charlotte O. Ladd, and Paul M. Plotsky. "Early Adverse Experience as a Developmental Risk Factor for Later Psychopathology: Evidence from Rodent and Primate Models." *Development and Psychopathology* 13 (2001): 419–49.

Sapolsky, Robert. "Bugs in the Brain." *Scientific American*, March 2003, 94.

Scheperjans, Filip, Velma Aho, Pedro A. B. Pereira, Kaisa Koskinen, Lars Paulin, Eero Pekkonen, Elena Haapaniemi, et al. "Gut Microbiota Are Related to Parkinson's Disease and Clinical Phenotype." *Movement Disorders* 30 (2015): 350–58.

Schnorr, Stephanie L., Marco Candela, Simone Rampelli, Manuela Centanni, Clarissa Consolandi, Giulia Basaglia, Silvia Turroni, et al. "Gut Microbiome of the Hadza Hunter-Gatherers." *Nature Communications* 5 (2014): 3654.

Schulze, Matthias B., Kurt Hoffmann, JoAnn E. Manson, Walter C. Willett, James B. Meigs, Cornelia Weikert, Christin Heidemann, Graham A. Colditz, and Frank B. Hu. "Dietary Pattern, Inflammation, and Incidence of Type 2 Diabetes in Women." *American Journal of Clinical Nutrition* 82 (2005): 675–84; quiz 714–15.

Seeley, William W., Vinod Menon, Alan F. Schatzberg, Jennifer Keller, Gary H. Glover, Heather Kenna, Allan L. Reiss, and Michael D. Greicius. "Dissociable Intrinsic Connectivity Networks for Salience Processing and Executive Control." *Journal of Neuroscience* 27 (2007): 2349–56.

Sender, Ron, Shai Fuchs, and Ron Milo. "Are We Really Vastly Outnumbered? Revisiting the Ratio of Bacterial to Host Cells in Humans." *Cell* 164 (2016): 337–340.

Shannon, Kathleen M., Ali Keshavarzian, Hemraj B. Dodiya, Shriram Jakate, and Jeffrey H. Kordower. "Is Alpha-Synuclein in the Colon a Biomarker for Premotor Parkinson's Disease? Evidence from 3 Cases." *Movement Disorders* 27 (2012): 716–19.

Spiller, Robin, and Klara Garsed. "Postinfectious Irritable Bowel Syndrome." *Gastroenterology* 136 (2009): 1979–88.

Stengel, Andreas, and Yvette Taché. "Corticotropin-Releasing Factor Sig-naling and Visceral Response to Stress." *Experimental Biology and Medicine (Maywood)* 235 (2010): 1168–78.

Sternini, Catia, Laura Anselmi, and Enrique Rozengurt. "Enteroendocrine Cells: A Site of 'Taste' in Gastrointestinal Chemosensing." *Current Opinion in Endocrinology, Diabetes and Obesity* 15 (2008): 73–78.

Stilling, Roman M., Seth R. Bordenstein, Timothy G. Dinan, and John F. Cryan. "Friends with Social Benefits: Host-Microbe Interactions as a Driver of Brain Evolution and Development?" *Frontiers in Cellular and Infection Microbiology* 4 (2014): 147.

Sudo, Nobuyuki, Yoichi Chida, Yuji Aiba, Junko Sonoda, Naomi Oyama, Xiao-Nian Yu, Chiharu Kubo, and Yasuhiro Koga. "Postnatal Microbial Colonization Programs the Hypothalamic-Pituitary-Adrenal System for Stress Response in Mice." *Journal of Physiology* 558 (2004): 263–75.

참고 문헌

Suez, Jotham, Tal Korem, David Zeevi, Gili Zilberman-Schapira, Christoph A. Thaiss, Ori Maza, David Israeli, et al. "Artificial Sweeteners Induce Glucose Intolerance by Altering the Gut Microbiota." *Nature* 514 (2014): 181–86.

Taché, Yvette. "Corticotrophin-Releasing Factor 1 Activation in the Central Amygdale and Visceral Hyperalgesia." *Neurogastroenterology and Motility* 27 (2015): 1–6.

Thaler, Joshua P., Chun-Xia Yi, Ellen A. Schur, Stephan J. Guyenet, Bang H. Hwang, Marcelo O. Dietrich, Xiaolin Zhao, et al. "Obesity Is Associated with Hypothalamic Injury in Rodents and Humans." *Journal of Clinical Investigation* 122 (2012): 153–62.

Tillisch, Kirsten, Jennifer Labus, Lisa Kilpatrick, Zhiguo Jiang, Jean Stains, Bahar Ebrat, Denis Guyonnet, Sophie Legrain-Raspaud, Beatrice Trotin, Bruce Naliboff, and Emeran A. Mayer. "Consumption of Fermented Milk Product with Probiotic Modulates Brain Activity." *Gastroenterology* 144 (2013): 1394–401, 1401.e1–4.

Tomiyama, A. Janet, Mary F. Dallman, Ph.D., and Elissa S. Epel. "Comfort Food Is Comforting to Those Most Stressed: Evidence of the Chronic Stress Response Network in High Stress Women." *Psychoneuroendocrinology* 36 (2011): 1513–19.

Truelove, Sidney C. "Movements of the Large Intestine." *Physiological Reviews* 46 (1966): 457–512.

Trust for America's Health Foundation and Robert Wood Johnson Foundation. "Obesity Rates and Trends: Adult Obesity in the US." http://state ofobesity.org/rates/ (accessed September 2015)

Ursell, Luke K., Henry J. Haiser, Will Van Treuren, Neha Garg, Lavanya Reddivari, Jairam Vanamala, Pieter C. Dorrestein, Peter J. Turnbaugh, and Rob Knight. "The Intestinal Metabolome: An Intersection Between Microbiota and Host." *Gastroenterology* 146 (2014): 1470–76.

Vals-Pedret, Cinta, Aleix Sala-Vila, DPharm, Mercè Serra-Mir, Dolores Corella, DPharm, Rafael de la Torre, Miguel Ángel Martínez-González, Elena H. Martínez-Lapiscina, et al. "Mediterranean Diet and Age-Related Cognitive Decline: A Randomized Clinical Trial." *Journal of the American Medical Association Internal Medicine* 175 (2015): 1094–1103.

Van Oudenhove, Lukas, Shane McKie, Daniel Lassman, Bilal Uddin, Peter Paine, Steven Coen, Lloyd Gregory, Jan Tack, and Qasim Aziz. "Fatty Acid–Induced Gut-Brain Signaling Attenuates Neural and Behavioral Effects of Sad Emotion in Humans." *Journal of Clinical Investigation* 121 (2011): 3094–99.

Volkow, Nora D., Gene-Jack Wangc, Dardo Tomasib, and Ruben D. Balera. "The Addictive Dimensionality of Obesity." *Biological Psychiatry* 73 (2013): 811–18.

Walsh, John H. "Gastrin (First of Two Parts)." *New England Journal of Medicine* 292 (1975): 1324–34.

———. "Peptides as Regulators of Gastric Acid Secretion." *Annual Review of Physiology* 50 (1998): 41–63.

Weltens, N., D. Zhao, and Lukas Van Oudenhove. "Where is the Comfort in Comfort Foods? Mechanisms Linking Fat Signaling, Reward, and Emotion." *Neurogastroenterology and Motility* 26 (2014): 303–15.

Wu, Gary D., Jun Chen, Christian Hoffmann, Kyle Bittinger, Ying-Yu Chen, Sue A. Keilbaugh, Meenakshi Bewtra, et al. "Linking Long-Term Dietary Patterns with Gut Microbial Enterotypes." *Science* 334 (2011): 105–8.

Wu, Gary D., Charlene Compher, Eric Z. Chen, Sarah A. Smith, Rachana D. Shah, Kyle Bittinger, Christel Chehoud, et al. "Comparative Metabolomics in Vegans and Omnivores Reveal Constraints on Diet-Dependent Gut Microbiota Metabolite Production." *Gut* 65 (2016): 63–72.

Yano, Jessica M., Kristie Yu, Gregory P. Donaldson, Gauri G. Shastri, Phoebe Ann, Liang Ma, Cathryn R. Nagler, Rustem F. Ismagilov, Sarkis K. Mazmanian, and Elaine Y. Hsiao. "Indigenous Bacteria from the Gut Microbiota Regulate Host Serotonin Biosynthesis." *Cell* 161 (2015): 264–76.

Yatsunenko, Tanya, Federico E. Rey, Mark J. Manary, Indi Trehan, Maria Gloria Dominguez-Bello, Monica Contreras, Magda Magris, et al. "Human Gut Microbiome Viewed Across Age and Geography." *Nature* 486 (2012): 222–27.

Zeevi, David, Tal Korem, Niv Zmora, David Israeli, Daphna Rothschild, Adina Weinberger, Orly Ben-Yacov, et al. "Personalized Nutrition by Prediction of Glycemic Responses." *Cell* 163 (2015): 1079–94.

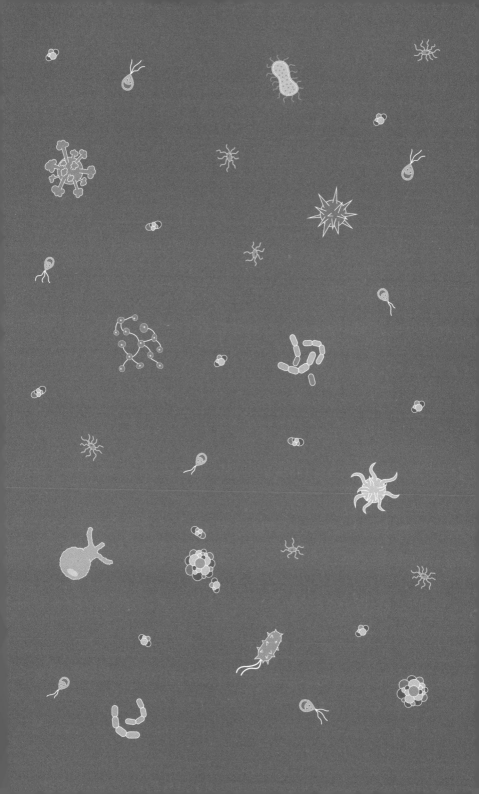

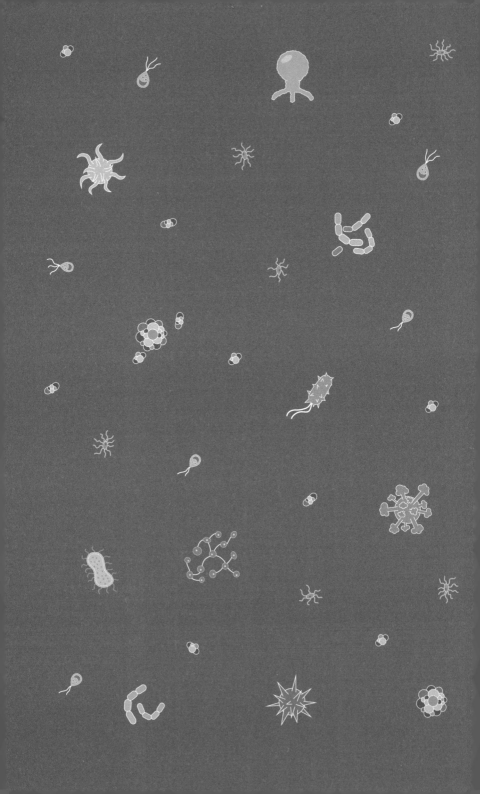